全国中医药行业中等职业教育"十三五"规划教材

儿科护理

（第二版）

（供护理、助产专业用）

主 编◎孟晓红 章淑萍

中国中医药出版社
·北 京·

图书在版编目（CIP）数据

儿科护理 / 孟晓红，章淑萍主编 . —2 版 . —北京：中国中医药出版社，2018.8（2022.4 重印）

全国中医药行业中等职业教育"十三五"规划教材

ISBN 978 – 7 – 5132 – 4907 – 2

Ⅰ．①儿… Ⅱ．①孟… ②章… Ⅲ．①儿科学—护理学—中等职业教育—教材

Ⅳ．① R473.72

中国版本图书馆 CIP 数据核字（2018）第 079894 号

中国中医药出版社出版

北京经济技术开发区科创十三街 31 号院二区 8 号楼

邮政编码　100176

传真　010-64405721

河北品睿印刷有限公司印刷

各地新华书店经销

开本 787×1092　1/16　印张 23　字数 479 千字

2018 年 8 月第 2 版　2022 年 4 月第 3 次印刷

书号　ISBN 978 – 7 – 5132 – 4907 – 2

定价　74.00 元

网址　www.cptcm.com

服 务 热 线　010-64405510

购 书 热 线　010-89535836

维 权 打 假　010-64405753

微信服务号　**zgzyycbs**

微商城网址　**https://kdt.im/LIdUGr**

官 方 微 博　**http://e.weibo.com/cptcm**

天猫旗舰店网址　**https://zgzyycbs.tmall.com**

如有印装质量问题请与本社出版部联系（010-64405510）

全国中医药职业教育教学指导委员会

主 任 委 员

卢国慧（国家中医药管理局人事教育司司长）

副主任委员

赵国胜（安徽中医药高等专科学校教授）

张立祥（山东中医药高等专科学校党委书记）

姜德民（甘肃省中医学校校长）

范吉平（中国中医药出版社社长）

秘 书 长

周景玉（国家中医药管理局人事教育司综合协调处处长）

委 员

王义祁（安徽中医药高等专科学校党委副书记）

王秀兰（上海中医药大学教授）

卞 瑶（云南中医学院继续教育学院、职业技术学院院长）

方家选（南阳医学高等专科学校校长）

孔令俭（曲阜中医药学校校长）

叶正良（天士力控股集团公司生产制造事业群 CEO）

包武晓（呼伦贝尔职业技术学院蒙医蒙药系副主任）

冯居秦（西安海棠职业学院院长）

尼玛次仁（西藏藏医学院院长）

吕文亮（湖北中医药大学校长）

刘 勇（成都中医药大学峨眉学院党委书记、院长）

李 刚（亳州中药科技学校校长）

李 铭（昆明医科大学副校长）

李伏君（千金药业有限公司技术副总经理）

李灿东（福建中医药大学校长）

李建民（黑龙江中医药大学佳木斯学院教授）

李景儒（黑龙江省计划生育科学研究院院长）

杨佳琦（杭州市拱墅区米市巷街道社区卫生服务中心主任）

吾布力·吐尔地（新疆维吾尔医学专科学校药学系主任）

吴　彬（广西中医药大学护理学院院长）

宋利华（连云港中医药高等职业技术学院教授）

迟江波（烟台渤海制药集团有限公司总裁）

张美林（成都中医药大学附属针灸学校党委书记）

张登山（邢台医学高等专科学校教授）

张震云（山西药科职业学院党委副书记、院长）

陈　燕（湖南中医药大学附属中西医结合医院院长）

陈玉奇（沈阳市中医药学校校长）

陈令轩（国家中医药管理局人事教育司综合协调处副主任科员）

周忠民（渭南职业技术学院教授）

胡志方（江西中医药高等专科学校校长）

徐家正（海口市中医药学校校长）

凌　娅（江苏康缘药业股份有限公司副董事长）

郭争鸣（湖南中医药高等专科学校校长）

郭桂明（北京中医医院药学部主任）

唐家奇（广东湛江中医学校教授）

曹世奎（长春中医药大学招生与就业处处长）

龚晋文（山西卫生健康职业学院/山西省中医学校党委副书记）

董维春（北京卫生职业学院党委书记）

谭　工（重庆三峡医药高等专科学校副校长）

潘年松（遵义医药高等专科学校副校长）

赵　剑（芜湖绿叶制药有限公司总经理）

梁小明（江西博雅生物制药股份有限公司常务副总经理）

龙　岩（德生堂医药集团董事长）

前言

中医药职业教育是我国现代职业教育体系的重要组成部分，肩负着培养新时代中医药行业多样化人才、传承中医药技术技能、促进中医药服务健康中国建设的重要职责。为贯彻落实《国务院关于加快发展现代职业教育的决定》（国发〔2014〕19号）、《中医药健康服务发展规划（2015—2020年）》（国办发〔2015〕32号）和《中医药发展战略规划纲要（2016—2030年）》（国发〔2016〕15号）（简称《纲要》）等文件精神，尤其是实现《纲要》中"到2030年，基本形成一支由百名国医大师、万名中医名师、百万中医师、千万职业技能人员组成的中医药人才队伍"的发展目标，提升中医药职业教育对全民健康和地方经济的贡献度，提高职业技术院校学生的实际操作能力，实现职业教育与产业需求、岗位胜任能力严密对接，突出新时代中医药职业教育的特色，国家中医药管理局教材建设工作委员会办公室（以下简称"教材办"）、中国中医药出版社在国家中医药管理局领导下，在全国中医药职业教育教学指导委员会指导下，总结"全国中医药行业中等职业教育'十二五'规划教材"建设的经验，组织完成了"全国中医药行业中等职业教育'十三五'规划教材"建设工作。

中国中医药出版社是全国中医药行业规划教材唯一出版基地，为国家中医中西医结合执业（助理）医师资格考试大纲和细则、实践技能指导用书、全国中医药专业技术资格考试大纲和细则唯一授权出版单位，与国家中医药管理局中医师资格认证中心建立了良好的战略伙伴关系。

本套教材规划过程中，教材办认真听取了全国中医药职业教育教学指导委员会相关专家的意见，结合职业教育教学一线教师的反馈意见，加强顶层设计和组织管理，是全国唯一的中医药行业中等职业教育规划教材，于2016年启动了教材建设工作。通过广泛调研、全国范围遴选主编，又先后经过主编会议、编写会议、定稿会议等环节的质量管理和控制，在千余位编者的共同努力下，历时1年多时间，完成了50种规划教材的编写工作。

本套教材由50余所开展中医药中等职业教育院校的专家及相关医院、医药企业等单位联合编写，中国中医药出版社出版，供中等职业教育院校中医（针灸推拿）、中药、护理、农村医学、康复技术、中医康复保健6个专业使用。

本套教材具有以下特点：

1. 以教学指导意见为纲领，贴近新时代实际

注重体现新时代中医药中等职业教育的特点，以教育部新的教学指导意

见为纲领，注重针对性、适用性以及实用性，贴近学生、贴近岗位、贴近社会，符合中医药中等职业教育教学实际。

2. 突出质量意识、精品意识，满足中医药人才培养的需求

注重强化质量意识、精品意识，从教材内容结构设计、知识点、规范化、标准化、编写技巧、语言文字等方面加以改革，具备"精品教材"特质，满足中医药事业发展对于技术技能型、应用型中医药人才的需求。

3. 以学生为中心，以促进就业为导向

坚持以学生为中心，强调以就业为导向、以能力为本位、以岗位需求为标准的原则，按照技术技能型、应用型中医药人才的培养目标进行编写，教材内容涵盖资格考试全部内容及所有考试要求的知识点，满足学生获得"双证书"及相关工作岗位需求，有利于促进学生就业。

4. 注重数字化融合创新，力求呈现形式多样化

努力按照融合教材编写的思路和要求，创新教材呈现形式，版式设计突出结构模块化，新颖、活泼，图文并茂，并注重配套多种数字化素材，以期在全国中医药行业院校教育平台"医开讲－医教在线"数字化平台上获取多种数字化教学资源，符合职业院校学生认知规律及特点，以利于增强学生的学习兴趣。

本套教材的建设，得到国家中医药管理局领导的指导与大力支持，凝聚了全国中医药行业职业教育工作者的集体智慧，体现了全国中医药行业齐心协力、求真务实的工作作风，代表了全国中医药行业为"十三五"期间中医药事业发展和人才培养所做的共同努力，谨此向有关单位和个人致以衷心的感谢！希望本套教材的出版，能够对全国中医药行业职业教育教学的发展和中医药人才的培养产生积极的推动作用。需要说明的是，尽管所有组织者与编写者竭尽心智，精益求精，本套教材仍有一定的提升空间，敬请各教学单位、教学人员及广大学生多提宝贵意见和建议，以便今后修订和提高。

国家中医药管理局教材建设工作委员会办公室
全国中医药职业教育教学指导委员会
2018 年 1 月

　　《儿科护理》是"全国中医药行业中等职业教育'十三五'规划教材"之一。为了贯彻落实教育部中医药职业教育教学指导委员会《关于加快发展中医药现代职业教育（2016—2030 年）》和《中医药现代职业教育体系建设规划（2015—2020 年）》精神，提升中医药职业教育对全民健康和地方经济的贡献度，提高中等职业技术院校学生的实际操作能力，实现中等职业教育与产业需求、岗位胜任能力无缝对接，由国家中医药管理局教材建设工作委员会办公室统一规划，中国中医药出版社组织实施，全国中医药职业教育院校联合编写了本教材，供护理、助产专业教学使用。

　　本教材编写的指导思想是依据"以儿童健康为中心""以人为本"的护理理念，遵循"三基、五性、三贴近"的原则，以知识、能力、素质综合发展和中等职业教育护理人才的培养目标为导向，以中等职业教育技能的培养为根本，从临床需求出发，以培养学生知识够用、实用为限度，除培养学生的职业技能、岗位专业知识外，还注重学生职业道德的培养和职业素质的形成，突出质量意识、精品意识，以求体现中等职业教育的特色。

　　本教材具有以下特色：

　　1. 注重先进理念。体现以人为本的现代护理观，便于教师针对专业特点，合理控制教学内容，突出教学重点。更新编写思路，以学生为中心，以应用为导向，既要反映学科学术进展，又要培养学生以护理理论和实践体系认识儿童和儿科疾病的思路，提高处理临床实际问题的能力，养成科学、规范、合理的思维方法，启发学生自主学习，主动学习。

　　2. 强化三个贴近。贴近护士执业资格考试，突出其中的知识点和相关技能操作，便于学生把握重点，着力备考；贴近儿科护理临床实践，通过情景模拟和实训，促使学生理论和实践紧密结合；贴近当今社会岗位需求，满足学生获取"双证书"的能力，有利于学生高质量就业。

　　3. 创新编写体例。结构模块化，采用模块、项目和任务的编写方式；每个项目前设有学习目标，使学生对所学内容的要求十分明确。案例导入引出新课程，案例紧贴临床，让学生积极思考，帮助学生分析临床护理问题，及时巩固和运用所学内容，提高临床观察、分析、判断和解决问题的能力；每个项目后有复习思考，启迪学生思维或扩大知识面，使学生把理论知识与临床病例及实际运用结合起来，既突出了教材的实用性，也使学生进一步理解和掌握所学知识，进行自我评价。习题的编排均与护士执业资格考试接轨，使学生掌握重要知识点。

全书分为十八个模块，系统介绍了儿科护理的基本理论、基本知识和基本技能。儿科基础部分重点介绍了儿童生长发育规律、儿童保健、儿童营养等内容；儿科临床护理部分则重点介绍儿科常见病和多发病的护理。其中，孟晓红编写模块一、模块二、模块十和模块十一；章淑萍编写模块三和模块四；林梅编写模块九；付昌萍编写模块五、模块十七和模块十八；刘洋编写模块十三；杜素红编写模块十六；赵佳编写模块六和模块八；贾松伟编写模块七、模块十二和模块十四；糜涛编写模块十五。

为方便教师教学和学生自学，本教材配有教学课件及复习思考题答案，以二维码的形式插入相应位置。

本教材在编写过程中，编者参考了大量的同类教材和相关文献，博采众长。同时得到多个参编学校的大力支持，在此致以诚挚的谢意！

若书中存在不足之处，敬请各教学单位、广大教师、同行和学生提出宝贵的意见和建议，以便再版时予以修正，提升教材质量。

《儿科护理》编委会
2018 年 4 月

扫一扫，看课件

绪 论

项目一 儿科护理的任务和范围

【学习目标】

　　能说出儿科护理的任务和范围。

案例导入

　　小李，护理专科毕业，在某市一家综合医院上班，在轮转科室之后，调入儿科工作，小李在儿科工作后发现与内科工作存在着差别，请你分析儿科护理的任务和范围有哪些特点？

　　儿科护理学（pediatric nursing）是研究小儿生长发育规律、儿童保健、疾病预防和护理，以促进小儿身心健康的护理学科。儿科护理的服务对象为身心处于不断发展中的儿童，因此儿科护理具有自身的特殊性。随着医学的发展，儿科护理的内涵及服务内容也不断拓展。

一、儿科护理的任务

　　儿科护理的任务是通过研究小儿生长发育特点，运用先进的医学、护理学及相关学科的知识和技术，促进健康小儿在体格、心智等各方面的发展，增强小儿体质，降低发病率和死亡率；对患病小儿进行整体护理；帮助有功能障碍的患儿进行康复训练，使其尽可能生活自理；对危重患儿进行临终关怀，减少痛苦；开展儿科护理及健康教育研究工作。

二、儿科护理的范围

儿科护理的年龄范围是从受精卵形成到青春期结束（18～20 周岁）的小儿，小儿时期一切健康和卫生问题都属于儿科护理学范围，我国卫健委规定的临床服务对象是从出生至满 14 周岁的小儿。包括小儿生长发育、正常小儿身心的保健、小儿疾病的防治与护理，并与儿童心理学、教育学、社会学等多种学科有着广泛联系。

随着医学模式和护理模式的转变，儿科护理已由单纯的疾病护理发展为以小儿及其家庭为中心的身心整体护理；由单纯的医疗机构承担其任务逐渐发展为全社会都来承担小儿的预防、保健和护理工作。因此，儿科护理要达到保障和促进小儿身心健康的目的，必须将科学育儿知识普及到每个家庭、社区、托幼机构及学校的广大儿童群体，并取得社会各方面的支持。

复习思考

1. 我国儿科护理研究的对象是（　　　）

　　A. 从妊娠 28 周至青少年时期

　　B. 从精卵细胞结合至青春期

　　C. 从出生至 14 周岁

　　D. 从出生至青少年时期

　　E. 从新生儿期至青春期

2. 下列哪项不属于儿科护理的范畴（　　　）

　　A. 小儿疾病的护理　　　　B. 优生优育　　　　C. 诊断学

　　D. 增强儿童体质　　　　　E. 促进儿童身心健康

3. 儿科护理的任务是（　　　）

　　A. 减少儿童发病率　　　　B. 增强儿童体质　　　　C. 促进儿童身心健康

　　D. 提高儿童保健和疾病防治的能力

　　E. 以上都是

4. 儿科护理所涉及的范围包括（　　　）

　　A. 儿科专科护理　　　　　B. 社会学　　　　　　C. 心理学

　　D. 教育学　　　　　　　　E. 以上都是

5. 我国儿科护理临床服务的对象是（　　　）

　　A. 从小儿出生到上学前

B. 从小儿出生到青春期

C. 从小儿出生到 14 周岁

D. 从精卵细胞结合至青春期结束

E. 从妊娠 28 周至青少年时期

项目二 儿科护理的特点和一般原则

【学习目标】

能说出儿科护理的特点。

📖 案例导入

小丁，护理专科毕业，已取得护士资格证，通过面试，到某市一家综合医院上班，在内科轮转之后，调入儿科工作，担任了一名 4 岁的患先天性心脏病的女患儿的责任护士，作为一名儿科护士，请你分析小丁应如何做好护理工作？

小儿从出生到青春期发育成熟，在整个生长发育过程中，无论机体结构、心理、社会特点，还是临床疾病特点，都与成人存在着区别。在儿科护理过程中，无论是健康儿童的状态评价，还是对患儿的临床评估，都要注意这些差别，根据小儿身心特点实施正确的护理，不可将小儿视为成人的缩影。

一、儿科特点

1. 小儿基础医学特点

（1）解剖特点 小儿出生后随着年龄的增长，身体各组织器官均处在不断变化的过程中，无论是外观还是各器官的发育都遵循一定的规律。熟悉小儿生长发育规律，正确对待小儿生长发育过程中的一些特殊现象，才能做好护理工作。如小儿出生时头部相对较大，占身高的比例为 1/4（成人仅为 1/8），同时颈部肌肉和颈椎发育相对滞后，因此小婴儿特别要注意头部的保护；新生儿时期皮肤薄而嫩，在皮肤护理时动作要轻柔；小儿关节周围的韧带较松，臼窝较浅，在牵拉时易出现关节脱位；小儿内在脏器的位置也与成人有一些差别，如心尖搏动的位置在不同年龄时期也不相同；成人的肝脏在肋下是不能触及的，7岁以下的小儿是可以触及的（不超过 2cm）。

（2）生理特点 小儿生长发育快，代谢旺盛，各系统器官的功能也渐趋成熟。由于小儿新陈代谢快，心率、呼吸频率都比成人要快；而由于血管弹性好，心输出量少，血压比

3

成人低。血细胞和其他体液的生化检验值等也随年龄的变化而改变。当其功能尚未成熟时易发生一些疾病，如胃肠消化系统未趋成熟时，极易出现消化功能紊乱；肾脏功能差，易出现水、电解质紊乱。熟悉这些生理生化特点，才能对临床中出现的问题做出正确的判断和处理。

（3）免疫特点　小儿无论是非特异性免疫还是特异性免疫都发育不成熟，防御能力差，功能较成人低下。新生儿虽可从母体获得部分IgG，但6个月后其浓度逐渐下降，而自行合成的IgG一般要到6～7岁时才达到成人水平，故易患感染性疾病；IgM是不能通过胎盘的，因此新生儿易患革兰阴性菌感染；婴幼儿分泌型IgA（SIgA）量少，易发生呼吸道和消化道的感染。因此在护理过程中要注意消毒，预防感染。

2.小儿心理社会特点　小儿身心未成熟，缺乏适应社会的能力，应对挫折的能力较差，合作性差，依赖性强。生长发育过程易受到各方面因素的影响，所以需给予特殊的照顾和保护，尤其是家庭、幼儿园和学校。在护理工作中要以小儿及其家庭为中心，与小儿父母、幼儿园和学校教师等共同配合，根据不同年龄阶段小儿的心理发展特征，采取相应的护理措施，促进其心理健康发展。

3.小儿疾病临床特点

（1）疾病特点　小儿疾病病种、临床表现与成人相差较大。小儿往往以感染性、先天性、遗传性疾病为主，而成人则以慢性消耗性疾病、后天获得性疾病为主。小儿疾病往往起病急、变化快，表现不典型，病灶局限能力差，易出现严重并发症。

（2）病理特点　小儿各系统发育不够成熟，机体对疾病的反应与成人不同，因此，同一原因对于不同年龄的小儿可引起不同的病理变化，如肺炎链球菌感染时小儿易患支气管肺炎，而成人易患大叶性肺炎；生长激素分泌过多时小儿患巨人症，而成人则表现为肢端肥大症。

（3）诊治特点　小儿不同年龄阶段患病时有其独特的临床表现，且婴幼儿在病情诉说上不够准确，故在诊断时应重视年龄因素。以惊厥为例，发生于新生儿多考虑与窒息、产伤、颅内出血或先天性异常有关；如发生于6个月内的小婴儿应考虑有无婴儿手足搐搦症或中枢神经系统感染；发生于6个月至3岁小儿则以高热惊厥、中枢神经系统感染的可能性大；发生于3岁以上的无热惊厥则以癫痫为多。小儿疾病变化快，而临床体征不典型，因此在诊治过程中除应详细向家长等询问病史外，还需密切观察病情并结合必要的辅助检查，及时发现问题，做出确切的诊断和处理。

（4）预后特点　小儿患病虽起病急且变化大，但若诊治及时、有效，护理恰当，恢复也快且后遗症较成人少，预后大多较好。但对于体弱、危重患儿，要重点监护，及时发现问题并报告医生，积极抢救。

（5）预防特点　小儿时期很多疾病是可以预防的，能够使小儿发病率和死亡率下降。

儿科护理人员应将疾病的预防作为工作的重点。我国通过开展计划免疫和加强传染病的管理，已使麻疹、白喉、破伤风、脊髓灰质炎、乙肝等许多小儿传染病的发病率和病死率明显下降；同时，加强儿童保健工作，定期进行营养监测，也使营养不良、肺炎、腹泻等常见病、多发病的发病率和病死率大大下降；及早筛查先天性、遗传性疾病并加以早期干预和矫正，减少致残率。

4. 小儿临床护理特点

（1）护理内容特点　根据小儿的特点要采用相应的护理措施，小儿生活能力差，自理能力差，无安全意识，在护理时要从饮食（婴幼儿喂养）、活动、睡眠、个人卫生等生活各方面入手，做好安全管理。

（2）护理评估特点　儿科护理评估难度较大，婴幼儿不会诉说表达，健康史多由父母代述，可靠性与代述者对小儿了解程度有关；年幼体弱儿对疾病的反应差，不能及时准确地表达自己的痛苦，缺乏定位症状和体征，处理不及时易危及生命；年长儿可能会隐瞒或夸大病情；护理体检及做各项辅助检查时，患儿自理能力较差，多不能配合，影响效果。在进行护理评估时，要取得患儿及家长的配合，客观地进行评价。

（3）护理技术特点　大多数小儿在进行护理操作时不能配合，使儿科护理操作有较大的难度，这就要求护理人员要多接触小儿，及时交流和沟通，消除小儿的紧张、不安和恐惧；在进行各项操作时要尽可能安抚患儿，取得患儿的配合，不可采用强制、恐吓等方法。

二、儿科护理的一般原则

1. 遵守法律和伦理道德　儿科护理工作具有一定的特殊性和复杂性，儿科护士应自觉遵守法律和伦理道德规范，要注意尊重小儿的人格，保障小儿的权利，促进小儿身心两方面的健康成长。

2. 以小儿及家庭为中心　儿科护理人员不仅要重视不同年龄阶段小儿的特点，更要关注小儿家庭成员的心理感受和服务需求，让家长对于小儿疾病的特点有一定的认识，让他们将重点放在疾病预防和健康促进上。儿科护士不仅仅要满足小儿的生理需要或维持已有的发育状况，还要注意维护并促进小儿心理行为的发展和精神心理的健康，为小儿及其家庭提供预防保健、健康指导、疾病护理和家庭支持等服务。

3. 减少创伤和疼痛　儿科护士在护理过程中有些护理手段是有创的、致痛的，是令小儿恐惧、害怕的，儿科护士应充分认识疾病本身及其治疗和护理过程对小儿及其家庭带来的影响，安全执行各项护理操作，尽可能减少患儿的痛苦。

4. 实施身心整体护理　保证患儿的身心健康是儿科护理的一个首要任务。儿科护士既要满足小儿的生理需要和维持已有的发育需要，还要维护和促进心理行为的发展和精神心理的健康。同时，由于小儿好动，无危险意识等特殊性，护理人员要注意安全，要根据患儿年龄、疾病等特点采取一些必要的防护措施，保证患儿的安全，如设床栏，防止坠床；管理好电源，防止触电；用热水袋时避免烫伤；注意药物的管理，防止误饮、误食等。

复习思考

1. 造成婴幼儿易患呼吸道感染的原因是（　　　）

　　A. 血清中 IgA 缺乏　　　　　　B. 分泌型 IgA 缺乏　　　　　C. 血清中 IgG 缺乏

　　D. 血清中 IgM 缺乏　　　　　　E. 细胞免疫功能低下

2. 患儿，男，3 个月，他母亲问护士，哪种免疫球蛋白可以从母体通过胎盘传给胎儿，护士的回答应该是（　　　）

　　A. IgG　　　　　　　　　　　B. IgM　　　　　　　　　　　C. IgA

　　D. IgD　　　　　　　　　　　E. IgC

3. 不同年龄小儿的临床表现不同，下列说法错误的是（　　　）

　　A. 疾病的诊断要靠细致的临床观察

　　B. 疾病的诊断只依赖患儿及家长的主诉

　　C. 疾病的诊断要有必要的辅助检查

　　D. 小儿起病往往较急

　　E. 小儿的思维与成人思维不同

4. 儿科护理学的特点，以下哪项错误（　　　）

　　A. 护理项目多，责任重　　　B. 护理评估难度大　　　　　C. 护理操作要求高

　　D. 病情观察任务轻　　　　　E. 心理护理分量重

5. 关于儿科护理学的特点描述，下列说法哪项正确（　　　）

　　A. 不同年龄小儿有不同的生理正常值

　　B. 小儿各器官的解剖结构与成人相同

　　C. 小儿体液免疫与细胞免疫均成熟

　　D. 儿科疾病不可以预防

　　E. 小儿年龄越小，免疫防御能力越强

项目三 小儿年龄分期及各期的特点

【学习目标】

掌握小儿年龄的分期及各期的主要特点。

📖 案例导入

患儿，女，2 个月，足月顺产，出生体重 3.6kg，近一周哭闹增多，哭闹后即喂母乳，每次哺乳后都会吐出少许奶汁，母亲有些担心，到附近医院咨询。请问：该小儿处于哪一年龄期？小儿年龄分几期？对该家长应如何进行健康指导？

小儿处于不断生长发育的动态过程，根据小儿生长发育的特点不同，将小儿时期划分为以下 7 个时期。随着各系统组织器官的长大和功能的日趋完善，心理和社会行为方面也得到一定的发展。

一、胎儿期

从形成受精卵到小儿出生统称为胎儿期，共 40 周，280 天。在此期内胎儿完全依靠母体生存，因此孕母的健康、营养状况和工作生活环境对胎儿的生长发育都有极大的影响，如妊娠早期孕母吸烟、酗酒、感染病毒、服用一些药物或接触放射线等可导致胎儿畸形；在妊娠晚期母亲营养缺乏又可能导致胎儿早产、低出生体重儿等。此期护理的要点是重视孕妇和胎儿保健。

二、新生儿期

从胎儿娩出、脐带结扎至生后满 28 天称为新生儿期。小儿由寄生于母体转变为脱离母体的独立生活，体内外环境都发生了巨大的变化，小儿要通过自身生理功能的调整来逐渐适应外界环境，但由于其机体各系统功能不成熟，生理调节能力和适应能力差，故此期小儿发病率高，死亡率高，占婴儿死亡率的 1/2 ～ 2/3，尤其以新生儿早期（生后第 1 周）死亡率最高。因此，新生儿时期护理要点是注意保暖、合理喂养、防止感染等，使之尽快适应外界环境。

三、婴儿期

自小儿出生至满 1 周岁之前为婴儿期。此期为小儿出生后生长发育极其迅速的时期。

因此，需要提供足够多的营养，但由于小儿消化系统功能不完善，容易发生消化功能紊乱和营养不良。此外，小儿从母体获得的免疫抗体逐渐消失，自身免疫功能又未成熟，故易患感染性疾病。此期护理要点是给家长提供科学的喂养指导，提倡母乳喂养，按时添加辅食；有计划地接受预防接种，完成基础免疫程序；同时，适当进行运动、感觉功能的训练，提高小儿的感知能力。

四、幼儿期

从满 1 周岁到 3 周岁为幼儿期。此期小儿的生长发育速度较前减慢；但活动范围加大，接触外界事物增多，语言、思维和社会适应能力日渐增强，因此在此期小儿的智能发育较快。但对各种危险的识别能力和自我保护能力不足，易发生意外创伤；接触外界逐渐增多，但机体免疫功能仍低，传染性和感染性疾病的发病率仍较高。此期护理要点是注意小儿断乳后的营养搭配，加强安全管理，培养孩子良好的习惯，预防各种疾病的发生。

五、学龄前期

3 周岁到 6 ～ 7 岁为学龄前期。此期小儿的体格发育达到稳步增长，而智能发育更趋完善，求知欲强，有较大的可塑性，故应加强早期教育，为入学做好准备。由于活动范围进一步扩大，安全意识不强，各种意外的发生仍然较多。此期护理的要点是培养良好的生活习惯、道德品质和自理能力，加强安全教育，防止意外事故的发生。

六、学龄期

从 6 ～ 7 岁入小学到进入青春期（男孩 13 ～ 14 岁，女孩 11 ～ 12 岁）前称为学龄期。此期小儿体格生长仍稳步增长，除生殖系统外其他各系统的发育已接近成人水平；智能发育较前更成熟，此期是接受科学文化教育的重要时期，也是心理发育的重大转折时期，应加强教育，促进其各方面能力的全面发展。此期的护理要点是养成良好的习惯，预防精神、情绪和行为等方面的问题。

七、青春期

以性发育为标志进入青春期。女孩从 11 ～ 12 岁开始到 17 ～ 18 岁，男孩从 13 ～ 14 岁开始到 18 ～ 20 岁。此期体格生长发育加快，生殖系统迅速发育，第二性征逐渐明显，出现第二次生长发育的高峰。青春期由于神经内分泌的调节功能不够稳定，且与社会接触增多，受外界环境的影响不断加大，常可引起心理、行为、精神等方面的问题。此期护理要点是供给充足的营养，加强锻炼，及时进行生理、心理卫生和性知识方面的教育，养成优良的道德品质。

复习思考

1. 新生儿特点中哪一项是错误的（　　　）

A. 常因分娩带来产伤和窒息

B. 易发生适应环境不良综合征

C. 免疫功能差，感染性疾病多见

D. 生理调节功能较成熟

E. 发病率高，病死率也高

2. 生后 6 个月，婴儿患某些传染病的机会大大增加的主要原因是（　　　）

A. 来自母体的 IgG 浓度下降，而自身合成 IgG 的能力又不足

B. 来自母体的 IgM 浓度下降，而自身合成 IgM 的能力又不足

C. 来自母体的钙离子及其他微量元素储备不足

D. 白细胞吞噬功能不足

E. 皮肤、黏膜娇嫩，屏障机能差

（3 ～ 5 题共用题干）

幼儿阳阳，男，1.6 岁。出生体重 3.8kg，身长 52cm，头围 34cm。家长带其到医院做儿童保健，护士为其做健康指导。

3. 关于幼儿期的划分，正确的是（　　　）

A. 生后满 12 ～ 20 个月

B. 生后满 12 ～ 24 个月

C. 生后满 12 ～ 30 个月

D. 生后满 12 ～ 36 个月

E. 生后满 12 ～ 48 个月

4. 下列哪项是幼儿期的特点（　　　）

A. 易发生颅内出血

B. 新陈代谢旺盛，营养需要量相对较多

C. 能利用语言和简单文字进行学习

D. 生长发育相对较慢，乳牙先后出齐

E. 身体各器官系统已逐渐发育成熟

5. 小儿最易发生意外的年龄期是（　　　）

A. 新生儿期　　　　　　B. 婴儿期　　　　　　C. 幼儿期

D. 学龄前期　　　　　　E. 学龄期

项目四 儿科护士的角色和素质

【学习目标】

掌握儿科护士的角色及应具备的素质。

案例导入

患儿，女，13个月，患支气管哮喘入院。咳嗽，夜间和清晨哮喘阵发性发作，端坐呼吸，面色清灰，母亲十分焦急，多次询问患儿的病情。请问：儿科护士应该怎样与家长进行沟通？护理该患儿时应注意哪些问题？

随着护理学科的迅速发展，对护理人员的要求也不断提高，特别是儿科护士被赋予了多元化的角色。由于服务对象是一个特殊的群体，是在心理和生理上都较脆弱的儿童，因此要求儿科护士除具有丰富的护理知识与技能外，还要有强烈的责任感、丰富的科学知识和健康的心理素质。

一、儿科护士的角色

1. 护理计划者　护士运用护理专业知识和技能，评估小儿的健康状况，制订全面、系统、切实可行的护理计划，采取有效的护理措施，以减轻小儿的痛苦。

2. 护理执行者　小儿机体各系统、器官的功能发育尚未完善，生活不能自理或不能完全自理，儿科护士最重要的角色是在帮助小儿保持或恢复健康的过程中，提供各种护理照顾，尽量减少痛苦，以满足小儿的身心需要。

3. 健康教育者　在护理过程中，护士应依据各年龄段小儿发育的不同特点，提供不同的健康指导，帮助他们建立自我保健意识，培养他们良好的生活习惯。同时，护士还应向家长宣传科学育儿知识，使他们能够采取正确的方式对待孩子，以达到预防疾病、促进健康的目的。

4. 健康协调者　由于儿科工作本身的特殊性，护士需联系并协调各方面的相互关系，使诊断、治疗、护理等有关儿童的工作得以互相协调，保证小儿获得最适宜的整体性医护照看。如儿科护士不仅要和患儿进行沟通，更要注意与家长的协调沟通，以便充分了解孩子的病情，为临床治疗提供可靠的依据；需与医生联系，讨论有关治疗和护理方案；还需与营养师联系，讨论有关膳食的安排等。

5. 健康咨询者　护士要倾听患儿及其家长的倾诉，关心小儿及其家长在医院环境中的感受，解答他们的问题并向其提供健康指导；解答小儿及其家长对疾病和健康相关问题的疑惑，使他们能够以积极有效的方式去应对压力，找到满足小儿生理、心理和社会需要的最适宜的方法。

6. **患儿代言者** 儿科患儿由于年龄小，不能准确表达自己的要求和意愿，儿科护士有责任解释并维护患儿的权益不受侵犯，护士要充分认识小儿及家庭的健康要求，并能评估影响儿童健康的问题，及时向有关部门提出意见和建议。

7. **护理研究者** 护士应积极进行护理研究工作，发展护理新技术，指导、改进临床护理工作，提高儿科护理质量，促进专业发展。同时，护士还需探讨隐藏在小儿症状及表面行为下的真正原因，形成评判性思维，以便能更实际、更深入地帮助他们。

二、儿科护士的素质

1. 思想品德素质

（1）强烈的事业心 热爱护理工作，工作认真、负责。关爱、尊重儿童，不计较名利得失，具有为儿童健康服务的奉献精神。

（2）高度的责任心 对小儿疾病密切观察、全面分析，及时发现病情变化，及时报告医生，及时处理，以理解、友善、平等的心态，为儿童及其家庭提供帮助。

（3）无私的爱心 具有诚实的品格、高尚的道德情操，能理解儿童，发自内心地关心、爱护和体贴小儿，善于创造适合儿童特点的环境与气氛，努力成为小儿的知心朋友。

2. 科学文化素质

（1）有广博的文化知识素养，具备教育学、心理学、营养学、儿童行为学等多方面的知识，以便将教育、指导、沟通等多方面的知识融入护理工作中，更好地为小儿服务。

（2）掌握一门外语及现代科学发展的新理论、新技术，勇于创新，为自身的发展奠定良好的基础。

3. 专业技能素质

（1）儿科护士要有系统的专业理论知识，同时要具有较强的临床实践技能，操作准确，技术精湛，动作轻、柔、稳、快，取得最佳效果。

（2）具有敏锐的观察力、综合分析判断能力和良好的沟通能力，熟悉相关临床学科的知识和技能，树立整体护理理念，能用护理程序解决患儿的健康问题。

（3）具有开展护理教育和护理科研的能力。掌握科学的思维方法，具有较强的创新意识。

4. 身体心理素质

（1）具有良好的心理素质，乐观，开朗，宽容豁达，情绪稳定，同事间能相互尊重，团结协作。

（2）具有健康的身体素质，有较强的社会适应能力及自我控制力，善于应变，反应敏捷，能正确处理突发事件。

（3）具有强烈的进取心，不断学习新知识丰富和完善自己，具有较强的适应能力。

（4）具有与小儿成为好朋友、与家长建立良好人际关系的能力。要善于与小儿和家长沟通，指导家长正确地与医护人员配合，以利于小儿尽快康复。

复习思考

1. 儿科护士角色中最主要的是（　　　）

   A. 健康咨询者　　　　　　B. 健康协调者　　　　　　C. 健康教育者

   D. 护理活动执行者　　　　E. 护理研究者

2. 儿科护士的素质包括下列哪项（　　　）

   A. 思想政治素质　　　　　B. 科学素质　　　　　　　C. 心理素质

   D. 专业素质　　　　　　　E. 以上全是

3. 儿科护士健康的心理素质不包括（　　　）

   A. 宽容豁达　　　　　　　B. 情绪稳定　　　　　　　C. 相互尊重

   D. 以个人为中心　　　　　E. 乐观开朗

4. 儿科护士专业技能素质包括（　　　）

   A. 系统的专业理论知识　　B. 扎实的临床实践技能　　C. 操作准确

   D. 技术精湛　　　　　　　E. 以上都是

扫一扫，知答案

扫一扫，看课件

模 块 二

生长发育

项目一　生长发育规律和影响因素

【学习目标】

1. 掌握生长发育的概念。

2. 熟悉小儿生长发育的基本规律。

3. 了解影响小儿生长发育的因素。

生长发育是指从受精卵开始直至成人的成熟过程。生长是指儿童身体各器官、系统的长大和形态变化，可有相应的测量值来表示其量的变化；发育是指细胞、组织、器官的分化与功能成熟。

一、生长发育的规律

1. 连续性与阶段性　生长发育是一个不断进行的过程，贯穿于从受精卵开始到成人的整个时期，但又并非等速进行，具有阶段性飞跃。不同的年龄阶段，身体的发育不同，年龄越小，生长越快。生后前 3 个月生长最快，以后逐渐减慢，趋于平稳增长，至青春期生长发育再次加速。

2. 各系统器官发育的不平衡性　小儿机体的发育有自己的规律，各系统、各部位的发育速度也不是平行一致的。如神经系统的发育是先快后慢，生殖系统是先慢后快，淋巴系统是先快而后回缩（图 2-1）；皮下脂肪年幼时发育较发达；肌肉组织到学龄期发育才加速。此外，同属神经系统的脑与脊髓的发育速度也不相同，心脏的左、右心室的发育也有较大的差异。

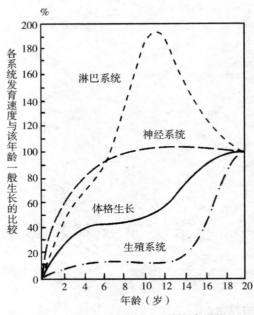

图 2-1　小儿生后主要系统发育规律

3. 顺序性　生长发育遵循由上到下或由头至尾、由近到远、由粗到细、由低级到高级、由简单到复杂的规律。如出生后运动的发育是先抬头、后挺胸，再会坐、立、行；先会用手掌抓握物，再会用手指捏取物；先会看、听、感知和认识事物，再发展到记忆、思维、分析和判断事物。

4. 个体差异性　生长发育虽按上述的规律进行，但也受遗传和环境因素的影响，生长差异性较大，到青春期更明显。如小儿的生长发育存在着个体差异，以及不同家族之间小儿的皮肤及头发的颜色、面貌特征、身材高矮、性成熟的时间等也各不相同，同一家族、同一性别的小儿也可能因营养、生活环境的不同，而导致生长发育不尽相同。因而小儿的生长发育有一定的正常范围，所谓正常值不是绝对的。一般年龄越小个体差异越小，随着年龄增长，差异逐渐明显。

二、影响生长发育的因素

先天因素与后天因素均影响着小儿的生长发育。遗传作为先天因素决定着生长发育的潜力，而后天因素主要包括营养、疾病、母亲状况以及家庭和社会环境。

1. 遗传　小儿生长发育的特征、潜力、趋向等是父母双方遗传因素共同影响的结果，不同种族、家族小儿的身体特征、心理活动、性格特征、对疾病的易感性不同，不同性别儿童的生长发育速度、特征也不相同。一般 5 周岁以后遗传特征逐渐明显。

2. 性别　男、女孩生长发育特点不同。女孩青春期开始较男孩早约 2 年，此时，身高、体重超过同龄男孩。男孩青春期开始虽然较女孩晚，但其延续时间较女孩长，故体格生长最后还是超过女孩。

3. **营养** 充足、合理、健康的营养是小儿生长发育的物质基础，可使小儿生长发育的潜力得到最大限度的发挥。营养物质的缺乏会严重影响小儿的生长发育，如营养不良不仅可出现体格方面的生长落后，严重者可影响脑的发育和智力的发展等。年龄越小，受影响越大。

4. **疾病** 疾病对生长发育有着十分明显的负面影响。急性疾病常常可导致体重减轻；而慢性疾病既影响体重增加，又影响身高增长；内分泌疾病则表现为骨骼生长障碍和神经发育迟缓，如甲状腺功能低下、维生素 D 缺乏性佝偻病等都会影响小儿的生长发育。

5. **母亲状况** 孕母的生活环境、营养、情绪、疾病、用药等都会影响胎儿的发育，如妊娠早期的病毒感染可至畸，严重者引起流产、死胎等。哺乳期母亲的健康、营养、用药等可使胎儿发育受阻。在胎儿期，孕母的情感、言行、健康状况等会潜移默化地影响到胎儿，以至于影响到出生后小儿的情绪、言语、行为等发展。

6. **家庭和社会环境** 良好的居住环境、健康的生活行为、科学的护理、正确的教养和适当的体育锻炼等均可促进小儿的生长发育。反之，则会带来不良影响。

总之，遗传是基础，环境是条件，遗传决定了生长发育的潜力，环境影响生长发育水平。

复习思考

1. 小儿先能抬头后能坐，之后能走是遵循了下列哪项发育顺序（　　）

　　A. 由上到下　　　　　　B. 由近到远　　　　　　C. 由粗到细
　　D. 由低级到高级　　　　E. 由简单到复杂

2. 下列有关器官系统发育不平衡性的描述中正确的是（　　）

　　A. 生殖系统发育较早
　　B. 神经系统发育领先
　　C. 淋巴系统到青春期开始发育
　　D. 皮下脂肪年长时发育较发达
　　E. 肌肉组织的发育到青春期才加速

3. 青春期生长发育最大的特点是（　　）

　　A. 内分泌调节稳定
　　B. 神经系统发育成熟

C. 体格生长

D. 生殖系统迅速发育并趋成熟

E. 以上都不是

4. 下列哪项叙述不符合儿童生长发育规律（　　）

A. 生长发育是一个连续过程

B. 生长发育遵循一定规律

C. 各系统有一定的个体差异

D. 器官发育的速度是一致的

E. 受遗传和环境因素的影响

5. 生长发育的顺序以下正确的是（　　）

A. 由下到上　　　　　B. 由远及近　　　　　C. 由粗到细

D. 由高级到低级　　　E. 由复杂到简单

项目二　体格生长发育及评价

【学习目标】

1. 掌握小儿生长发育的各项指标及相关的计算公式。

2. 熟悉小儿身高与体重的发育规律及临床意义。

3. 熟悉小儿体格生长发育监测方法。

4. 学会对小儿的生长发育进行健康指导。

案例导入

一儿童，2.5 岁，家长带其到体检中心做儿童保健，体检结果：身高 90cm，体重 15kg，出牙 12 颗。家长想知道孩子的发育是否正常。儿童正常发育的常用指标有哪些？该儿童发育是否正常？护士如何正确指导家长掌握小儿生长发育的规律？

观察小儿体格发育是否正常主要是通过监测小儿体格生长的指标，其常用指标包括：体重、身长（高）、坐高、头围、胸围、上臂围、头囟、牙齿等。这些指标可以反映小儿的营养状况、骨骼发育、胸廓及其脏器、脑和颅骨等发育情况。

一、体格生长发育常用指标及测量方法

1. 体重的增长 体重为机体各器官、组织及体液总重量，是反映小儿体格发育和营养状况的重要指标，同时也是计算小儿药物剂量、输液量和营养需要量的依据。

新生儿出生体重与胎次、胎龄、性别及宫内营养状况等有关。正常足月新生儿平均出生体重为3.0kg（在2.5～4.0kg之间）。生后1周内可出现生理性体重下降（下降在3%～9%之间），一般3～4日达到最低点，然后逐渐回升，生后7～10日恢复到出生体重。

小儿年龄越小，体重增长越快。生后前3个月平均每月增加0.7～0.8kg（其中第1个月体重增加可达1.0～1.7kg）；4～6个月，平均每月增加0.5～0.6kg；7～12个月，平均每月增加0.3～0.4kg。因此，生后3个月时体重约为出生体重的2倍（6kg），1岁时体重约为出生体重的3倍（9kg），2岁时体重约为出生体重的4倍（12kg）。2岁后，体重稳步增长，平均每年增长2kg。进入青春期体格发育再次加快，体重每年可增加4～5kg，持续2～3年。

为了方便用药或计算液体量，可以公式评估小儿体重：

1～6个月　　体重（kg）=出生体重（kg）+月龄×0.7

7～12个月　　体重（kg）=6+月龄×0.25

2～12岁　　体重（kg）=年龄×2+8

2. 身高（长）的增长 身高（长）是指从头顶到足底的垂直长度，是头部、脊柱和下肢长度的总和。是反映骨骼发育的重要指标。

3岁以下卧位测量，称身长；3岁以上立位测量，称身高。新生儿出生时的平均身长为50cm（46～53cm），6个月为65cm，生后第一年增长最快，约增长25cm（前3个月增长11～12cm，大约与后9个月的增长相等），故1岁时约75cm。第二年身长增长速度减慢，一年增长10～12cm，2岁时约87cm。2岁以后至青春期之前，身高（长）稳步增长，每年增长6～7cm，进入青春期出现第二个生长加速期。低于正常身高的30%为异常。

2～12岁小儿身高可用公式计算：身高（cm）=年龄×7+75（cm）。

躯干和下肢在各年龄期所占身高（长）的比例不同（图2-2）。身体的上部量（从头顶到耻骨联合上缘的长度）和下部量（耻骨联合上缘到足底的长度）的比例也不同。初生婴儿上部量大于下部量，身长的中点在脐上，生后逐渐下移，6岁时中点在脐与耻骨联合上缘之间，12岁时上、下部量相等，位于耻骨联合上缘。某些遗传、内分泌疾病可使身长各部分比例失常，如先天性甲状腺功能低下症患儿的上部量较长，下部量较短。

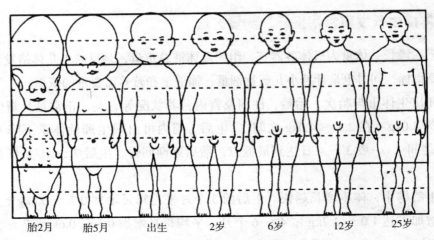

胎2月　　胎5月　　出生　　2岁　　6岁　　12岁　　25岁

图2-2　胎儿期至成人身体各部分的比例

坐高是从头顶至坐骨结节的高度。3岁以下取仰卧位测量。坐高反映脊柱和头部的生长，出生时坐高占身高的67%，6岁时降至55%，因为下肢的生长速度随着年龄增加而加快。

3. **头围的增长**　头围是前经两眉弓上缘、后经枕后结节绕头一周的长度，是反映脑、颅骨发育的重要指标。出生时头围相对较大，平均为33～34cm，头围在第一年约增长12cm（前3个月约增长6cm，等于后9个月的增长），第二年约增长2cm，故1岁时头围约为46cm，2岁时约为48cm，2岁后头围增长缓慢，5岁时约为50cm，15岁时接近成人，为54～58cm。对2岁以下小儿监测头围最具有价值。头围过小常提示脑发育不良，头围增长过速则提示可能脑积水等。

4. **胸围的增长**　胸围是前经两乳头下缘水平、后经两侧肩胛骨下角下缘水平绕胸一周的长度。胸围反映胸廓、胸背部肌肉、皮下脂肪与心、肺的发育情况。出生时胸围比头围小1～2cm，平均为32cm，出生后胸部发育较头部快，1岁时胸围和头围大致相等，约46cm。1岁后胸围逐渐超过头围，两者之差值约为小儿周岁数减1。

二、与体格生长有关的其他系统发育

1. **牙齿的生长发育**　牙齿生长与骨骼的生长有一定关系，人的一生具有两幅牙齿，即乳牙和恒牙。小儿乳牙共20枚，出生时有已钙化的乳牙芽孢，但未萌发，生后4～10个月（平均6个月）乳牙开始萌出，萌出的顺序一般为下颌牙先于上颌牙，自前向后，约2.5岁时出齐（图2-3）。2岁内小儿乳牙的数目为月龄减4～6。12个月尚未出牙者为乳牙萌出延迟。

恒牙28～32枚，一般6岁左右开始萌出第1枚恒牙，即第一磨牙，6～12岁乳牙按萌出时间的先后逐渐被恒牙所代替。12岁左右出第二恒磨牙，18岁以后出第三恒磨牙（智齿），但也有人终生不出此牙，恒牙一般在20～30岁时出齐。

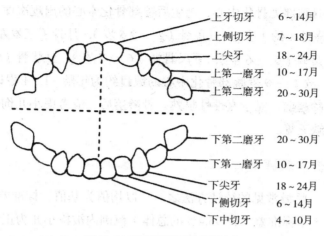

上牙切牙 6～14月
上侧切牙 7～18月
上尖牙 18～24月
上第一磨牙 10～17月
上第二磨牙 20～30月

下第二磨牙 20～30月
下第一磨牙 10～17月
下尖牙 18～24月
下侧切牙 6～14月
下中切牙 4～10月

图2-3 乳牙萌出时间及顺序

牙齿的健康生长需要充足的蛋白质、钙、磷、维生素D等营养素以及甲状腺素，咀嚼有利于牙齿发育。出牙过迟多见于佝偻病、重度营养不良、甲状腺功能低下症等。

2. 囟门的大小与闭合时间 颅骨与颅骨交界处形成的间隙为囟门，其中顶骨与额骨之间的菱形间隙称前囟，两顶骨和枕骨之间的三角形间隙称后囟（图2-4）。

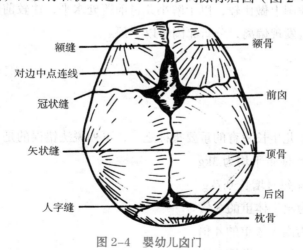

额缝　　　　　　　　　　　　　额骨
对边中点连线
冠状缝　　　　　　　　　　　　前囟
矢状缝　　　　　　　　　　　　顶骨
人字缝　　　　　　　　　　　　后囟
　　　　　　　　　　　　　　　枕骨

图2-4 婴幼儿囟门

正常新生儿出生时，前囟对边中点连线的长度为1.5～2.0cm，而后随颅骨及脑的发育而稍有增大，6个月后逐渐骨化而变小，1～1.5岁闭合。后囟出生时已近闭合，或迟至生后6～8周闭合。颅骨缝于3～4个月闭合。前囟早闭或过小提示小头畸形；迟闭、过大见于佝偻病、先天性甲状腺功能低下症等；前囟饱满提示颅内压增高，前囟凹陷常见于脱水、极度消瘦的小儿。

3. 骨化中心的发育　骨化中心的数目反映骨骼发育的年龄，一般常选择腕骨骨化中心粗略计算骨龄。正常情况下腕部有 8 块腕骨，加上桡骨、尺骨远端骨骺，共计 10 个骨化中心。小儿出生时腕部无骨化中心，出生后腕部骨化中心的出现次序为：头状骨，钩骨（3 个月左右），下桡骨（约 1 岁），三角骨（2～2.5 岁），月骨（三岁左右），大、小多角骨（3.5～5 岁），舟骨（5～6 岁），下尺骨骺（6～7 岁），豆状骨（9～10 岁）。10 岁时出全，共 10 个，故 1～9 岁腕部骨化中心的数目约为年龄 +1。1 岁以后拍腕部 X 片可确定正常与否。骨龄超前，见于真性性早熟。骨龄落后，应考虑小儿佝偻病、甲状腺功能低下症、生长激素缺乏等。

三、体格生长发育评价

1. 均值离差法　是最常见的统计方法之一。以均值为基值，标准差（SD）为离散距。一般认为均值加减 2 个标准差（含 95.4% 的总体）范围内被检小儿为正常儿。

2. 中位数百分位法　将一组变量按从小到大的顺序排列成 100 份，每份即代表一个百分位数。以第 50 个百分位数为中位数，其余百分位数为离散距，常用 P3、P10、P25、P50、P75、P90、P97，一般 P3～P97（包含总体 95%）范围内被检小儿为正常。

3. 生长发育图法　将同性别、各年龄组小儿的某项体格生长指标画成曲线图（离差法或百分位法）。对个别儿童从出生至青春期进行全程动态监测，将定期连续测量的数据每月或每年标记于曲线图上做比较，以了解小儿目前所处水平，比较前后数次数据及发展趋势和生长速度，及时发现偏离，分析原因予以干预。

复习思考

1. 体重是衡量小儿生长发育的重要指标之一，下列说法错误的是（　　　　）

　　A. 新生儿出生体重平均为 3kg

　　B. 生后前半年每月增长 0.7kg

　　C. 1 周岁约为出生体重的 3 倍

　　D. 2 周岁约为出生体重的 4 倍

　　E. 2 周岁后每年平均生长 1.5kg

2. 2 岁小儿头围测量为 52cm，应考虑下述哪种疾病（　　）

　　A. 营养不良　　　　　　　B. 脑积水　　　　　　　C. 脑发育不全

　　D. 佝偻病　　　　　　　　E. 呆小病

3. 有关小儿前囟的描述正确的是（　　）

　　A. 出生时 2.0～2.5cm

B. 生后数月随头围增大而略增大

C. 至 2 ～ 2.5 岁时闭合

D. 前囟闭合过迟见于头小畸形

E. 前囟饱满、膨隆表示脑发育不全

4. 对婴儿进行体检时，前囟门的测量应以什么长度表示（　　　）

A. 对角连接线长度表示

B. 相邻两边长度表示

C. 对边中点的连线长度表示

D. 对边中点连线的 1/2 长度表示

E. 囟门骨缘间最大和最小距离长度表示

项目三　小儿神经心理发育及评价

【学习目标】

1. 掌握小儿神经心理发育的规律。

2. 熟悉小儿的感觉、语言等能力的发育特点。

3. 了解小儿心理活动的发展规律。

4. 学会对小儿的神经心理发育进行健康指导。

案例导入

小儿丁丁，男，到儿童保健门诊体检，测体重 8.4kg，前囟 1cm×1cm，乳牙已萌出，可扶床栏杆站立，并会发声"爸爸""妈妈"，请推算该小儿的年龄约为多少？小儿大约已萌出多少个乳牙？胸围约为多少？

一、神经系统的发育

1. 脑的发育　脑的发育在胎儿时期最为迅速。出生时脑的重量已达到成人脑重的 25% 左右，神经细胞数目与成人相同，但树突与轴突少而短；出生后脑重量增加，主要是神经细胞体积增大和树突的增多与加长，以及神经髓鞘的形成和发育。3 岁时神经细胞分化基本完成。故婴儿时期当外界刺激传入大脑时，因无髓鞘隔离，传导时波及邻近神经纤维，故传导不仅慢，而且易泛化，不易形成明显的兴奋灶。

2. 脊髓的发育　脊髓的发育在出生时已基本形成。其成长和运动功能的发育相平行。

21

小儿脊髓相对比成人长，新生儿脊髓下端位于第二腰椎下缘，4岁时位于第一腰椎，故婴幼儿做腰椎穿刺的部位应偏低，以免损伤脊髓。

二、感知、运动、语言的发育

1. 感知的发育

（1）视觉（视感知）发育 新生儿已有视觉感应功能，瞳孔具有对光反射，可短暂注视物体，但由于发育不全只能看清 15～20cm 以内的物体。1 个月时可凝视光源，并能追随物体在水平方向上转动，第 2 个月可以协调地注视物体。3～4 个月时，看见母亲脸就有喜悦的表现，头眼协调 180 度。第 4～5 个月开始认得母亲和奶瓶，6～7 个月时目光可随物体在垂直方向上转动，开始分辨颜色，喜欢红色、绿色等鲜艳明亮的玩具。8～9 个月出现视深度感觉，能看到小物体。18 个月时能区别各种形状，2 岁时协调能力较好，3 岁时能说出基本颜色，视力达 0.5，4～5 岁时视力达 0.6～0.7，6 岁时视深度已充分发育，视力达 1.0。

（2）听觉（听感知）发育 出生时听力差，生后 3～7 天听觉敏锐性逐渐提高，声音可引起呼吸节率的改变；半个月后即有听力；3 个月时有定向反应，听到悦耳的声音会微笑；6～7 个月可区别父母声音，唤其名有反应；1 岁开始区别语言的意义，听懂自己的名字；1～2 岁能听懂简单的吩咐与命令；3 岁能区别不同的声音；4 岁听觉发育完善。

（3）味觉发育 新生儿的味蕾已发育完善，对不同的味道产生不同的反应，喜欢甜味，遇到苦、酸味时出现痛苦表情。4～5 个月时食物味道的轻微改变即会引起敏锐的反应，是味觉发育的关键时期，故应合理添加各类辅食，促进味觉的发展。

（4）嗅觉发育 新生儿嗅觉发育较好，对强烈气味即有反应，闻到乳香就会积极寻找乳头，3～4 个月能区别愉快与不愉快的气味，7～8 个月时嗅觉比较灵敏，2 岁能鉴别各种气味。

（5）皮肤感觉的发育 皮肤感觉包括触觉、痛觉、温度觉和深感觉。新生儿的触觉已很灵敏；温度觉出生就很灵敏，冷刺激比热刺激强。新生儿痛觉已存在，但不灵敏、易泛化，2 个月起逐渐改善。所以，要注意保暖，护理动作要轻柔；抚触可使婴儿产生愉快情绪。

（6）知觉发育 6 个月之前主要是通过感觉认识事物，6 个月之后随着动作的发育，手眼相互协调，能对物体的看、视、摸、问、咬、敲击产生初步的综合性知觉。1 岁末空间知觉初步发展，3 岁能辨别上下，4 岁能辨别前后，5 岁能辨别以自己为中心的左右。小儿时期知觉发育较晚，4～5 岁时具有早上、晚上、今天、明天、昨天等时间概念，5～6 岁能区别前天、后天、大后天，6～8 岁能对时间概念较好掌握。

2. 运动的发育

（1）平衡与大运动 新生儿具有先天性反射活动及无意识、不协调的运动，2 个月时俯卧位能抬头，3个月俯卧位能抬胸，3、4个月可翻身，4个月成人扶着婴儿髋部时能坐，5个月扶前臂可站直，6个月会双手向前撑住独坐，7个月可有意从俯卧位到仰卧位或从仰卧位到俯卧位翻身，8个月时可用双上肢向前爬、可扶站片刻，背、腰、臀部能伸直；9个月会扶站，10个月能扶小车迈步，11个月可以独站，1岁左右会走路，1岁半可跑和倒退走，2岁会双足并跳，2岁半会单足跳。

（2）精细运动　3～4个月可胸前玩手，5个月用双手抓物。6～7个月出现换手与捏、敲等探索性动作；9～10个月时可用拇、食指取物；12～15个月学会用匙、自己用杯子喝水、能叠起2块积木；18个月左右会乱画、掷球、叠起3～4块积木；2岁会叠起6～7块积木、折纸、翻书；3周岁会脱衣服，能画圆圈、直线，能叠8块积木，用积木等搭桥；4岁会穿衣服、鞋帽，会刷牙；5岁时可画出人体的六部分、写出自己的名字。

3. 语言的发育

（1）发音阶段　新生儿已会哭叫，1～2个月婴儿开始发喉音，2个月能发出"啊、咿、呜"等元音，这种偶然发音所产生的听觉刺激及喉部的本体感觉会促使小儿重复这种发音，6～8个月时最为明显。6个月开始发辅音，能听懂自己的名字；7～8个月即能发出"爸爸""妈妈"等辅音，但无意识。8～9个月开始模仿成人发音。

（2）理解阶段　在发音阶段，小儿能无意识地逐渐理解语言，经多次强化，小儿便会逐渐理解这些音的特定含义，进而理解词、句子、语言。8～9个月能听懂成人简单的词意，并对成人的一些要求有所反应，如按照成人的吩咐做出"再见""欢迎""谢谢"等动作。

（3）表达阶段　在理解的基础上，小儿学会表达语言。10个月能有意识地叫"爸爸""妈妈"，10～11个月开始用单词，12个月能说简单的单词，如"再见""没了"等。1岁能简单叫出常用物品名称，1岁半能指认并说出家庭成员的主要称谓，2岁能说出2～3个字构成的句子，3～4岁能说短的歌谣，会唱歌，5岁后说话接近成人，能讲完整的故事，一般7岁以后，小儿不会再出现自言乱语，如此时仍继续存在自言乱语应注意。

4. 心理活动的发展

（1）注意的发展　注意是人们对某一部分或某一方面环境的选择性警觉，或对某一刺激的选择性反应。注意可分为无意注意和有意注意。巨大的响声及强光刺激会对觉醒的新生儿产生无条件定向反射，这是一种原始的无意注意。婴儿期的注意不断发展，首先是能满足其需要的事物（如奶瓶）都能引起小儿无意注意，2～3个月开始注意新鲜事物，5～6个月出现短时集中注意。1岁左右萌发有意注意。小儿5～6岁就能较好控制自己的注意力。充实的生活内容可激发兴趣，加强注意的目的性，提高小儿注意的稳定性。

（2）记忆的发展　出生后第9～14天出现第一个条件反射，即被母亲抱起时出现吮吮动作，标志着记忆的开始。2～3个月婴儿能用眼睛去寻找从视野中消失的玩具，表明已有短时记忆，3～4个月出现对人的认知，5～6个月能辨认自己的母亲与陌生人。婴儿期记忆的时间短、内容少、精确性差，以后随着年龄的增长，记忆的内容、范围越来越广，时间也随之延长。3～4岁以机械记忆为主，5～6岁开始利用概念帮助记忆，并会用一些简单的记忆方式，如喃喃自语，但学前儿童的逻辑记忆能力还较差。

（3）思维的发展　思维是心理活动的高级形式，小儿1岁后开始产生思维，但3岁之前是直觉行动思维，即思维过程离不开感知和动作，感知和动作中断，思维就中断。如在做布娃娃游戏时，布娃娃被拿走，游戏活动就停止。学龄前儿童以具体形象思维为特点，常根据事物的具体形象或表象进行联想，如把有胡须的人都叫"爷爷"。学龄前的后期逐渐出现抽象的逻辑思维，6～11岁儿童能将事物归类，并逐渐能运用概念、判断和推理认识事物。

（4）想象的发展　想象也是一种思维，在婴儿期无想象，1～2岁才萌发想象，如画个圆圈称"太阳"，但是想象内容贫乏、简单，没有明确目的，仅仅是模拟生活中成人的某些动作。3岁以后出现初步的有意想象，但学龄前期儿童仍然是以无意想象为主，儿童在学龄期有意想象和创造性想象迅速发展。通过练习绘画、写作、手工、朗诵、唱歌等可以发展儿童想象，同时练习续讲故事、补画面、提出问题由儿童解决等能培养儿童的想象能力。

（5）情绪与情感的发展　情绪是从事某种活动时产生的兴奋的心理状态。新生儿有愉快、不愉快两种情绪反应，并与外界环境有密切关系，因环境不适，会表现哭闹、不安等消极情绪；而哺乳、抚摸、抱、摇等会使其愉快。3个月后积极情绪增多，6个月开始辨认陌生人，同时对母亲产生依恋，出现分离性焦虑。以后随着与他人交往的增多，逐渐产生喜、怒、爱、憎等比较复杂的情绪。婴幼儿的情绪反应特点是时间短暂、反应强烈、容易变化、真实而又外显。随着年龄增长和与人交往的增加，有意识控制情绪的能力逐渐增强，情绪趋于稳定，情感也日益分化，当其安全感、自尊心、责任感、荣誉感、被爱的需求得不到满足时，可产生焦虑、恐惧。

（6）意志的发展　意志为主动的自觉调节自己行为克服困难以达到预期目标或完成任务的心理过程。新生儿没有意志，随着语言、思维的发展婴幼儿期开始有意志的萌芽。随着年龄的增长，3岁左右出现事事都要"自己干"的行为，是意志发展的标志，此后意志逐渐形成并发展。小儿年龄越小，积极的意志品质表现越差，易出现依赖、顽固和冲动等消极的意志表现，可通过日常生活、游戏、学习培养儿童自制力、责任感和独立性等积极的意志品质。

（7）性格的发展　个性是每个人处理环境关系的心理活动的综合模式。婴儿期的一切生理需要依赖于成人，逐渐建立起对成人的依赖性和信任感。幼儿期具有一定的自主性，如独立行走、诉说自己的需要等，但又未脱离对成人的依赖。学龄前期生活基本能自理，主动性增强，具有进取精神和丰富的想象力，但主动行为失败时易出现失望和内疚。学龄期开始正规的学习生活，重视自己勤奋学习的成就，如不能发现自己的学习潜力将产生自卑。青春期少年体格生长和性发育开始成熟，同时青春期社会交往增多，心理适应能力增强，但易波动，在情感、交友、择业、道德评价、人生观等问题上处理不当时易发生性格变化。

5.社会行为的发展　小儿的社会行为是各年龄阶段心理行为发展的综合表现，其发展受外界环境的影响，与小儿接受的教育密切关联。新生儿对成人的声音、触摸等表现出看、听、安静及愉快等反应；而不舒服时会哭叫。2 个月开始注视母亲脸，引逗会微笑。4 个月认出母亲，能发现并玩弄自己的手、足等，开始与他人玩，高兴时笑出声。6 个月能辨认陌生人。8 个月能注意周围人的行动，寻找被当面拿走的东西。9 ～ 12 个月会模仿他人的动作，有喜或憎的表现，能表演多种面部表情，呼其名会转头。1 岁后独立性增强，喜欢玩藏猫游戏，能较正确表示喜怒、爱憎、害怕、同情、嫉妒等情感。2 岁左右不再认生，爱表现自己，吸引他人注意，喜欢听故事、看动画片，按着命令做游戏。3 岁时会穿衣、与人交往更熟练，在游戏中能认真遵守游戏规则。此后，随着活动范围扩大，接触人、物增多，对人和环境的反应能力更趋完善。

三、小儿神经心理发育的评价

目前国内外采用的心理测验方法有能力测验和适应性行为评定，前者包括筛查性测验和诊断性测验两大类。儿童神经心理发育的水平表现在感知、运动、语言和心理过程等各种能力及性格方面，对这些能力和特征的检查称心理测试。如丹佛发育筛查试验（DDST）用于 6 岁以下小儿智能筛查，共 105 个项目，分个人 - 社会、细动作 - 适应性、语言和大运动 4 个能区。最后评定结果为正常、可疑、异常、无法测定。初测结果为后 3 项者，2 ～ 3 周后复试，可疑或异常者应进一步做诊断性检查。诊断性测定方法如盖瑟尔发育量表，可测定出儿童的发育商。

....

复习思考

1. 按运动功能的发育规律，小儿起坐的年龄一般为（　　　）

    A. 3 ～ 5 个月　　　　　　B. 5 ～ 7 个月　　　　　　C. 7 ～ 9 个月

    D. 9 ～ 10 个月　　　　　E. 10 ～ 12 个月

2. 下列叙述小儿动作发育，哪项是正常的（　　　）

    A. 8 个月会爬　　　　　　B. 4 个月开始抬头　　　　C. 8 个月开始能坐

D. 12 个月会独站　　　　　　E. 18 个月开始独走

3. 母亲带着 5 个月的小儿到医院体检，结果正常。母亲开始询问小儿何时开始会爬，下列正确的回答是（　　）

　　A. 3 个月　　　　　　　　B. 5 个月　　　　　　　　C. 6 个月

　　D. 8 个月　　　　　　　　E. 10 个月

4. 下列哪项心理沟通方式适用于婴幼儿（　　）

　　A. 做游戏　　　　　　　　B. 搂抱与抚摸　　　　　　C. 因势利导

　　D. 经常鼓励　　　　　　　E. 社会交往

5. 下列哪项是属于 5 个月小儿动作行为发育的内容（　　）

　　A. 搭积木　　　　　　　　B. 能爬　　　　　　　　　C. 扶腋下能站

　　D. 会坐　　　　　　　　　E. 画直线

项目四　小儿心理发展过程中常见的行为问题及干预

一、吮指甲、咬指甲癖

3 ～ 4 个月后的婴儿生理上有吸吮要求，常自吮手指甲以安定自己，这种行为多发生在寂寞、饥饿和睡前，随年龄增长而消失。当小儿心理上得不到满足而出现精神紧张、恐惧焦虑，或孤独时未获得父母充分的爱，则自吮指甲，逐渐成为习惯，直至年长时尚不能戒除，称吮指甲癖。长期吮指甲可影响牙齿、牙龈和下颌发育，致下颌前突，齿列不齐，妨碍咀嚼。咬指甲癖多见于学龄前期和学龄期儿童，其形成过程与吮指甲相似。对这类小儿要多爱护和关心，消除其抑郁孤独心理。当其吮指甲或咬指甲时应分散其注意力，鼓励其建立改正坏习惯的信心，切勿打骂讽刺，使其产生自卑心理。

二、屏气发作

多发生于 6 ～ 18 个月的婴幼儿，为呼吸运动暂停的一种异常行为问题，5 岁前会逐渐自然消失。常在发怒、恐惧、悲伤、剧痛、剧烈叫喊等情绪急剧变化时出现。常有换气过度，使呼吸中枢受抑制，哭喊时屏气，脑血管扩张，脑缺氧时可有昏厥、丧失意识、口唇发绀、躯干和四肢挺直，甚至四肢抽动，持续 0.5 ～ 1 分钟后呼吸恢复，症状缓解，唇指返红，全身肌肉松弛，意识清醒。与惊厥发生无关。此种类型儿童性格暴躁、任性、好发脾气。应加强家庭教育，避免粗暴打骂，尽量避免孩子哭闹和发脾气的情况发生。

三、遗尿症

小儿在 2～3 岁时已能控制排尿，5 岁仍发生不随意排尿称遗尿症，大多发生在夜间熟睡时，又称夜间遗尿症。遗尿症可分为原发性和继发性两类：原发性遗尿症较多见，多有家族史，无器质性病变，多因控制排尿的能力迟滞所致，男多于女（2～3∶1）。多发生在夜间，偶见白天午睡时，每周 1～2 次至每夜 1 次，甚至一夜数次不等。健康状况欠佳、疲倦、过度兴奋紧张、情绪波动等可使症状加重，有时会自动减轻或消失，亦可复发。部分患儿持续至青春期，造成严重的心理负担，影响生活和学习。不可在小儿发生遗尿时责骂、讽刺、处罚等，否则会加重小儿的心理负担。家长在医师的指导下帮助小儿建立信心，安排适宜的生活制度和坚持排尿训练，逐渐延长排尿时间，晚餐后控制入水量，睡熟后父母可在其经常遗尿时间之前唤醒小儿，使其习惯于觉醒时主动排尿。

继发性遗尿症多由于全身性或泌尿系统疾病引起，疾病消除后即可消失。

四、自闭症

自闭症又称孤独症，是一种较为严重的发育障碍性疾病。我国男女患病比例为 6～9∶1。主要表现：社交障碍，表现为缺乏与他人交流技巧，与父母亲之间缺乏安全依恋关系；语言障碍，语言发育落后，或语言缺乏交流性质；兴趣范围狭窄和刻板的行为模式；智能障碍，70% 左右的儿童智力落后，20% 智力正常，10% 智力超常，由于代偿作用，部分患儿的机械记忆、空间视觉能力发育良好；感知觉异常，表现为痛觉迟钝、对某些声音或图像特别恐惧或喜好等；非特异症状，包括多动、注意力分散、好发脾气、攻击、自伤等。本病治疗没有特效药，应早期筛查与干预，采取综合性教育和行为训练，以促进患儿语言发育，提高社会适应能力，掌握基本生活技能和学习技能。

五、多动症

又称注意缺陷多动障碍，是学龄期儿童常见的行为问题，主要表现为注意力不集中，多动、冲动行为，常伴有学习困难，但智能正常或接近正常。男孩发生率明显高于女孩。病因和发病机制尚不清楚。根据患儿及其家庭特征，采用针对其父母的教育与训练、针对儿童的心理治疗等综合性治疗方法。

复习思考

1. 一 4 个月大小的婴儿吮指甲或咬指甲时，家长应该如何做（　　）

A. 任其继续吮咬　　　　　B. 包指甲　　　　　　　　C. 染指甲

    D. 分散其注意力　　　　　　E. 打骂

2. 遗尿症大多发生的年龄是（　　　）

    A. 5岁　　　　　　　　B. 4岁　　　　　　　　C. 6岁

    D. 8岁　　　　　　　　E. 3岁

3. 下列哪项不是自闭症的症状（　　　）

    A. 缺陷多动障碍　　　　B. 社交障碍　　　　　　C. 语言障碍

    D. 感知觉异常　　　　　E. 智能障碍

4. 关于自闭症的治疗下列哪项是错误的（　　　）

    A. 抗病毒药物　　　　　B. 早期筛查　　　　　　C. 早期干预

    D. 综合性教育　　　　　E. 行为训练

5. 下列哪项不属于缺陷多动障碍（　　　）

    A. 注意力不集中　　　　B. 学习困难　　　　　　C. 智力障碍

    D. 多动　　　　　　　　E. 冲动行为

扫一扫，知答案

实践一　小儿体格测量及评价

一、体重、身高（长）、头围、胸围的测量

（一）操作目的

准确测量小儿体重、身高（长）、上部量、下部量、头围、胸围值，观察婴儿前囟、牙齿发育情况，了解小儿营养和发育状况，观察小儿运动、语言以及对人与物的反应能力，为小儿药物剂量、输液量的计算提供依据。

（二）操作准备

了解小儿日、月、年龄；原有身高、体重等；检查一般情况，洗手。准备好坐式杠杆秤（图2-5）、站式杠杆秤（图2-6）或盘式杠杆秤（图2-7）、身高测量计（图2-8）或测量板（图2-9）、软皮尺等；尿布、衣服或毛毯。室温应该控制在27℃左右。

（三）操作步骤

1. 体重测量　首先核准磅秤，宜在清晨、空腹、排空大小便后，只穿贴身衣裤，不穿鞋。

（1）婴儿测量法　将盘式杠杆秤放置平稳，垫上一次性清洁巾，校正零点。撤掉衣服、包被、尿布等，将婴儿轻放于秤盘的中央，指针稳定时，准确读数。抱起婴儿，穿上衣服，兜好尿布，包好被。整理用物、做记录。

（2）儿童测量法　1～3岁幼儿用坐式杠杆秤测量，将幼儿扶坐在秤坐的中央，两手

放稳，准确读数。3岁以上用站式杠杆秤或成人磅秤测量，扶小儿站立于磅秤的中央，两手臂自然下垂，准确读数。整理用物、做记录。

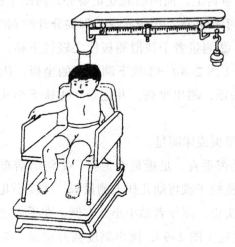

图2-5　坐式杠杆秤测量体重

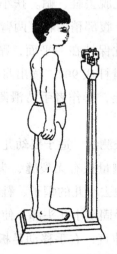

图2-6　站式杠杆秤测量体重

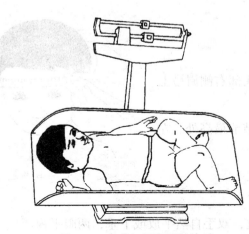

图2-7　盘式杠杆秤测量体重

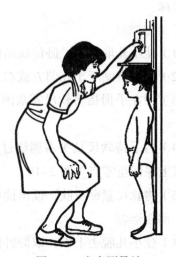

图2-8　身高测量计

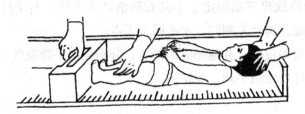

图2-9　测量板测量身长

2.身高（长）测量

（1）身高测量　适于3岁以上儿童，用儿童身高计测量。

①让小儿脱去鞋、帽。扶小儿站立于测量台上，面向前取立正姿势，两眼平视前方，胸部稍挺起，腹部稍后收，两臂自然下垂，手指并拢，足跟靠拢，脚尖分开约60°，使足跟、臀部和枕保持在一平面，贴近测量杆。②测量者手扶滑测板使之轻轻下移，直至头顶，并与测量杆成90°。读出身高值并记录（图2-8）。③放下测量器的坐板，让小儿挺胸坐于坐板上，操作者手持滑测板下滑至头顶，测出坐高，并记录。④扶下小儿，穿好鞋袜。

（2）身长测量　适于婴幼儿，用卧式测量板或床测量。

①检查测量板有无裂缝、头板与底板是否垂直、足板是否歪斜。②将清洁布铺于测量板上。③脱去小儿的帽子、鞋袜，将婴儿抱放于或将幼儿扶上测量板。④使小儿呈仰卧位，一人双手固定小儿头部，使头顶接触到头板，测量者站于小儿右侧，左手固定小儿双膝使双下肢伸直，右手移动足板至小儿双足底（图2-9），读出刻度数并记录。⑤抬起小儿双腿，推移滑动板至臀部，并紧压臀部测坐高，读出刻度并记录。⑥扶起或抱下小儿，穿好鞋袜。

3.头围测量

（1）使小儿取坐位、卧位或站位。

（2）测量者站于小儿前方或右方。

（3）用左手拇指将软尺零端固定于小儿头部右侧眉弓上缘处。

（4）右手持软尺从头右侧绕过，经枕后结节最高处、左侧眉弓上缘回至零点（图2-10）。

（5）将软尺紧贴皮肤，读出读数并记录。

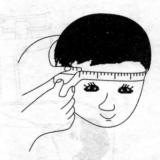

图2-10　头围测量

4.胸围测量

（1）让小儿脱去上衣，取仰卧位或站立位，双手自然平放或下垂，两眼平视。

（2）测量者站立于小儿右方或前方。

（3）用左手拇指将软尺零端固定于小儿右胸前乳头下缘，右手持软尺经右侧绕过背部、两肩胛骨下角下缘，再经左侧同一水平回至零点。

（4）将软尺轻轻接触皮肤，并随呼吸而松紧，分别测出平静吸气末和呼气末的数值。

（5）将吸气末与呼气末值平均，并记录。

（四）注意事项

1.测量体重时，测量前校正体重计的零点，保证室温，预估衣服重量并扣除。测量时不可扶小儿，小儿也不可触及其他物体或身体晃动。

2. 测量身高时，小儿站立的姿势要正确，测量者的眼睛与测量器的滑板在同一水平，保证读数的准确性。无身高计时，可用倒置固定于墙上的立尺或软尺，使小儿紧贴墙站立测量身高。无测量板时，可将软尺两端固定在长桌面上，用一活动小木板作测量滑板测量婴幼儿身长。婴幼儿易动，推动滑板时动作应轻快，读数应准确。

3. 测量头围时，软尺左右两侧要对称，头发长者应在软尺经过处将头发向上下分开。

二、囟门、牙齿的观测

（一）操作目的

观察婴儿前囟、牙齿发育情况。了解小儿营养和发育状况。

（二）操作准备

了解小儿的日（月或年）龄，出生的胎龄、身高、体重等，检查一般情况，洗手。备好软皮尺。室温控制在 27℃ 左右。

（三）操作步骤

1. 前囟的观测　婴儿取坐位或卧位。测量者站于婴儿前方或右侧，用左手食中指先检查（轻触）前囟，并找出前囟对边中点。持软尺测量前囟菱形对边中点间距。准确读数并记录。

2. 牙齿的观测　婴儿取坐位或卧位。测量者站于婴儿前方或右侧，让婴儿张口，仔细观察牙齿，结合月龄或年龄观测牙齿是否萌出及有无异常情况。做好记录。

扫一扫，看课件

模 块 三

儿童保健

项目一 不同年龄儿童的保健特点

【学习目标】

1. 掌握不同年龄期儿童的日常护理。

2. 熟悉不同年龄期儿童如何预防疾病和意外。

3. 了解胎儿期保健。

4. 学会对儿童、家庭和社区提供保健指导。

案例导入

张奶奶的孙女今天刚满4个月，张奶奶来到儿科门诊咨询有关儿童保健的相关知识。请你为其提供儿童保健的相关知识。如何预防疾病和意外？

一、胎儿期保健

胎儿期保健的重点是孕母的保健，通过对孕母的产前保健达到保护胎儿健康成长的目的。

1. 预防遗传性疾病　提倡和普及婚前男女双方检查和遗传咨询，禁止近亲结婚。

2. 预防先天畸形　孕母应避免接触放射线和铅、汞、苯、有机磷农药等有毒化学物质；避免吸烟、酗酒及药物的滥用等。

3. 保证充足营养　孕母要保证营养均衡摄入，特别是妊娠后期更应加强营养，注意膳食搭配，保证各种营养物质的摄入，尤其是铁、锌、钙、维生素 D 等营养素的补充。

4. 给予孕母良好的生活环境　孕母应注意生活规律，保持心情愉快、休息充足，注意劳逸结合，避免妊娠期发生并发症，预防流产、早产的发生。

5. 产时保健 预防产伤和产时感染。

二、新生儿期保健

新生儿各器官系统发育不完善，适应性和调节功能都较差，应预防感染、加强喂养和保暖。此期重点在生后 1 周内。

1. 家庭访视 家庭访视一般包括新生儿出院回家后 1 ~ 2 天内的初访，生后 5 ~ 7 天的周访，生后 10 ~ 14 天的半月访和生后 27 ~ 28 天的满月访，同时建立健康管理卡和预防接种卡。访视内容有：观察小儿的一般情况，包括哭声、面色、呼吸、体温、哺乳等；了解小儿出生时的情况、睡眠、大小便等；进行全面的体格检查，如体重、身长、皮肤、黏膜及黄疸等。

2. 合理喂养 提倡母乳喂养，母乳是新生儿最佳的食品，新生儿生后即可频繁吸吮，不强调定时喂哺，提倡按需哺乳，即有饥饿感表现时就可哺乳，并指导正确的母乳哺养方法和技巧。母乳不足或无法进行母乳喂养者，则指导采取科学的人工喂养方法（详见模块四内容）。

3. 保暖 新生儿居室温度应保持在 22 ~ 24℃，相对湿度为 55% ~ 65%。冬季注意保暖，夏季注意通风。寒冷季节取暖条件稍差的，可用热水袋或其他代用品保暖，热水袋需用毛巾包好，放在被褥外的身体两侧或足下端。同时，还要随着气候的变化，随时调节环境温度和增减衣服及被褥等。

4. 日常保健 指导家长观察新生儿的精神状态、哭声、面色、呼吸、体温、大小便等情况。应每日沐浴，保持臀部及脐部的干燥清洁。衣服应质地柔软，样式简单，宽松易穿脱。新生儿包裹不宜过紧，更不宜用带子捆绑，应保持双下肢屈曲以利于髋关节的发育。

5. 预防疾病和意外 保持室内空气清新，注意哺乳卫生，新生儿的用具要专用，用具使用后要及时消毒；尽量减少亲友探视和亲吻新生儿，避免交叉感染。按时接种卡介苗（bacille calmette guerin BCG）和乙肝疫苗（hepatitis B vaccine，HB）。新生儿出生 2 周后应服维生素 D，以预防佝偻病的发生。注意防止蒙头过严、哺乳姿势不当、乳房堵塞小儿口鼻而导致窒息。

三、婴儿期保健

1. 合理喂养 4 ~ 6 个月以内的婴儿提倡母乳喂养。4 个月以上婴儿应及时添加辅食进行食物转换，以满足机体需要，并依据食物转换的顺序及原则进行。10 ~ 12 个月根据具体情况指导断奶，注意断奶时婴儿可能出现烦躁不安、失眠、大声啼哭等表现，家长可多给予关心和爱抚。

2. 日常保健

（1）清洁卫生　每日早、晚给予部分擦洗，有条件者每日沐浴。婴儿头部前囟处易形成鳞状污垢或痂皮，可涂植物油（加热后冷却）或 0.5% 金霉素软膏，24 小时后用肥皂和热水洗净，不可强行剥落，以免引起皮肤破损和出血。在哺乳或进食后可喂少量温开水清洁口腔。

（2）睡眠　充足的睡眠是保证婴儿健康的先决条件之一。为保证充足的睡眠，必须在出生后即培养良好的睡眠习惯。6 个月前每天睡眠 15 ～ 20 小时，1 岁时每天睡眠 15 ～ 16 小时。平均夜间可睡眠 10 ～ 12 小时。一般 1 ～ 2 个月夜间哺乳 1 ～ 2 次，3 ～ 4 个月逐渐停止夜间哺乳。睡前应避免过度兴奋，保持身体清洁和舒适。仰卧与侧卧都是安全的睡眠姿势。

（3）衣着　衣服不宜用纽扣，宜用带子替代；上衣不宜有领，可用和尚领或圆领；不用松紧腰裤，最好穿连体衣裤或背带裤。注意按季节增减衣服和被褥，以婴儿两足暖和为宜。

（4）牙齿　4 ～ 10 个月乳牙开始萌出，婴儿会有一些不舒适的表现，如吸手指、咬东西等。可指导家长用软布帮助婴儿清洁齿龈和萌出的乳牙，并给较大婴儿提供一些较硬的饼干、馒头片等食物咀嚼，使其感到舒适。注意检查婴儿周围的物品是否能吃或安全，以防婴儿将东西放入口中引起意外。

3. 预防疾病和意外　按时完成计划免疫接种，预防各种传染性疾病。定期进行体格检查及测量，以便早期发现感染性及营养性疾病。预防意外事故，如异物吸入、窒息、中毒、跌伤、触电、溺水和烫伤等。

四、幼儿期保健

1. 合理营养　由于此期小儿咀嚼及消化功能明显增强，饮食由乳类转向混合及谷类膳食，所以需提供均衡营养，食品应多样化，烹调食物要注意色、香、味、形，还应做得细、碎、软、烂。并且每日应有 5 餐，即 3 次主餐，2 次副餐。副餐是在 3 次主餐中间进行，主要有牛奶、鸡蛋、点心、水果等，应避免油炸及刺激性食品。同时要培养良好的饮食习惯，如专心进食、不挑食、不偏食、定时进餐等。

2. 排便习惯　1.5 ～ 2 岁时，幼儿能够开始自主控制肛门和尿道括约肌，而且认知的发展使他们理解应在什么时间和地点排泄。家长应多采用赞赏和鼓励的方式，训练失败时不要表示失望或责备幼儿。1 岁以后采用坐盆大小便，一次坐盆时间不宜过长，一般大便坐 5 分钟，小便坐 3 分钟，坐盆时不能玩耍或吃喝。

3. 日常护理　由于幼儿的自理能力不断增强，家长既要促进小儿的独立性，又要保证安全和卫生。

（1）衣着　衣着应宽松、保暖、舒适。幼儿衣着应颜色鲜艳便于识别，穿脱简便便于自理。幼儿应在 3 岁左右学习自己穿脱衣服和整理自己的用物。

（2）睡眠　幼儿的睡眠时间随着年龄的增长而减少。一般每日睡眠 10 ～ 12 小时，白天小睡 1 ～ 2 次。幼儿睡前需有人陪伴，或带一个喜欢的玩具上床，使他们有安全感。入睡前不要给幼儿讲紧张的故事或做剧烈的游戏，可用低沉的声音重复讲故事帮助入睡。

（3）口腔保健　3 岁后，幼儿应能在家长的指导下自己刷牙，早晚各一次，并做到饭后漱口。为保护牙齿应减少吃易龋齿的食物，如糖果、甜点等。家长还应带幼儿定期进行口腔检查。

4. 预防疾病和意外　继续进行预防接种和防病工作，每 3 ～ 6 个月为幼儿做健康检查一次。预防龋齿，筛查听、视力异常，进行生长发育系统监测。指导家长防止意外发生，如电击伤、车祸、中毒、摔伤、异物吸入等。

五、学龄前期保健

1. 合理营养　学龄前期儿童饮食接近成人，食品制作应多样化，并做到粗、细、荤、素搭配合理，保证能量和蛋白质的摄入，优质蛋白占总蛋白的 1/2。注意培养小儿健康的饮食习惯和良好的进餐礼仪。小儿喜欢参与食物的制作和餐桌的布置，家长可利用此机会进行营养、食品卫生和防止烫伤等知识教育。

2. 日常护理

（1）自理能力　此期小儿已有部分自理能力，如进食、洗脸、穿衣、刷牙等，但其动作缓慢、不协调，家长需耐心并鼓励自己完成，家长不能包办。

（2）睡眠　因学龄前期儿童想象力极其丰富，可导致小儿怕黑等，常需成人陪伴。可在卧室内开一盏小灯。成人可在小儿入睡前与其进行一些轻松、愉快的活动，以减轻紧张情绪。

3. 预防疾病和意外　小儿每年进行 1 ～ 2 次体格检查，筛查与矫治近视、寄生虫、缺铁性贫血等常见病，继续生长发育监测，按计划免疫程序进行加强免疫。对儿童开展安全教育，采取相应的安全措施，以预防溺水、中毒、交通事故、外伤等意外的发生。

六、学龄期保健

1. 合理营养　营养充分且均衡，以满足体格生长、智力发展、紧张学习、体力活动等的需要。重视早餐和课间加餐，还要重视摄入含铁食品，预防贫血。家长在制订饮食计划时，可安排小儿参与，以增加食欲。注意养成良好的饮食卫生习惯，如不挑食、不吃零食、不暴饮暴食、不吃变质或不洁食物等。

2. 日常护理　此期小儿恒牙逐渐替换乳牙，要注意保持口腔清洁，限制含糖量高的零食。注意用眼卫生。每天睡眠时间 9～10 小时。

3. 预防疾病和意外　按时进行预防接种，每年体检一次，向小儿宣传常见传染病的预防知识。培养正确的坐、站、走和读书、写字的姿势，预防脊柱异常和近视。定期做口腔检查预防龋齿。此期常发生的意外伤害有溺水、车祸、外伤、骨折等，小儿必须学习交通规则和意外事故的防范知识，以减少伤残的发生。

4. 培养良好的习惯　禁止小儿吸烟、饮酒及随地吐痰等不良习惯。养成良好的生活习惯，按时睡眠、起床，按时午睡，以保证精力充沛和身体健康。培养良好的学习习惯，如学习时不要三心二意、遵守学习时间等。加强素质教育，要充分利用各种机会和宣传工具，有计划、有目的地帮助小儿抵制社会上各种不良风气的影响。

七、青春期保健

1. 合理营养　青少年体格生长迅速，进入生长发育的第二高峰期，营养物质的需要相对增多，但此期的孩子缺乏营养知识，并受传媒的影响，会喜欢吃一些流行快餐及油炸食品。女孩关注自己的身材，易形成偏食及节食的不良习惯而影响健康。因此，家长、学校、保健人员要指导青少年选择适当的、利于健康的食品和保持良好的饮食习惯。

2. 健康教育

（1）培养良好的卫生及生活习惯　加强少女经期卫生指导，如避免受凉、剧烈运动等。保持会阴部清洁卫生，避免坐浴。由于受外界不良因素的影响，青少年会染上某些恶习，要加强正面教育，强调青少年要对自己的生活方式和健康负责，帮助其养成良好的生活习惯。

（2）进行性教育　性教育是青春期健康教育的重要内容之一，教育内容有性生理、性道德、性疾病及其相关的法律等，以解除其心理困惑，平稳情绪，建立正确的异性交往关系，树立良好的社会道德规范。

（3）法制教育　青少年的人生观尚不稳定，易受不良因素影响而误入歧途。因此，需接受法制教育、爱国主义教育、社会主义教育、集体主义教育，树立积极上进的道德风尚，自觉抵制腐化堕落思想的影响。

3. 预防疾病和意外　定期进行健康检查，青少年重点防治结核病、风湿病、沙眼、屈光不正、龋齿、肥胖、神经性厌食和脊柱弯曲等疾病。此期常发生的意外伤害包括车祸、创伤、溺水、打架斗殴所致损伤等，应继续进行安全教育。

项目二 儿童体格锻炼与游戏

【学习目标】

1. 掌握不同年龄期儿童的体格锻炼。
2. 熟悉不同年龄期儿童的游戏。
3. 学会对儿童、家庭和社区提供儿童体格锻炼与游戏的指导。

案例导入

孟阿姨的宝宝刚满8个月，今天她到儿科门诊进行有关儿童体格锻炼与游戏知识的咨询。请你给孟阿姨提供：如何为其宝宝进行体格锻炼？如何设计合理的游戏？

体格锻炼是促进小儿生长发育、增强体质、促进健康、预防疾病最有效的措施。通过体格锻炼，可以提高机体对外界环境的耐受力和适应力，还可培养小儿的坚强意志，使其德、智、体、美、劳得到全面发展。游戏是小儿生活中的重要组成部分。通过游戏可发展智力及动作的协调性，识别自我及外界环境，初步建立社会交往模式，学会解决简单的人际关系问题等。

一、新生儿期

1. **听觉能力训练** 母亲在给新生儿喂哺时，播放一段优美、舒缓的乐曲，并对其说话。

2. **视觉能力训练** 在新生儿清醒时，用开亮的手电或白纸置于距小儿双眼30cm远的地方，沿水平和前后方向移动。观察及训练其眼球转动情况。

3. **触觉能力训练**

（1）抓手指 母亲用食指放在小儿的手心里，让其抓握，等新生儿会抓后，再将手指从其手心移至手掌的边缘，使其还能去抓。

（2）触脸颊 母亲在喂哺时，可多触摸其脸颊。

（3）温水浴 新生儿进行温水浴有利于刺激皮肤感觉，能开发新生儿智力、增强体质。

（4）动作能力训练 将色彩鲜艳的气球或玩具（最好是能发出舒缓、悦耳声音的玩具）在距小儿双眼30cm远的地方，左右缓慢移动，使其头部随之转动。

（5）抚触　母亲用双手指面对婴儿进行全身的按摩，小儿腹部应顺时针方向按摩。每个部位分别按摩 6～8 次，每次 5～10 分钟（详见婴儿抚触）。

二、婴儿期

1. 体格锻炼

（1）感知觉能力训练　给婴儿色彩鲜艳，并可发出声音的玩具，逗引小儿看和听，逐渐促使婴儿多看、多听、多摸等，如看动物、听音乐、触摸玩具以及辨别颜色、辨认图片及物品等。开始到户外进行日光浴、空气浴锻炼。

（2）动作能力训练　2 个月时，可竖抱抬头或俯卧抬头；4 个月练习翻身；6 个月练习俯卧撑及拉坐；8 个月练习爬行及站立；10 个月练习起身站立及行走；12 个月可以行走。

（3）做被动操　胸部运动：用双手握住婴儿双腕，将大拇指放在婴儿掌心里，先做两臂胸前交叉及左右分开运动，再做两臂向前、向上运动。上肢运动：握住婴儿的双手腕，做上肢屈曲及伸直运动。下肢运动：握住婴儿的双脚腕，做下肢屈曲及伸直运动。

（4）婴儿抚触　抚触可刺激皮肤的血液循环，有利于呼吸、消化、肢体肌肉的放松与活动，促进婴儿的身心发展，增进母婴的感情交流。

2. 游戏　此期多为单独游戏。婴儿自己的身体往往就是游戏的主要内容，如玩手脚、翻身、爬行、学步等；身体的动作给他们带来极大的乐趣，喉部发出的声音也使他们感到兴奋；他们喜欢用眼、手、口来探索陌生事物，对一些颜色鲜艳、能发出声音的玩具感兴趣。

三、幼儿期

1. 体格锻炼　可做模仿操、表演操，练习走斜坡、跳跃、攀登、上下楼梯及玩皮球等运动。为防止佝偻病，应强调日光浴，每日在户外活动时间应在 2 小时以上。精细动作训练有搭积木、捡豆、插片、穿扣子等。同时，还需背诵简单的儿歌、看图画等，进行早期教育。

2. 游戏　此期多为平行游戏，即幼儿与其他小朋友一起玩没有合作性的游戏，主要是自己独自玩耍，玩伴之间偶有玩具交换和语言沟通，如搭积木、看书、奔跑等。

四、学龄前期

1. 体格锻炼　可进行跳地板格、跳皮筋、滚铁环、玩抢椅子游戏、跳砖过河、游泳、登山等运动。还需做广播操、健美操，并进行"三浴"锻炼，即日光浴、空气浴、水浴。精细动作训练有绘画、搭积木、做泥塑、拼图画、做模型、写字、剪纸等。

2. 游戏　此期多为联合性或合作性游戏。可以多个小朋友参加一个游戏，彼此能够交

换意见并相互影响，每个小朋友按照自己的意愿去表现。这期的小儿想象力非常丰富，有较强的模仿性，搭积木、绘画等复杂性和技巧性明显增加。

五、学龄期及青春期

1. **体格锻炼** 除进行"三浴"锻炼外，还应进行各类田径、球类、跳绳、舞蹈等运动。同时，还可做广播操、眼保健操及弹奏乐器、绘画等。

2. **游戏** 学龄期多为竞赛性游戏。此期小儿希望有更多的时间与同伴一起玩耍，游戏的竞争性和合作性高度发展，并出现游戏的中心人物。青少年的游戏内容因性别不同有很大的差异。女孩一般对社交活动感兴趣，喜欢看爱情小说、电影和电视，喜欢与朋友谈论自己的感受。男孩则喜欢运动中的竞争及胜利感，对电器装置和机械感兴趣等。

项目三 儿童心理卫生保健

【学习目标】

1. 掌握不同年龄期儿童的心理行为问题。

2. 熟悉常见心理行为问题的教育。

3. 学会对儿童、家庭和社区提供儿童心理卫生保健的指导。

案例导入

现社区中心来了几个小朋友。分别是：小健，男，8个月；小娜，女，3岁；小强，男，7岁。请为家长提供小孩常见心理行为问题，并做健康指导。

一、防治常见的心理行为问题

新生儿期和婴儿期的心理行为问题以早期教育为主，早期教育有利于智力的早期开发。根据小儿神经系统的发育特点，为其创造条件，进行视、听、摸、触、动作、语言、思维的训练，培养小儿的感知、观察、认识、想象、判断等能力，应多利用游戏进行启蒙式教育，增加小儿的兴趣。幼儿期常见的心理行为问题包括发脾气、违拗、破坏性行为等；学龄前期常见的心理行为问题包括咬指甲、吮拇指、遗尿及破坏性行为等；学龄儿童比较常见的心理问题是对学校不适应，表现为焦虑、恐惧或拒绝上学；青少年最常见的心理行为问题为多种原因引起的出走、自我形象不满和自杀等，自杀在女孩中较多见。针对儿童心理行为问题，家庭和社会应给予重视，应针对原因采取有效措施。

二、几种常见心理行为问题的教育

1.任性　任性往往是溺爱的结果，当小儿出现任性时，指导家长不能无原则地一味迁就，全家要态度一致；要尊重小儿的人格，不要在许多人面前批评、讽刺、挖苦孩子，要循序善诱地进行引导、教育，不能急于求成；在小儿任性撒泼时，指导家长不能跟他硬顶，更不要说赌气话，可暂且不理睬他，但不能流露出迁就或怜悯之情，过后再给他讲不该这样做的道理。

2.撒谎　小儿撒谎时，指导家长首先要及时、明确地指出他的撒谎行为是错误的，并告诉其应该如何去做。还可给予适当的惩罚，但要明确告诉小儿这是针对他的撒谎行为，使他正确地对待自己的错误，勇于改正，同时应更多地奖励其诚实行为，使诚实行为得到强化。

3.遗尿症　小儿5岁以后仍发生不随意排尿行为则为遗尿症。大多数出现的是夜间遗尿症，遗尿症分为原发性和继发性两类。继发性遗尿症应寻找并消除其病因。对于原发性遗尿症的小儿，指导家长不能加以责骂、讽刺、处罚等，应耐心训练及引导，如逐渐延长排尿间隔时间；晚餐后应控制入水量；夜间睡熟后父母常在固定时间将其唤醒排尿，使其习惯于觉醒时主动排尿。必要时可在医生的指导下给予药物治疗。

4.手淫　手淫是青春期发育过程中常出现的一种行为，指导家长要给予正确的引导，避免夸大其对健康的危害，减轻青少年恐惧、苦恼和追悔的心理压力。可采取转移注意力的方法进行纠正。

项目四　计划免疫

【学习目标】

1.掌握计划免疫程序、预防接种的注意事项。

2.熟悉预防接种后的反应及处理。

3.了解计划免疫的基本概念。

4.学会对儿童、家庭和社区提供计划免疫指导。

案例导入

患儿，男，4个月。流鼻涕，持续发热2天，体温38.5℃，按照计划免疫程序，今天该患儿计划接种脊髓灰质炎和百白破疫苗。该患儿今天是否能按计划进行预防接种？如果该患儿是健康的，可否同时接种脊髓灰质炎和百白破疫苗？预防接种的注意事项有哪些？

一、基本概念

儿童计划免疫（planned immunization）是根据儿童的免疫特点和传染病疫情的监测情况制订的免疫程序。通过有计划、有目的地将生物制品接种到婴幼儿体中，提高儿童的免疫水平，达到控制和消灭传染病的目的。预防接种（preventive vaccination）是计划免疫的核心。

二、计划免疫程序

卫生部（现卫健委）规定，婴儿必须在1岁内完成卡介苗、乙肝疫苗、脊髓灰质炎减毒活疫苗、百白破混合制剂、麻疹减毒活疫苗5种疫苗的接种。此外，根据流行病地区的特点和家长的意愿，还可以进行乙型脑炎疫苗、流脑疫苗、风疹疫苗、甲型肝炎病毒疫苗、流感疫苗、腮腺炎疫苗等疫苗的接种。

我国现行预防接种的疾病共七种，为"五苗"，防"七病"。程序见表4-1。

表4-1　我国卫生部规定的儿童免疫程序

接种疫苗	初种年龄	接种途径	复种
卡介苗	生后2～3天至2个月	皮内注射	接种后于7岁、12岁复查OT（或PPD），阴性时加种
脊髓灰质炎疫苗	第一次2个月	口服（减毒活疫苗boPV）、肌内注射（灭活疫苗IPV）	4岁时加强1次
	第二次3个月		
	第三次4个月		
百白破混合制剂	第一次3个月	皮下注射	1.5～2岁、7岁各加强1次
	第二次4个月		
	第三次5个月		
麻疹减毒活疫苗	8个月以上易感儿	皮下注射	7岁时加强1次
乙肝疫苗	第一次出生时	肌内注射	1岁时复查；免疫成功者3～5年加强1次；免疫失败者需要重复基础免疫
	第二次1个月		
	第三次6个月		

疫苗接种口诀："出生乙肝卡介苗，二三四月脊髓炎，三四五月百白破，一六乙肝二三针，八月麻疹初种了，周岁免疫完成好。"

三、预防接种的注意事项

1.禁忌证 急性传染病、未过检疫期、严重慢性病、消耗性疾病、化脓性疾病、皮肤病、有过敏史、肝肾疾病、严重湿疹、有癫痫或惊厥史的小儿。此外，还有少数特殊的禁忌证，如免疫缺陷患儿禁用脊髓灰质炎减毒活疫苗。近一个月内注射丙种球蛋白者，不能接种活疫苗。接种前，必须认真阅读各种制剂的禁忌证，严格按照使用说明执行。

2.免疫接种的操作要点

（1）环境准备 操作环境光线明亮，温湿度适宜，接种和急救物品摆放有序。

（2）心理准备 做好解释和宣传工作，以消除家长和小儿的紧张、恐惧心理。

（3）严格查对 仔细核对小儿姓名、疫苗名称、批号、有效期及生产单位。检查有无变质等。

（4）生物制品的准备 打开安瓿前，应由第二人核对无误。干燥制品按规定方法稀释、溶解，摇匀后使用。

（5）严格执行无菌操作原则 接种活疫苗时，只用75%乙醇消毒，以免活疫苗、菌苗被碘酊杀死；抽吸后如有剩余的药液放置不能超过2小时；接种后剩余的活菌苗应烧毁。

四、预防接种后的反应及处理

1.一般反应

（1）局部反应 接种后24小时内局部出现红、肿、热、痛。红肿直径在2.5cm以下者为弱反应，2.6～5cm者为中反应，5cm以上者为强反应，共持续2～3天。接种活菌（疫）苗局部反应出现晚，持续时间长。轻者不必处理，重者可局部热敷。

（2）全身反应 发热，体温在37.5℃以下为弱反应，37.6～38.5℃为中反应，38.6℃以上为强反应，可伴有头痛、寒战、恶心、呕吐、腹痛、腹泻等。轻者适当休息即可，重者需对症处理。

2.异常反应

（1）过敏性休克 接种后数秒或数分钟发生，出现烦躁不安、面色苍白、口周发紫、四肢湿冷、呼吸困难、脉细速、恶心、呕吐、惊厥、大小便失禁甚至昏迷，如不及时抢救，可在短期内危及机生命。此时应立刻让患儿平卧，头稍低，安静保暖，吸氧。并立即皮下或静脉注射1：1000肾上腺素0.5～1mL，必要时可重复注射，直至病情稍稳定。

（2）晕针 个别小儿常因空腹、疲劳、空气闷热、紧张恐惧，在注射时或注射后几分钟内发生晕针，表现为头晕、心慌、面色苍白、出冷汗、手足发凉、心跳加快等症状，重者意识丧失、呼吸减慢。此时让其平卧，头稍低，安静，饮用糖水或温开水，必要时可针刺人中，短期内可恢复。

（3）过敏性皮疹　常于接种后几小时或几天内出现荨麻疹，服用抗组织胺药物可痊愈。

（4）全身感染　严重原发性免疫缺陷或继发性免疫功能遭受破坏者，接种减毒活菌苗后，可扩散为全身感染，如口服脊髓灰质炎减毒活疫苗，则可引起脊髓灰质炎；接种卡介苗后引起全身播散性结核等。

复习思考

1. 接种活疫苗时，局部皮肤消毒应用（　　　）

A. 0.5%碘伏　　　　　　B. 2%碘伏　　　　　　　　C. 2%碘酊

D. 2%碘酊十75%乙醇　　E. 75%乙醇

2. 患儿男，生后5天，已按时完成疫苗接种，体格检查正常，准备出院。家长询问第二次乙肝疫苗接种的时间，护士回答正确的是（　　　）

A. 1个月后　　　　　　B. 2个月后　　　　　　　　C. 3个月后

D. 4个月后　　　　　　E. 5个月后

3. 患儿女，25天，母乳喂养，为了防止室内空气干燥，家长询问护士室内的正确湿度，护士告知正确的湿度是（　　　）

A. 35% ～ 45%　　　　　B. 45% ～ 55%　　　　　　C. 55% ～ 65%

D. 65% ～ 75%　　　　　E. 75% 以上

4. 患儿女，9岁，为预防流行性感冒，自愿接种流感疫苗。接种时小儿出现头晕、心悸、面色苍白、出冷汗；查体：体温36.6℃，脉搏132次/分，呼吸26次/分，诊断为晕针。此时，护士应为患儿采取正确的卧位是（　　　）

A. 头高足低位　　　　　B. 头低足高位　　　　　　C. 侧卧位

D. 俯卧位　　　　　　　E. 平卧位

扫一扫，知答案

扫一扫，看课件

模块四

小儿营养与喂养

项目一　营养基础

【学习目标】

1. 掌握小儿每天所需要的总能量。
2. 熟悉小儿能量的主要来源和营养素。
3. 了解小儿能量的消耗。
4. 学会对小儿、家庭和社区提供小儿正确的营养基础指导。

案例导入

小王的女儿，现 3 个月，体重 5kg，身高 55cm。今天他来到社区卫生中心，咨询有关小儿营养方面的知识。根据你所学到的知识，请向小王讲解小儿每天所需求的营养素。请计算出该小儿每日所需的总能量。请计算出该小儿每日所需水量。

小儿新陈代谢旺盛，生长发育迅速，需要的能量与营养素相对较多，因此，合理充足的营养是保证小儿健康成长的重要因素，更是智力发育的物质基础，也是患儿疾病康复的主要条件。

一、能量的需要

小儿总能量的供应用于五个方面：基础代谢、生长发育所需、活动消耗、食物的特殊动力作用以及排泄消耗。

1. **基础代谢**　指机体在安静的状态下，人体为维持各种器官的生理活动所需要的能量。基础代谢所需要的能量，因年龄不同而有所差异。婴儿平均每日需要能量230kJ/kg（55kcal/kg），且随着年龄的增加而逐渐减少；7岁时约需184kJ/kg（44kcal/kg）；12岁时约需126kJ/kg（30kcal/kg）。在婴幼儿时期，其基础代谢所需的能量占总能量的50%～60%，12岁时所需的能量与成人相仿。

2. **生长发育所需**　此为小儿特有的能量需要，与小儿生长速度呈正比。在婴儿期，这部分能量需要得最多，占总能量需要的25%～30%；以后逐渐减少，进入青春期，此项需要又会增加。

3. **活动消耗**　小儿对活动所需的能量与其活动持续的时间和活动量大小有关。年龄越小，活动所需要的能量越少。喜爱活动的小儿此项能量的消耗比同龄安静的小儿多3～4倍。

4. **食物的特殊动力作用**　人体摄取食物而引起的机体能量代谢的额外增多称为食物的特殊动力作用。在蛋白质、脂肪和糖类三大营养素中，蛋白质的特殊动力作用最大，其次为脂肪与糖类。婴儿期食物中蛋白质的含量较高，占能量需要的7%～8%，而年长儿为混合食物，所需要的蛋白质约占能量需要的5%。

5. **排泄消耗**　指食物中未经消化、吸收与利用就被排泄于体外损失的能量。此项能量需要一般不超过摄入总能量的10%，当腹泻或消化功能紊乱时，该项损失可成倍增加。

上述五项能量的总和就是小儿总的能量需要。婴儿每日所需的总能量为460kJ/kg（110kcal/kg），以后每增长3岁，减去42kJ/kg（10kcal/kg），至15岁时为250kJ/kg（60kcal/kg）。小儿年龄越小，生长发育越快，所需的总能量相对越多。

二、营养素的需要

1. **蛋白质**　蛋白质在构成人体细胞和组织、调节人体生理活动等方面起着重要的作用。对于小儿来说，可补充损耗的细胞、构成和增长新的组织，从而维持正常的生长发育。蛋白质所提供的能量占总能量的8%～15%。蛋白质的主要来源是奶、蛋、瘦肉、鱼。若长期缺乏蛋白质，可造成营养不良、贫血、生长发育落后。若蛋白质过量，则可引起便秘、食欲不振、消化功能紊乱、代谢性酸中毒等。

2. **脂类**　包括脂肪、胆固醇、磷脂，共同的特点是具有脂溶性。是供给能量的重要物质，同时还能提供必需脂肪酸，帮助脂溶性维生素的吸收，防止散热和机械保护的作用。婴幼儿饮食中脂肪所提供的能量占总能量的35%，随年龄的增长比例逐渐下降，食物供应主要来源于乳类、植物油、肉类。脂肪长期缺乏可导致营养不良、脂溶性维生素缺乏，脂肪摄入过多时则引起食欲下降或腹泻。

3. **碳水化合物**　是提供机体能量的主要物质。其中糖是最主要的直接来源，糖类主要来源于乳类、谷类、豆类、蔬菜及水果等。婴儿饮食中若糖过多，而蛋白质供给过少，开始时体重增长很快，继之出现肌张力减弱、免疫力低下而发生营养不良性水肿。

4. 维生素　维生素按其溶解性分为脂溶性及水溶性两大类，脂溶性维生素包括维生素A、维生素D、维生素E、维生素K；水溶性维生素包括B族维生素及维生素C两大类。维生素的需要量和来源见表4-1。

表4-1　维生素的需要量和来源

种类	每日需要量	来源
维生素A	2000～4500IU	肝、牛乳、奶油、鱼肝油、胡萝卜等
维生素B_1	0.5～1.5mg	米糠、麦麸、豆、花生、酵母
维生素B_2	1～2mg	肝、蛋、乳类、蔬菜、酵母
维生素B_6	1～2mg	各种食物；也可由肠内细菌合成
维生素B_{12}	1μg	肝、肾、肉类
维生素PP（烟酸）	5～15mg	肝、肉类、花生、酵母、谷类、豆类
维生素C	30～50mg	各种新鲜蔬菜、水果
维生素D	400～800IU	皮肤合成；鱼肝油、肝、蛋黄
叶酸	0.1～0.2mg	绿叶蔬菜、肝、肾、酵母
维生素K	1～2mg	肝、蛋、豆类、青菜、肠内细菌合成

5. 矿物质　根据矿物质在体内含量的多少而分为常量元素（又称宏量元素）及微量元素。常量元素是指人体内含量大于体重0.01%的各种元素，主要有钾、钠、钙、磷等。微量元素体内含量很少，大多数小于人体体重的0.01%，主要有铁、锌、铜、碘、镁、硒等。小儿期最易缺乏的微量元素是铁和锌。常见矿物质的需要量和来源见表4-2。

表4-2　常见矿物质的需要量和来源

种类	每日需要量	来源
钾	1～2g	果汁、紫菜、肉类、乳类
钠、氯	0.5～3g	食盐、蛋类、新鲜食物
钙	约1g	绿色蔬菜、乳类、蛋类
磷	约1.5g	乳类、肉类、豆类、五谷
铁	5～15mg	肝、蛋黄、血、豆类、肉类、绿叶蔬菜
铜	1～3mg	肝、肉、鱼、全谷
锌	5～15mg	鱼、蛋、肉、禽、全谷、麦胚
镁	200～300mg	谷类、豆类、干果、肉类、乳类
碘	40～100μg	海带、紫菜、海鱼等

6.膳食纤维　膳食纤维可吸收大肠水分，使粪便体积增加，促进肠蠕动。小儿每日摄入量为 20～35g 为宜。

7.水　水是维持生命的重要物质，参加体内所有的新陈代谢及体温调节活动。小儿新陈代谢旺盛，对水的需要量多。婴儿每日所需水量为 150mL/kg，以后每隔 3 年减少 25mL/kg，成人每日需水量为 40～50mL/kg。因此，在护理中需要保证水的供应。

项目二　婴儿喂养

【学习目标】

1. 掌握人工喂养、母乳喂养、婴儿食物转换的有关知识。
2. 熟悉母乳喂养的优点。
3. 了解部分母乳喂养的有关知识。
4. 学会对小儿、家庭和社区提供婴儿喂养的指导。

案例导入

男婴，足月顺产，现 8 个月，母乳喂养，体重 8kg，身高 70cm，食欲好，睡眠良好，面色红润，家长咨询护士婴儿食物转换的相关知识。请说出婴儿食物转换的原则。该小儿此时最适合的辅助食物有哪些？如果进行人工喂养，常用的乳品有哪些？

一、母乳喂养

母乳的营养价值高，既经济又方便，是婴儿理想的天然食品，提倡母乳喂养（breast feeding）。婴儿出生后 2 个小时内可按需哺喂母乳。一般健康母亲的乳汁分泌量可满足 4～6 个月内婴儿营养的需要。

（1）母乳的成分　母乳成分随产后的不同时期而有所改变。产后 4～5 天以内分泌的乳汁为初乳，其特点是量少、色黄、密度高，含脂肪少，每日量为 15～45mL，含有大量的免疫球蛋白，如乳铁蛋白和分泌型 IgA（SIgA）。产后 5～14 天分泌的乳汁为过渡乳，总量有所增加，含脂肪多，蛋白质、矿物质逐渐减少。产后 14 天～9 个月分泌的乳汁为成熟乳，其特点是蛋白质成分含量较低，乳糖和脂肪成分含量较高，热量较高。这时的母乳呈乳白色，分泌量多，泌乳总量每天可达 700～1000mL，成分比较稳定。10 个月以后乳汁分泌量逐渐减少，营养成分随之降低，称为晚乳。此时的乳汁已经不能满足婴儿生长发育的需要。人乳与牛乳、羊乳成分的比较见表4-3。

表4-3　人乳与牛乳、羊乳成分的比较

成分	人乳含量（%）	牛乳含量（%）	羊乳含量（%）
蛋白质（g）	1.2（乳清蛋白占2/3）	3.5（酪蛋白占4/5）	3.3
脂肪（g）	3.8（不饱和脂肪酸较多）	3.7（饱和脂肪酸较多）	4.1
乳糖（g）	6.8（乙型乳糖）	4.6（甲型乳糖）	4.7
钙（mg）	35	125	61
磷（mg）	15	99	55
铁（mg）	0.15	0.10	0.10
钠（mg）	15	58	18
钾（mg）	55	138	46
热量（kJ）	280	270	285
水（g）	87.5	87.5	86.7

（2）母乳喂养的优点

①营养丰富：母乳中含有较多的必需氨基酸、不饱和脂肪酸、卵磷脂、牛黄酸、乳糖及生长调节因子等，可促进小儿神经系统的发育。母乳中蛋白质、脂肪、糖类三大营养物质的比例适当，为1∶3∶6，能充分消化和吸收；蛋白质以乳清蛋白为主，在胃中形成的凝块小，易被消化、利用；含不饱和脂肪酸较多，可供给丰富的必需脂肪酸，脂肪颗粒小，有利于消化和吸收；乳糖含量较高，且以乙型乳糖为主，能促进肠道中乳酸杆菌的生长，抑制大肠埃希菌的生长，减少腹泻的发生；矿物质含量较低，对胃酸的缓冲力小，有利于消化，而且不增加婴儿肾脏的溶质负荷，特别是钙磷比例适宜（2∶1），有利于钙的吸收；含微量元素锌、铜、碘较多，维生素的含量随乳母饮食而变化，可以满足婴儿的需要；含有较多的淀粉酶和脂肪酶，且不易被破坏，有利于人乳中糖和脂肪的消化、吸收。

②母乳喂养能提高婴儿的免疫力：人乳能提供较多的免疫因子，如初乳中含分泌型IgA（SIgA），可保护呼吸道和消化道黏膜；还含有较多的乳铁蛋白、溶菌酶、巨噬细胞、中性粒细胞、T和B淋巴细胞等，可提高婴儿的抗感染能力，能对抗大肠埃希菌和白色念珠菌。

③促进情感交流：母亲哺喂时，通过抚摸、拥抱、对视、语言等，使婴儿产生安全、舒适、满足和愉快的感觉，利于母婴之间情感的建立，能促进婴儿心理健康和社会适应性的发育。

④母乳喂养经济、卫生、安全、方便：母乳的乳量随小儿的生长而增加，乳汁温度适宜，泌乳的速度适中，不易污染。因此，母乳喂养卫生、方便、经济、安全。

⑤母乳喂养有利于母体亲产后恢复：哺乳时婴儿吸吮乳头的刺激能促进催乳素的分泌，加快子宫复原，对母亲产后身体的恢复有促进作用。乳汁连续分泌 6 个月以上时，可逐渐消耗妊娠期储备的脂肪，使母体逐渐恢复到孕前状态。

（3）母乳喂养的方法

①产前准备：宣传母乳喂养的优越性及相关知识，指导孕妇合理营养，保证充足的睡眠，树立母乳喂养的信心。做好乳头保健（妊娠后期每日用温开水擦洗乳头，乳头内陷者用两手拇指从不同角度按捺乳头两侧并向周围牵拉，每日至少 1 次）。

②生后开奶时间和哺乳次数：新生儿应在生后 15 分钟至 2 小时内尽早开奶，2 个月之前，提倡按需哺乳，以促进乳汁分泌。随着婴儿的成长，吸入的奶量逐渐增多，可采取按时哺乳，一般 2～3 个小时喂 1 次，3～4 个月以后逐渐延长至 3～4 小时 1 次，午夜睡眠时可以停 1 次。每次哺乳持续时间 15～20 分钟。

③哺乳方法与技巧：哺乳前洗净双手，用温水清洗乳头。哺乳时，一般采用坐位。每次哺乳应先让婴儿吸空一侧乳房，再吸另一侧，两侧交替进行，保证乳房的定时排空。哺乳后将婴儿竖立抱起，头部靠在母亲的肩上，轻拍其背部，使婴儿胃内的空气排出，然后再置婴儿于右侧卧位，以防溢乳。

④促进泌乳：吸乳前让母亲湿热敷乳房，促进乳房血液循环量。2～3 分钟后从乳房外侧边缘向乳晕方向轻拍或者按摩乳房，促进乳房泌乳。两侧乳房交替哺乳，每次哺乳应让乳汁排空。

⑤乳量评估：一般采用日常观察法了解乳汁分泌的情况，如每次哺乳之前乳母感到乳房发胀；哺乳时能听到婴儿咽奶的声音；哺乳后婴儿能安静入睡，并能间隔一定的时间；婴儿体重增长正常，表明乳量充足，反之则是乳量不足。

⑥哺乳期卫生：哺乳期妇女应勤换内衣，勤洗澡，每次哺乳前后均用温开水清洗乳头，避免乳房受到碰撞与挤压；如果泌乳过多或婴儿吸乳过少，引起乳房胀痛时，宜用热毛巾湿敷乳房，并在哺乳后沿乳腺管方向挤出或用吸奶器吸出剩余的乳汁，预防乳腺炎。

⑦哺乳期用药：许多药物可随乳汁分泌而使婴儿摄入，所以哺乳期母亲避免滥用药物，必要时应在医生的指导下用药，以免在婴儿体内蓄积甚至引起中毒。

⑧哺乳禁忌：母亲感染人类免疫缺陷病毒（HIV），患有严重疾病如活动性肺结核、精神病，或重症心、肾疾病等不宜哺乳。母亲患急性乳腺炎时应暂停哺乳，但要定时将乳汁排空，待治愈后，继续喂哺。

⑨断乳：随着婴儿月龄的增长，母乳中的各种营养成分将不能满足婴儿的营养需要，同时乳牙逐渐萌出，消化功能不断增强。所以，一般从生后 4～5 个月开始，应逐渐添加辅食，并相应减少哺乳的次数，10～12 个月可完全断奶。但遇小儿生病、天气炎热等情况可延迟断奶，乳量充足者也可适当推迟断奶，但是，最迟断奶时间不宜超过 18 个月。

二、部分母乳喂养

母乳与牛乳或其他代乳品混合使用的一种喂养方法，称为部分母乳喂养。部分母乳喂养的方法有两种，即补授法和代授法。

1. 补授法　指补充母乳量不足的方法。因母乳不足不能全部喂母乳时，母乳哺喂次数不变，每次先喂母乳，将两侧乳房吸空后，再根据小儿需要补充代乳品。

2. 代授法　用配方奶或其他代乳品替代一次或者数次母乳的方法，称为代授法。在乳汁足够，母亲因生活、工作条件限制而不能按时哺乳时，则可以每日减少几次母乳，另几次用其他食品（乳品或代乳品）喂养；或有意减少母乳量，增加配方奶或代乳品，逐渐替代母乳量，直到完全替代母乳。每日母乳哺喂次数最好不少于 3 次。

三、人工喂养

以其他乳品代替母乳喂养的方法，称为人工喂养。牛乳、羊乳、马乳等均为代用品，以所含营养成分与人乳接近程度进行选择，牛乳是最常用的乳品。

1. 配方奶粉　以母乳的营养素含量及其组成模式为生产依据，对牛乳进行改造的奶制品。营养接近母乳，但不具备母乳的其他优点，尤其缺乏免疫活性物质和酶。在不能进行母乳喂养时，首选配方奶粉。

2. 牛乳　①牛乳的特点：蛋白质含量以酪蛋白为主，凝块大，不易消化。饱和脂肪酸含量多，难以消化和吸收。牛乳中含乳糖少，以甲型乳糖为主，可促进大肠杆菌的生长，易发生腹泻。钙磷比例不合适，不利于吸收。②纠正方法：牛乳需采用以下方法以补其不足：稀释，加水或加米汤，可降低酪蛋白的浓度，凝块小，易于吸收；可加 8% 浓度的糖，即在 100mL 牛乳中加 5 ～ 8g 糖，以补充能量的不足。③煮沸：即用温火煮 3 ～ 4 分钟，以达到灭菌、消毒的作用。

牛乳量的计算：按每日所需能量计算，婴儿每日所需能量为 460kJ/kg（110kcal/kg），需水量为 150mL/kg。每 100mL 全牛乳供能 270kJ，其中水分约 100mL；若在 100mL 牛乳中加糖 8g（即 8%），则可再提供能量 136kJ。因此，8% 糖牛乳 100mL 可提供能量约 410kJ，而 110mL 的 8% 糖牛乳所含能量约为 460kJ/kg（110kcal/kg）。按此热量计算，婴儿每日所需 8% 糖牛乳 110mL/kg。因此，婴儿每日所需总牛乳量、补水量及加糖量如下：

每日需要总牛乳量（mL）＝体重（kg）×110（mL/kg）

每日补水量（mL）＝体重（kg）×（150–110）（mL/kg）

＝体重（kg）×40（mL/kg）

每日牛乳中加糖量（g）＝总牛乳量 ×8%

3. **羊乳**　其营养价值与牛乳相似，蛋白质和脂肪较牛乳多，凝块较牛乳细而软，脂肪球大小接近母乳，比牛乳易消化。但是由于羊乳中缺乏叶酸，所以，长期单纯以羊乳喂养的小儿容易患营养性巨幼红细胞性贫血。

4. **全脂乳粉**　是用鲜牛乳经高温灭菌等一系列工艺加工制成的干粉。按重量 1 : 8（1g 奶粉加 8g 水）或按容积 1 : 4（1 勺奶粉加 4 勺水）配成牛乳，其成分与鲜牛乳相似。

5. **代乳品**　是以植物性食物为主配制的婴儿食品。其中以大豆为主的豆代乳粉较优，因大豆中含有多种必需氨基酸，其中还加入了米粉、蛋黄粉、蔗糖、骨粉、食盐、核黄素等营养成分。一般不主张采用代乳品，要尽可能采用乳类制品。

6. **人工喂养的方法及注意事项**

（1）**定时哺喂**　因牛乳、羊乳较人乳的蛋白质、矿物质含量高，在胃内排空的时间较长，不易消化，应定时喂养，两次喂乳之间加喂水、果汁或米汤以补充水分。

（2）**方法与姿势**　人工喂养多用奶瓶哺喂，选用直式奶瓶为宜，橡皮乳头软硬应适中，乳头孔的大小根据小儿的吸吮能力而定（正常小儿按月龄选择）。喂哺之前，先将乳汁滴出试温，以不过热（手腕掌侧）为宜。哺喂时斜抱起婴儿置膝上，使其取半卧位姿势，用乳头轻触婴儿口角，待婴儿张开口时，将乳头放于口中舌之上，奶瓶呈倾斜位，使乳液充满奶瓶前半部和乳头再喂乳。哺喂完毕竖抱轻拍小儿后背，促使其排出吞咽的空气。

（3）**及时调整乳量**　婴儿食量有一定的个体差异，故每日牛乳、羊乳的需要量也不完全相同，上述乳量的计算方法仅限于初次配乳，以后可根据婴儿的食欲、体重增长率及消化情况增减。乳液的调配不宜过稀、过稠、太多或太少，以免引起营养不良或消化功能紊乱。一般每次准备的乳量宜稍多于计算量，以备食乳量增多的需要。

（4）**加强食具卫生**　配乳及喂养之前均须清洗双手，没有冷藏条件者应采用分次配乳，以防被污染或变质。乳瓶、乳头、匙、碗、杯等配乳、喂乳用具均需严格消毒。

四、婴儿食物转换

1. **食物转换的目的**　补充乳类中营养素的不足，如维生素 B_1、C、D，微量元素铁、锌等，并为断奶做好准备。有利于食物性状的转换，提高小儿自理能力，促进其生长发育。

2. **食物转换的原则**　应循序渐进，由少到多，由稀到稠，由细到粗，由一种到多种。应照顾婴儿的咀嚼和消化功能；还要注意在小儿健康、消化功能正常时添加。

3. **食物转换的顺序**　食物转换的顺序见表 4-4。

表4-4　食物转换的顺序

月龄	食物性状	食品	提供的主要营养素
1～3	流质食物	鲜果汁、青菜汁、鱼肝油制剂（生后2～4周开始补充维生素D）	维生素和矿物质
4～6	泥状食物	米糊、米汤、稀粥、蛋黄、鱼泥、豆腐、菜泥、水果泥	动物和植物蛋白质、维生素、纤维素、铁、矿物质等
7～9	末状食物	粥、烂面、饼干、鱼、蛋、肉末	动物蛋白质、铁、锌及维生素
10～12	软碎食物	稠粥、软饭、面条、面包、碎菜、碎肉、豆制品、带馅食品	维生素、矿物质、蛋白质、纤维素

项目三　幼儿营养与膳食安排

【学习目标】

1. 掌握幼儿进食的特点。

2. 熟悉幼儿膳食安排要点。

3. 学会对小儿、家庭和社区提供幼儿营养与膳食安排的指导。

案例导入

今天小李带着2岁大的儿子来到医院儿童保健科，询问幼儿营养与膳食安排的有关知识。请你根据所学知识为小李提供有关幼儿营养与膳食安排的知识。

幼儿的消化功能逐渐成熟，饮食以肉类、乳类、蔬菜水果、谷类、豆类及其制成品五大基本食物为主，进食相对稳定。家长应合理安排幼儿的膳食，有助于促进幼儿的食欲，培养良好的进餐习惯和独立进食的能力。

一、幼儿进食的特点

1. 生长速度减慢　由于1岁以后生长速度减慢，需要的能量也会随之减少，小儿也会出现对某些食物暂时不感兴趣。

2. 心理行为的变化　幼儿神经心理发育迅速，充满好奇心，有探索性行为，进食时也有强烈的自我进食欲望，应允许幼儿参与进食，培养其独立进食的能力。

3. 家庭成员的影响　幼儿喜欢模仿，家庭成员进食的行为和对食物的反应会影响小儿，成为小儿模仿的榜样。因此家长应注意培养幼儿良好的进食习惯。

4.进食技能状况 幼儿进食技能与婴儿期进食的训练有关，如错过训练吞咽、咀嚼的关键时期或长期进食过细过软的食物，会导致幼儿不愿意吃固体食物。

二、幼儿膳食安排要点

1.食物种类应多样化 要注意肉类、乳类、蔬菜水果、谷类、豆类及其制成品的供给，在进食各类食物的基础上，每天应摄入 500mL 的乳类。

2.供给足够的能量和蛋白质 优质蛋白的供应量应占蛋白质总量的 1/2，注意各营养素的比例，其中碳水化合物占总能量的 50%～60%、脂肪 25%～30%、蛋白质占 12%～15% 为宜。

3.依据幼儿特点制作食物 家长要经常变换食物的品种与制作方法，烹饪时应低盐，不放花椒、辣椒等刺激的调味品。

4.进餐次数要合理 饮食以每日 3 餐，另外加 2～3 次点心或乳制品为宜。进食过频或夜间进食会对小儿的食欲和消化有影响。

5.创造良好的进餐环境 进食环境应整洁，最好能与大人一起进餐，要注意培养幼儿自己进餐的能力，学会正确使用餐具，做到不偏食不挑食。

复习思考

1.关于婴儿食物转换的下列说法错误的是（ ）

　A.由少到多 　　　　B.由稀到稠 　　　　C.由粗到细

　D.由一种到多种 　E.患病时暂停添加辅食

2.正常健康婴儿，每日每公斤体重所需热量（Kcal）与水量（mL）的比例是（ ）：

　A.100∶110 　　　　B.150∶110 　　　　C.110∶130

　D.110∶150 　　　　E.120∶160

3.小儿能量代谢中特有的能量消耗是（ ）

　A.基础代谢 　　　　B.生长发育 　　　　C.活动消耗

　D.食物的特殊动力作用 　E.排泄消耗

（4～5 题共用题干）

男婴，足月儿，出生后第一天，体重 3.4kg，身长 50cm，吞咽良好，面色红润，母亲已开始母乳喂养。

4.母乳喂养时母亲宜取（ ）

　A.坐位 　　　　　　B.半卧位 　　　　　　C.右侧卧位

D. 左侧卧位　　　　　　　E. 平卧位

5. 哺乳结束后，母亲应将新生儿抱起，轻拍背部，其目的是（　　　　）

A. 促进消化　　　　　　B. 防止溢乳　　　　　　C. 避免哭闹

D. 促进睡眠　　　　　　E. 促进吸收

实践二　婴儿喂养与健康指导

【目的】

通过实践，学会鲜牛乳的配制方法，为人工喂养的婴儿提供适宜的食物；学会奶瓶哺喂法、滴管哺喂法和管饲喂养法；能够针对小儿的具体情况选择合适的喂养方法及健康指导；在实践过程中培养学生认真负责的工作态度，操作中动作轻柔，认真仔细，体现关心、爱护小儿之情，提高学生临床工作能力和职业素质。

【准备】

1. 医院见习　学校附属医院儿科病房、社区卫生服务中心或儿童保健机构。

（1）患儿　提前与所见习的医疗机构联系患儿，向家长解释操作目的，取得配合。

（2）学生　预习婴儿喂养与健康指导的相关知识，按护士标准着装整齐，准备好见习必备物品。

2. 示教室情景模拟

（1）物品准备　配乳用物：配乳卡、天平、奶瓶、奶筐、广口容器、滴管、温开水、白糖、鲜牛乳、汤匙、搅拌棒、奶锅。喂乳用物：①滴管或奶瓶哺喂法：已装牛乳的奶瓶、无菌奶嘴、消毒滴管、托盘、饭巾、记录单。②管饲法：已装牛乳的小杯、胶布、消毒纱布、治疗碗、温开水、注射器、大广口杯。

（2）示教室准备　多功能模拟病房、多媒体教学设备、典型案例等。

（3）患儿准备　学生模拟或多功能小儿模型。

【方法与过程】

1. 医院见习　学校附属医院儿科病房、社区卫生服务中心或儿童保健机构。

（1）由带教老师组织去见习医疗机构收集各种小儿喂养的病例，每5～6名学生为一小组，每组为1名患儿进行床旁护理评估。

（2）课后分小组讨论患儿的配乳和喂乳的具体方法及健康指导。

（3）带教老师集中讲解几个患儿的护理评估及健康指导，并进行临床操作（配乳和喂乳）。

配乳法：

核对配乳卡，计算小儿一日所需要的牛乳、糖及水量；用天平称出计算的糖量，用量杯量出所计算的鲜牛乳和水的量，分别置于广口容器内将其混合均匀；挂上床号牌（注明床号、姓名、每次时间及乳量），按小儿一日哺乳的次数排列奶瓶；将配制好的牛乳，倒入奶锅内煮沸 3～4 分钟；用量杯量出所需的乳量，置牛乳于奶瓶内，盖好盖子放于奶筐内，待冷却后置于冰箱内备用；配乳用具清洁、消毒备用。

喂乳法：

①奶瓶哺喂法：核对床号、姓名、乳液种类及乳量；抱起小儿，围好饭巾，坐在椅子上，喂哺之前，先将乳汁滴出试温（一手将奶瓶倒转试温度，滴 1～2 滴乳液于手臂内侧或手背，以不烫手为宜）；哺喂时斜抱起婴儿置膝上，使其取半卧位姿势，用奶头轻触婴儿口角，待婴儿张开口时，将奶头放于口中舌之上，奶瓶呈倾斜位，使乳液充满奶瓶前半部和奶头再喂乳。哺喂完毕轻拍小儿后背，促使其将吞咽的空气排出；将小儿放回床上并置右侧卧位；整理用物，清洗、消毒备用；记录哺喂的情况及乳量。

②滴管哺喂法：核对床号、姓名、乳液种类及乳量；用小杯装乳液，放于有热水的大广口瓶中保持温度；用滴管吸取乳液，轻按小儿下颌，先滴一滴乳液在小儿口中观察其吞咽动作，有下吞动作后再滴下一滴，每次滴入量视小儿吞咽情况而定，切勿过多以免呛咳；哺喂完毕轻拍小儿后背，促使其将吞咽的空气排出；将小儿放回床上并置右侧卧位；整理用物，清洗、消毒备用；记录哺喂的情况及乳量。

③管饲法：核对床号、姓名、乳液种类及乳量；核实胃管在胃内，先用注射器注入少量温水，再用注射器将温好的乳液通过胃管缓慢地注入胃内，并及时观察小儿的呼吸情况；保留胃管者，注入完毕用温水冲管后拔掉注射器，将胃管末端反折并包上消毒纱布，用橡皮圈扎紧置于衣领或枕下，不需保留胃管者，按成人鼻饲法拔掉胃管；整理用物，清洗、消毒备用；记录哺喂的情况及乳量。

2. 示教室情景模拟

（1）临床病例　患儿，女，胎龄 32 周，出生后 3 天，体重 2kg，身长 45cm。

（2）每组评估　模拟婴儿或多功能小儿模型的具体情况（基本情况如上病例，具体情况不同），分头配制鲜牛奶，分头操作奶瓶哺喂法、滴管哺喂法及管饲法，并依据评估的具体情况给予相应的健康指导。

（3）分组讨论　针对情景模拟评估模拟患儿是否准确、全面，护士提供的食物是否适合患儿，配制食物是否正确，哺喂方法是否正确，提供的健康指导是否正确，并提出自己的建议。

（4）带教老师总结，纠正错误，补充不足，回答疑问。

【小结】

1. 带教老师对本次实践课进行汇总和小结。

2. 评估学生医院见习情况及情景模拟的表现，评价学生对知识的掌握程度及处理问题的能力。

3. 布置作业：写出各种配乳和喂乳的具体方法。

4. 带教老师填写《儿科护理》综合技能考核评分表。

扫一扫，看课件

模 块 五
住院患儿的护理

项目一　儿科医疗机构的设置及护理管理

【学习目标】

1. 掌握儿童病房的护理管理及与小儿沟通技巧。
2. 熟悉住院儿童的心理护理与用药护理。
3. 了解儿科医疗机构的设置及护理管理特点。
4. 学会正确护理住院患儿。

案例导入

　　小燕，女，4岁，水肿2天，尿蛋白（++），血压121/80mmHg，头痛，头晕，曾有过一次性失明，初诊为急性肾小球肾炎。请为该患儿提供入院护理。

　　我国儿童医疗机构可分为三类：儿童医院、妇幼保健院及综合医院中的儿科。其中以儿童医院的设置最为全面，包括小儿门诊、小儿急诊及儿科病房三部分。在综合医院中成人患者较小儿多，为防止交叉感染，儿科门诊应设在一层楼的一角，有单独的出入口、挂号处、药房、化验室等。病房应设在较安全的地点。

一、儿科门诊

（一）设置与特点

　　1.预诊室　　主要目的是及时发现传染病患儿，使其在隔离室进行诊治，防止患儿之间发生交叉感染；协助家长选择就诊科别，节省就诊时间；赢得抢救危重患儿的时机。预诊室应设在儿童医院内距大门最近处，综合性医院儿科门诊的入口处，并设有两个出口，一个通向门诊候诊室，一个通向传染病隔离室。室内应备有检查床、压舌板、电筒、洗手及消毒设备等。

预诊主要采取"一问、二看、三检查、四分诊"的方式，在较短的时间内抓住关键病史、症状及体征，迅速做出判断。当遇有急诊需抢救的危重患儿时，预诊护士应立即护送至抢救地点；如遇有较重的传染病患儿，应立即收入传染病房或转至传染病医院，必要时由医护人员护送并上报相关部门及时处理。因此预诊人员要求由丰富经验、责任心强、决断能力强、动作敏捷、操作熟练准确的护士担任。

2. 传染病隔离诊室　隔离室内应备有检查床、桌、椅及必要的检查用具；隔离衣、消毒设施和洗手设备等。隔离的患儿应在指定的区域内挂号、交费、取药，或由护理人员代为办理。当患儿离去后，室内必须经消毒处理后方可诊治另一病种的患儿。传染病一经确诊，应及时进行疫情报告，以便当地医疗防疫部门了解传染病发生情况，及时采取相应措施，防止疫情蔓延。

3. 挂号室　经过预诊后，凭预诊卡挂号。

4. 候诊室　候诊室应宽敞、明亮，空气流通，温、湿度适宜。室内应备有足够的候诊椅，并设有 1～2 张小床，以备患儿换尿布、包裹时使用，同时应备有饮水设备和消毒水杯。室内应有卫生教育宣传画栏、各式实物模型，及时向家长和患儿进行宣教。

5. 诊查室　儿科门诊应设单间诊查室，以免因小儿哭闹而互相干扰。室内应设有诊查床，诊查桌、椅及洗手设备等。就诊时保证一个患儿一个家属，避免人员过多。

6. 治疗室　室内应备有常用治疗设备和药品，可进行常规的治疗和护理操作，如：注射、静脉穿刺和灌肠等。

7. 母乳喂养室　在宝宝饥饿时，便于母亲进行母乳喂养。

8. 辅助检查室　应设在诊查室附近，便于患儿就近化验检查等。

9. 药房及收费处　可设于门诊出口处，方便家长交费取药。

10. 饮水处　应有专人负责供应热水，备一次性使用水杯，以方便患儿和家长饮水、服药及烫奶使用。

11. 小儿专用厕所　应符合小儿使用特点，应备有便盆、为采集大便用的棍、粪便盒和小便瓶。门诊各室的布置应符合小儿心理发展特点，墙上可张贴一些小儿喜欢的图画如动物画、动画图片等，为患儿创造和提供一个有安全感的环境，以减轻和消除就诊时的紧张情绪。

12. 其他　根据医院的规模及设置，还可设有专门的儿科配液中心、输液中心及采血中心等。

（二）护理管理特点

1. 做好诊前的组织管理工作　儿科门诊的特点之一是陪伴患儿的家属多，人员流动量大。护士应做好就诊前的准备、诊查中的协助及诊后的解释工作。对于初次就诊不熟悉医院环境的患儿及家属，护士应主动帮助和指点，合理安排、组织及管理，保证就诊秩序有条不紊，提高就诊质量。

2. 密切观察病情变化　小儿病情变化快，在预诊及候诊过程中，护士应经常巡视，一旦发生紧急情况，应及时进行抢救。

3. 预防院内感染　严格执行消毒隔离及无菌操作制度。护士应及时发现传染病患儿，并及早隔离，避免患儿之间的交叉感染。

4. 杜绝医疗差错事故　护士要严格执行查对制度，在给药、注射、测量等各项工作中要一丝不苟，避免差错事故的发生，确保患儿的安全。

5. 进行健康教育　在候诊室内，护士应根据季节、疾病流行情况及儿科护理热点问题向患儿家长宣传科学育儿和疾病护理知识。对家长提出的问题要给予耐心的解释和必要的指导。可采取多种形式的宣传活动，使患儿家长在较短的时间内获得保健和护理常识。

6. 做好心理护理，减轻患儿及家长的焦虑　护士应理解患儿及家长的心情，以诚挚热情的态度、温馨的语言，给予患儿及家长心理上的支持，密切护患沟通，积极提供护理。在做各种治疗或检查前，要向家长和患儿解释清楚，以减轻他们的不安，并争取合作。

二、儿科急诊

（一）特点

1. 小儿疾病表现常不典型，医护人员应通过详细询问、仔细观察尽快明确诊断，进行处置。

2. 小儿发病急，病情变化快，意外事故多见，应及时发现，时刻做好紧急抢救的准备。

3. 小儿疾病的种类及特点有一定的季节规律性，应根据规律做好充足准备。

4. 危重患儿的就诊顺序应特殊安排，可以先抢救、后挂号；先用药、后交费；由导诊员引导，及时准确地进行抢救。

（二）设置

1. 抢救室　抢救室内应设有抢救床 1～2 张，并带有输液架、活动床档及约束带等。应配备人工呼吸机、心电监护仪、气管插管用物、供氧设备、吸引装置和雾化吸入器以及必要的治疗用具，包括：各种穿刺包、切开包、导尿包等。有条件应备远红外线辐射式抢救台，以供小婴儿抢救时使用。室内应备有急救车一台，车上应放置急救药品、物品（如注射器、手电筒、压舌板等）、记录本及笔等，以满足抢救危重症患儿的需要。

2. 治疗室　应备有治疗床、药品柜，各种治疗设备用物，如注射用具，口腔护理、灌肠用具及各种导管等。

3. 观察室 应设有病床和常规抢救设备，有条件的可准备各种监护仪器和暖箱等，保证患儿使用。

4. 小手术室 除一般手术室的基本设备外，应准备清创缝合小手术、大面积烧伤的初步处理、骨折固定等器械用具及抢救药品。

5. 其他 设分诊台、药房、辅助检查室、收费处及小儿游戏室，以方便患儿及家长。

（三）护理管理

1. 急诊室护士素质要求 急诊抢救的五要素为：人、医疗技术、药品、仪器设备及时间，其中最重要的是人。急诊护士应具有良好的医疗道德、高度的责任心、敏锐的观察力、坚定的意志及熟练的抢救技能；有较强的组织能力、良好的协作精神，做到临危不乱，使抢救工作有条不紊地顺利进行。

2. 执行急诊岗位责任制 分工明确，各司其职，坚守岗位，随时做好抢救患儿的准备。主动巡视，及时发现病情变化。各种抢救用品应放在固定的位置，对抢救设备的使用、保管、补充、维护等应有明确的分工及交接班制度。如有损坏或缺失，应立即维修和补充，以争取时间，高质量地完成抢救任务。

3. 建立抢救流程和应急预案 护理人员应掌握小儿常见病的抢救程序、护理要点，提高抢救效率。

4. 加强急诊文件管理 ①各种抢救记录要保持完整、连续。紧急抢救中如遇口头医嘱，须当面复述确保无误后执行，用过的安瓿保留备查，并在执行后及时认真地记录，并注明时间，以保证24小时抢救、记录的连续性，也为其他医护人员的抢救、治疗、护理提供参考。②详细记录患儿的生命体征、液体出入量、病情变化及处理情况等。③建立急诊登记制度。急诊应有完整的病历材料，经急诊或观察室住院的患儿，均应予以登记，准确、详细地记录就诊时间、诊治过程等，以完善患儿资料，便于追踪、分析总结，不断提高护理抢救质量。

三、儿科病房

（一）特点

目前我国儿童医院的病房基本按系统区分收治患儿，综合医院的小儿病房主要收治小儿内科患儿，其他则分别收入各科病房内。

儿科病房应根据小儿的年龄、病种和身心特点合理安排，病房应尽量按年龄、病种收治患儿，以防止发生医院内交叉感染。对有条件的医院，应按年龄分为新生儿病室、幼儿病室和儿童病室；还可以分为非感染病室、感染病室、急性期和恢复期病室；或分为呼吸道感染病室、消化道感染病室及其他感染病室等。病室的墙壁、卧具、患儿衣服及工作人员服装等应采用各种明快的颜色。病室可用色彩鲜明、活泼的图画、玩具等装饰，走廊中的墙体可用活泼可爱的卡通图画、绘画，各病室的门上可选用不同的水果、动物卡通画做标记，使病室气氛欢快、活泼，设备尽可能家庭化、儿童化，以适合儿童的心理，减少患儿因陌生感和离家所产生的恐惧感。

（二）设置

一般每个病区以收治 30 ～ 40 个患儿为宜。

1. 病室　大病室容纳 4 ～ 6 张病床，小病室 1 ～ 2 张病床，以便隔离观察或危重患儿使用。每张床占地至少 $2m^2$，病床间隔、床与窗台相距各为 1m，窗外设有防护栏。病室间采用玻璃隔壁，以便工作人员观察患儿。有条件者，学龄以上儿童应男女分病室收治。病床两侧应有床档，窗外应设护栏以防意外。每间病室均应有洗漱和照明设备，以方便患儿使用。

2. 重症监护室　收治病情危重、需要抢救和观察的患儿，待病情稳定后转入普通病室。室内应放置各种抢救设备，以方便抢救患儿使用。

3. 治疗室　分为内、外两小间。备有各种治疗所需的设备、器械和药品，可满足各种注射、穿刺、采血等治疗的需要。

4. 医护办公室　设在病房中部，靠近重症监护室，以便观察与抢救。

5. 护士站与医生办公室　设在病区的中心位置，重症及较小婴儿的病室应靠近护士站。是医生护士每日早晨交接班的地方，也是护士处理医嘱及护士长核对医嘱的场所。设有办公用电话、计算机、告示栏。

6. 膳食室　宜设在病房的入口处，以方便营养部门将准备好的患儿食品送入病房。室内设有配膳台、洗手池，应备有配奶、配餐用具，微波炉，食品柜，清洗消毒设备，冰箱及自动电开水炉一个。

7. 活动室　应设置在病房的一端，室内宽敞明亮、空气流通、阳光充足、冬暖夏凉。内部设置适合儿童特征，摆放有圆角小桌椅、玩具、画册、图书、电视等，对于可以行动及恢复期的患儿具有治疗意义，并有专人管理。

8. 卫生设施　浴室、卫生间、厕所等的各种设施应适合小儿特点，方便不同年龄小儿使用，注意安全。浴室要宽敞，浴池宜浅而宽，便于小儿出入及护士协助沐浴。厕所应有门，但不加锁，以防意外。尽可能在每间病室内配置卫生设施。

9. 杂物室　室内备有便盆、便壶、污水池、污衣袋、大水池（浸泡各种需消毒用品）、分类垃圾桶或垃圾通道。

此外，病房需设有库房、值班室、仪器室等；规模较大的病房还应设有家属接待室、出入院处置室、隔离室及 1 ～ 2 间备用病室等。

（三）护理管理

1. 环境管理　病室布置应美观、整洁。墙壁、窗帘、寝具、患儿的衣物及工作人员的服装均应选用各种明亮的颜色。可用图画和玩具装饰病房，使病房气氛活泼、欢快，适合儿童心理，减少恐惧感。新生儿与未成熟儿病室夜间一定要有照明，以便观察；儿童病室夜间灯光应较暗，以免影响睡眠。室内应根据患儿年龄考虑选择适宜的温、湿度环境，不同年龄小儿适宜的温湿度见表 5-1。

表5-1　不同年龄小儿适宜的室内环境温、湿度

年龄	温度	相对湿度
新生儿	22～24℃	55%～65%
婴幼儿	20～22℃	55%～65%
儿童	18～20℃	50%～60%

2. **生活管理**　患儿的饮食不仅要考虑疾病治疗的需要，也要满足小儿生长发育的要求。食具应选择清洗、消毒方便，不易破碎类，做到每次用餐后进行清洁消毒。患儿所用被褥、衣服应选用柔软的棉布制作，便于洗涤消毒，经常换洗，保持整洁。衣服式样要简单，图案花色要适合小儿特点，以浅色为主。

3. **预防感染**　小儿患病期间机体抵抗力低，易发生各种感染，护理人员要高度重视，积极预防。①不同病种患儿应分病室收治，同一病种急性期与恢复期应尽量分开；②工作人员应戴帽子、口罩、穿工作服，接触患儿前后应洗手，有呼吸道感染者不宜护理患儿，尤其是新生儿和早产儿；③病房应有消毒隔离设施，严格执行清洁、消毒、隔离、探视、陪伴制度。

4. **安全管理**　小儿病房安全管理范围广泛，内容繁杂。无论设施、设备还是日常护理操作，都要考虑患儿的安全，防止发生各种意外（跌伤、走失、烫伤、电击伤、锐器伤和误服药物等）。

5. **家属管理**　定期召开家属会，向家属进行卫生宣传和健康教育指导工作，使他们自觉遵守医院的各项规章制度，并监督指导执行。认真听取患儿及家属的意见和建议，及时改进，提高护理质量。

复习思考

1. 新生儿室的室内温度是（　　　　）

A. 16～18℃　　　　　　B. 18～20℃　　　　　　C. 20～22℃

D. 22～24℃　　　　　　E. 24～26℃

2. 儿科门诊的设置不包括（　　　　）

A. 预诊室　　　　　　　B. 急诊室　　　　　　　C. 配膳室

D. 普通门诊   E. 保健门诊

（3～5题共用题干）

小晶，女，6岁。下午2时在学校上课时突然发生腹痛、呕吐，面色发白，四肢无力，呕吐物为胃内容物，由救护车送往医院。

3. 此时，护士应首先安排患儿就诊地点是（   ）

A. 去急诊室就诊   B. 直接送往病房   C. 在普通门诊就诊

D. 去放射科摄片   E. 去检验室查血、尿、粪常规

4. 对该患儿应采取的措施是（   ）

A. 先抢救、后挂号   B. 先挂号、后抢救   C. 先交费、后用药

D. 先挂号、后用药   E. 先交费、后挂号

5. 若患儿呕吐更为剧烈，护士应给予（   ）

A. 提前就诊   B. 按次序就诊   C. 先查血、尿、粪常规后就诊

D. 立即做腹部摄片   E. 待缓解后就诊

项目二   小儿健康评估的特点

【学习目标】

　　1. 掌握儿童健康史的采集内容和方法。

　　2. 熟悉儿童家庭评估内容。

　　3. 了解儿童家庭环境。

案例导入

　　肺炎患儿，1岁，突然出现意识丧失，面部及四肢抽搐，口角流出鲜血，你认为对该患儿进行评估急需收集的资料是什么？

小儿处在生长发育的动态变化过程中，心理、生理方面均不成熟，在评估小儿健康状况时，要运用多学科的知识以获得全面、正确的主客观资料，为制订护理方案打下良好的基础。同时，还需要根据病情及时采取相应的护理措施，并不断地评估其效果，以制订进一步的护理方案。

一、健康史的收集

健康史可从患儿、家长、其他照顾者及有关医护人员的叙述中获得，对护理计划正确

制订起着重要的作用。

（一）内容

1. 一般情况　包括患儿姓名（乳名）、性别、年龄（采用实际年龄，新生儿要求记录天数，婴儿记录月龄，年长儿记录到几岁几个月）、民族、入院日期，父母或抚养人姓名、年龄、职业、文化程度、通讯地址、联系电话等。

2. 现病史　指到医院就诊的主要原因及发病经过。按症状出现的先后顺序，了解发病的时间、经过、症状特点、检查治疗情况等。

3. 既往史及健康状况　包括出生史、喂养史、生长发育史、免疫接种史、既往健康史、日常活动等情况。询问时根据不同年龄及不同健康问题各有侧重。

（1）出生史　新生儿及小婴儿应重点询问，包括是第几胎、第几产、是否足月，生母孕期情况及生产方式，出生时体重、身长、有无窒息等情况。

（2）喂养史　婴幼儿尤其是有营养缺乏症或消化功能紊乱者，应重点询问喂奶的种类、添加辅食的情况、断奶的时间等，年长儿应注意询问有无偏食、吃零食等不良饮食习惯。

（3）生长发育史　常规了解患儿的体格、语言、动作、认知及神经精神方面的发育情况，在幼儿园或学校的学习状况、与同伴间的关系等。

（4）免疫接种史　接种过何种疫苗，接种次数，接种年龄，接种后有何不良反应。

（5）日常活动　主要活动环境，卫生习惯，睡眠、休息、排泄习惯，是否有特殊行为问题，如吮拇指、咬指甲等。

（6）既往健康史　既往患过何种疾病、患病时间及治疗结果，既往住院史。尤其应了解传染病的患病情况。

4. 其他病史

（1）过敏史　是否有过敏性疾病，有无对药物、食物或某种特殊物质（如植物、动物或纤维）的过敏史，特别应注意药物过敏反应。

（2）家族史　家族是否有遗传性疾病；如有遗传性疾病，应了解父母是否近亲结婚、同胞的健康情况等。

5. 对住院的反应　患儿是否了解住院的原因，对医院环境能否适应、对治疗能否主动配合、对医护人员是否信任及住院对家庭的影响等。

（二）注意事项

护理人员应明确谈话的目的，态度和蔼，语言通俗易懂，采取耐心听取与重点提问相结合的方法，但避免使用暗示的语气来引导家长或孩子做出主观期望的回答。对年长儿可让其补充叙述病情，以获得准确、完善的资料。病情危重时，应简明扼要，边抢救边询问，以免耽误救治，详细的询问可在病情稳定后进行。

二、体格检查

护理体格检查的目的是通过全面检查身体状况，评估患儿身心、社会方面的个人应对能力，确立患儿的护理诊断，为制订护理计划提供科学依据。

（一）内容

1. 一般情况　观察小儿发育与营养状况、精神状态、面部表情、对周围事物反应、皮肤颜色、哭声、语言应答、活动能力、体位、行走姿势等。

2. 一般测量　包括体温、呼吸、脉搏、体重、血压（3岁以下酌情免测），必要时可测量身长、头围、胸围、腹围等生长发育指标。

（1）体温测量　测量方法视小儿年龄和病情而定。

①腋温测量法：将体温表水银头部插在腋窝中央稍前处，肘关节屈曲夹紧，维持5～10分钟取出读数。正常值范围：36～37℃。

②肠测温法：小儿取侧卧位，将涂过石蜡油的肛表水银头部慢慢插入肛门2～3分钟，3分钟后取出读数。正常值范围：36.5～37.5℃。③口腔测温法：将体温表的水银头部轻放在患儿舌下，嘱其轻轻合拢牙齿，紧闭口唇，保持3分钟取出读数。此法只适合能配合的年长儿，37.5℃以下为正常。

（2）呼吸、脉搏测量　应在小儿安静时测量。小儿呼吸频率检查常用听诊或观察腹部起伏次数，脉搏检查除桡动脉搏动外，还可计数颈动脉或股动脉搏动。各年龄段小儿呼吸和脉搏的正常值范围见表5-2。

表5-2　各年龄段小儿呼吸、脉搏正常值范围（每分钟）

年龄	呼吸	脉搏	呼吸：脉搏
新生儿	40～45	120～140	1：3
＜1岁	30～40	110～130	1：3～1：4
2～3岁	25～30	100～120	1：3～1：4
4～7岁	20～25	80～100	1：4
8～14岁	18～20	70～79	1：4

（3）血压的检测　根据不同年龄选择不同宽度的袖带，宽度应为上臂长度的2/3。不同年龄的小儿血压正常值可用公式推算：收缩压（mmHg）=80+（年龄x2）；舒张压＝收缩压的2/3。

3. 皮肤和皮下组织　自然光线下观察皮肤颜色，注意有无苍白、潮红、黄疸、紫绀、皮疹、瘀点、脱屑、色素沉着；观察毛发颜色、光泽，注意有无干枯、易折、脱发；触摸皮肤温度、湿润度、弹性、皮下组织及脂肪厚度，注意有无脱水、水肿等。

4. **淋巴结** 检查枕后、颈部、耳后、腋窝、腹股沟等处淋巴结大小、数目、质地、活动度及有无压痛等。

5. **头部** 观察有无秃发、头颅有无畸形和颅骨软化；囟门是否闭合，有无凹陷或隆起，有无搏动；口腔及咽部黏膜色泽如何，有无溃疡、假膜、麻疹黏膜斑及腮腺管口情况，牙齿数目，有无龋齿，牙龈和扁桃体情况；外耳道有无分泌物、乳突有无红肿及压痛等。

6. **颈部** 观察外观是否正常，有无畸形，活动情况；气管位置是否居中，颈静脉有无怒张，甲状腺的大小情况。

7. **胸部** 胸廓大小，有无畸形、肋骨串珠、"三凹征"及心前区膨隆。听诊肺部呼吸音是否正常，心脏检查注意心尖搏动部位、范围、心率、心律、杂音。

8. **腹部** 腹部大小及形状，腹壁有无静脉曲张，脐部有无分泌物和脐疝，能否见到蠕动波或肠型。触诊腹壁紧张程度如何，有无压痛或肿块，正常婴幼儿有时肝边缘可在肋下 1～2cm 处，小婴儿有时可触及脾脏，肝脾均质软，无压痛，6～7 岁后不应再摸到。叩诊有无移动性浊音，听诊肠鸣音是否正常。

9. **脊柱与四肢** 有无畸形、压痛，活动有无障碍；肌张力有无改变；有无反甲等。

10. **会阴、外生殖器与肛门** 外生殖器有无畸形；男孩有无隐睾、鞘膜积液、包茎；女孩阴道有无异常分泌物；肛门有无畸形、肛裂及直肠脱垂。

11. **神经系统** 生理反射是否正常存在，如腹壁提睾反射等，有无病理反射；新生儿可另外检查如拥抱反射、吸吮反射等原始反射。

（二）注意事项

根据小儿年龄及所需检查部位决定应采取的体位姿势，较小婴儿可由父母抱于胸前，横坐在父母腿上；护士手要温暖、态度和蔼、动作轻柔，避免过强的刺激造成小儿哭闹；检查前可先让小儿熟悉检查用品，以解除其防御、惧怕甚至抗拒的心理状态；根据小儿年龄特点及耐受程度，视具体情况适当调整检查顺序，如检查小婴儿时，先检查心肺，最后检查咽腔；对重症病例，先重点检查生命体征及与疾病有关的部位，边检查边抢救，全面的体检待病情稳定后进行，以免耽误救治。

三、家庭评估

家庭是社会最基本的单位，小儿是家庭中最弱小、最需要被保护的对象。家庭的结构与功能对小儿心身产生影响较大。因此，家庭评估在对小儿的健康评估过程中起着重要的作用。在家庭评估过程中，护理人员要应用沟通技巧，获得家长的信任，关系到隐私的问题要注意保护。

（一）家庭结构评估

1. 家庭类型　了解患儿生长的环境，是人数少、结构简单、关系单纯的核心家庭，还是与祖父母或其他亲戚一起居住的大家庭。是否单亲或重组家庭。

2. 角色情况　父母是否近亲结婚，是否独生子女，父母职业及教育情况，每个家庭成员在家庭中的地位。

3. 文化及宗教特色　有关家庭文化传统及宗教信仰方面的信息对制订护理计划十分重要，此方面的评估应注重家庭育儿观念、保健态度、饮食习惯等。

（二）家庭功能评估

1. 情感状况　家庭是否有凝聚力，成员之间是否彼此亲近、相互关心，有无偏爱、溺爱、冲突、紧张状态，能否使小儿获得爱与安全。

2. 健康状况　家庭中有无遗传性、过敏性或急、慢性疾病。患儿与家中传染病病人有无隔离措施。家庭其他成员健康状况。

3. 社会化状况　患儿通常是否去托幼机构；家庭是否具有使患儿生理、心理和社会性成熟的条件，以帮助患儿完成社会化进程；与社会有无联系，能否从中获取支持。

4. 经济情况　父母收入是否能够满足家庭成员的日常生活所需，是否因资金问题影响患儿的治疗。

5. 保健照顾情况　家庭成员有无科学育儿的一般知识，对患儿疾病、用药情况有无认识，有无提供照顾的时间与能力。

（三）家庭环境评估

1. 居住环境　了解家庭的住房类型、居住面积、卫生条件、安全性，居住地区的人文环境、卫生状况等。评估环境中有无潜在危险因素，是否危及儿童的安全等。

2. 社会环境　了解家庭所在地区的社会稳定性、邻里关系、学校位置、交通状况、娱乐空间、环境中潜在的危险因素等。

复习思考

1. 正常婴儿呼吸的频率为（　　　）

　　A. 60～80 次/分　　　　B. 40～45 次/分　　　　C. 30～40 次/分

　　D. 25～30 次/分　　　　E. 18～20 次/

2. 小英，女，日龄 8 日。现给予家庭护理。居室的温度和湿度应保持（　　　）

　　A. 16～18℃，25%～35%

　　B. 18～20℃，35%～45%

C. 20～22℃，45%～55%

D. 22～24℃，55%～65%

E. 24～26℃，65%～70%

（3～5题共用题干）

女宝宝，2岁，因腹泻入院。在进行健康评估时：

3. 以下哪项测得的呼吸值是正确的（　　　）

    A. 40～45次/分　　　　　B. 30～40次/分　　　　　C. 25～30次/分

    D. 20～25次/分　　　　　E. 18～20次/分

4. 以下哪项测得的脉搏值是正确的（　　　）

    A. 120～140次/分　　　　B. 110～130次/分　　　　C. 100～120次/分

    D. 80～100次/分　　　　　E. 70～79次/分

5. 以下哪项测得的呼吸：脉搏值是正确的（　　　）

    A. 1:3　　　　　　　　　B. 1:3～1:4　　　　　　C. 1:3～1:4

    D. 1:4　　　　　　　　　E. 1:4

项目三　与患儿及家属的沟通

【学习目标】

    1. 掌握与患儿及家属的沟通技巧。

    2. 熟悉儿童的心理特点。

    3. 了解患儿家属的心理特点。

案例导入

    小芳，女，1岁，上午到邻居家玩耍，现已得知邻居家孩子患有麻疹，可小芳因为害怕打针未接种过麻疹减毒活疫苗，请问如何与小芳及家长沟通进行下一步的护理？

    沟通（communication）是人与人之间信息传递的过程，可以通过语言、表情、手势等方式来进行，是构成人际关系的基础。与患儿沟通的目的是为取得信任，建立良好护患关系，帮助其尽快适应环境，解决其病痛。

一、小儿沟通的特点

1.**语言表达能力差** 不同年龄阶段的小儿发育水平不同，表达个人需要的方式也不同。年龄越小，词汇量越少，表达能力越差。婴儿只能用不同音调、响度的哭声来表达自己的需要。幼儿吐字不清、用词不准，表达不清，难以理解。3岁以上小儿可通过语言并借助肢体动作叙述某些事情，但缺乏逻辑思维能力，容易夸大事实，缺乏条理性、准确性。

2.**适应环境能力弱** 患儿来到医院这个陌生的环境，暂时不能适应；恐惧心理以及身体的不适均影响沟通的效果。

3.**缺乏认识、分析问题的能力** 随年龄的增长，小儿对事物的认识逐渐从直觉活动思维和具体形象思维过渡到抽象逻辑思维。在这转变过程中，常因经验不足、知识能力有限而在理解、认识、判断、分析等环节出现偏差，对自己及周围事物缺乏正确的认识和估计，容易影响沟通的进展与效果。

二、与患儿沟通的途径

1.**语言沟通** 可分口头沟通、书面沟通两种。一般与患儿的语言沟通多为面对面的口头沟通，具有清楚、迅速地传递信息的优点，护士能向患儿及家长介绍医院环境、有关治疗情况等，患儿也可及时向护士倾诉自己的需求、情绪、感受等。为了保证沟通效果，应采用对方容易理解的词语。

2.**非语言沟通** 指通过表情、姿势、手势、动作等无声的交流，护患双方有效地分享信息，对语言表达、理解能力差的患儿更为重要。护士和蔼的微笑，轻柔的抚摸，都能给患儿带来心灵上的慰藉，使患儿感到安全与舒适。

3.**游戏沟通** 游戏是与小儿沟通的有效途径。小儿以游戏表达他们对家庭、医院的感受，发泄自己的情感，可很快缩短护士与患儿间的距离，促进相互了解。游戏也是一种促进疾病康复的功能锻炼。

4.**绘画沟通** 绘画可分成两种形式：一种是自发性绘画，指患儿根据自己的兴趣、想象随意画。另一种是目标性绘画，患儿根据给出的内容与范围画。绘画可帮助患儿表达愿望，宣泄情感，护士可以从中了解、分析患儿的心理活动。

三、与患儿沟通的技巧

（一）语言沟通技巧

1.**使用肯定语句** 根据不同年龄小儿语言表达能力及理解水平，使用适当方式沟通。尽量不用模棱两可的语言，谈话时使用肯定语句，患儿便于理解，也能促进患儿主动配合。

2. 真诚理解　护士对患儿应采取诚恳态度，理解、接受患儿幼稚甚至夸大的说法。不能敷衍、讥讽、取笑患儿，不打断患儿的谈话。仔细听，分析患儿谈话的意思，获得准确的资料。

3. 注意沟通效果　适当的距离、适宜的音量、适中的语速，清楚准确的语句、抑扬顿挫的语气等都能引起患儿的注意与反应。掌握谈话的技巧、注意声音效果、谈话中注意停顿等均有助于沟通顺利进行。

4. 注意保护隐私　与患儿沟通需要保护其隐私，即使年龄小，也有其个人世界，面对外部世界，他们需要宁静的自我空间进行幻想。

5. 适时使用幽默　恰当地使用幽默，可以帮助患儿释放其情绪上的紧张感，从而调整由于疾病所产生的压力，有效地帮助患儿更开放、更真诚地与护理人员沟通。

（二）非语言沟通技巧

1. 平等尊重　谈话时必须与患儿保持较近的距离，采取蹲位以示平等和尊重，不可东张西望、漫不经心；应不厌其烦地满足患儿的要求，使他们有安全感，自尊心得到保护。

2. 亲切和蔼　无论采用何种方式，亲切和蔼的情感表达都是必不可少的，它有助于患儿消除紧张情绪，增加交流的主动性。因此，除治疗需要外一般不戴口罩，以便患儿经常能见到护士的微笑，有助于患儿消除紧张情绪，缩短双方感情上的距离。

3. 给予抚摸　抚摸是一种情感交流的形式，护士利用抚摸向患儿传递"爱"的信息，患儿可感受到母亲般的关爱。尤其是对不会用语言表达的婴幼儿，更有利于其得到安全感和身心的满足。

（三）游戏沟通技巧

1. 了解游戏　护士应对游戏的内容、规则有所了解，或与患儿一起参与游戏规则、程序的制订，尽快与患儿熟悉。护士全程参与游戏中，使患儿在不知不觉中消除了陌生感、拘束感，将护士作为朋友对待，达到顺利沟通的目的。

2. 合理安排　要考虑患儿的不同年龄与心理发展阶段，安排适当的、患儿感兴趣的游戏。婴幼儿只能做简单的游戏，而学龄前患儿，可与之做较为复杂的游戏。合理地安排游戏使患儿对护士从开始的生疏逐渐转变为熟悉，加快沟通的过程。

四、与患儿父母的沟通

1. 鼓励交谈　针对家长的不安情绪，与家长的谈话最好以询问普遍性问题开始，使家长能在轻松的气氛下谈各方面的内容，以获得较多有效信息。避免在谈话开始时使用如"是不是""有没有"等闭合性问题，不利于家长表露情感及提供患儿的有关信息。

2. 创造氛围　鼓励患儿父母控制自己的情绪，避免说一些消极负性情绪的话，避免出现争吵等，使患儿不受父母消极情绪的影响，创造温馨和谐的家庭氛围。

3. **关心理解**　以温暖、关切的态度对待患儿家长，尽量站在家长角度考虑问题。患儿家长不能或不愿意用语言交流时，可通过采取观察获得的方式作为信息的主要来源，还可以表明护理人员对家长真诚的关心和感兴趣。

复习思考

1. 小强，男，3 岁。其体格和智能发育正常，护理体检结果为体重 14kg，身高 93cm。与游戏活动形式不相符的一项是（　　　）

 A. 玩水、沙土、橡皮泥等

 B. 在纸上随意涂画

 C. 随音乐手舞足蹈

 D. 唱简单的儿歌

 E. 做复杂的模型

2. 与患儿沟通的语言技巧不包括（　　　）

 A. 使用肯定语句 B. 真诚理解 C. 注意沟通效果

 D. 不必保护隐私 E. 适时使用幽默

（3 ～ 5 题共用题干）

9 个月的宝宝，因患肺炎而入院，入院当天患儿哭闹不止，不愿离开母亲。

3. 此时该患儿主要的心理压力来源是（　　　）

 A. 躯体形象改变 B. 缺乏对疾病的认识 C. 中断学习

 D. 离开亲人和接触陌生人 E. 失眠，做恶梦

4. 该患儿主要的身心反应是（　　　）

 A. 分离性焦虑 B. 谵妄 C. 痴呆

 D. 担心 E. 攻击别人

5. 对该患儿进行心理护理时，错误的是（　　　）

 A. 首次接触患儿时和母亲谈话

 B. 突然从父母的怀抱中将患儿抱走

 C. 尽量固定护士以便连续护理

 D. 了解患儿住院前的生活习惯

 E. 保持与患儿父母密切联系

项目四　住院患儿及其家庭的心理护理

【学习目标】
1. 掌握住院患儿的心理护理。
2. 熟悉不同疾病患儿的心理护理。
3. 了解住院患儿的家庭支持。

案例导入

小明，女，2岁，入院后拒绝用勺子吃饭，坚持用奶瓶进食。请问如何解释小明的这种行为？

住院是一种不愉快的经历，对小儿的心理和身体都会造成很大影响。刚入院的患儿通常会对陌生的环境、陌生的人群、医疗设备、紧张的气氛及噪音不能适应，持续啼哭或沉默不语。随着病情的好转和和医护人员建立了感情，小儿逐渐适应了住院环境，但此时又因为不了解治疗过程，尤其是某些侵入性的治疗，小儿会产生不同程度的恐惧和抵抗情绪。此外住院使患儿和家庭的日常生活被打乱，致使小儿适应社会生活的能力减低。住院患儿的基本护理目标是尽量缩短小儿对医院的适应时间，最大限度地减少对其身心的影响。

一、住院患儿的心理反应及护理

不同年龄阶段的患儿对疾病和住院的理解不同，具体如下。

（一）婴儿期

1. 心理反应　婴儿期是小儿身心发育最快的时期，对住院的反应随月龄增加而有所不同。

（1）6个月以内的婴儿，如生理需要获得满足，一般比较平静，较少哭闹。婴儿出生2个月后，开始注视母亲的脸并微笑，母婴感情不断加深，而住院常使这一过程中断，同时，婴儿所需要的外界刺激减少，感觉及运动的发育将受到一定影响。

（2）6个月后婴儿开始认生，对母亲或抚育者的依恋性越来越强。对住院的主要反应是分离性焦虑（separation anxiety），即婴儿与其父母或最亲密的人分开所表现出来的行为特征，可有哭闹不止、寻找父母、避开和拒绝陌生人，亦可有抑郁、退缩等表现。

2. 护理要点

（1）尽量减少患儿与父母的分离，多与患儿接触，呼唤其乳名，使之对护士从逐渐熟悉到产生好感。

（2）满足患儿的生理需要。对小婴儿特别要多给予抚摸、拥抱、微笑，提供适当的颜色、声音等感知觉的刺激，协助进行全身或局部的动作训练，维持患儿正常的发育。

（3）向家长了解并在护理中尽量保持患儿住院前的生活习惯，可把患儿喜爱的玩具或物品放在床旁。通过耐心、细致的护理，使患儿感到护士像亲人一样爱自己，从而建立和发展信任感。

（二）幼儿期

1. 心理反应　幼儿对母亲的依恋变得十分强烈，对住院误认为是惩罚，因对医院环境不熟悉、生活不习惯，而缺乏安全感，并且害怕被父母抛弃，由此产生分离性焦虑。由于语言表达能力及理解能力有限，使他们易被误解和忽视，从而感到苦恼。幼儿自主性开始发展，但住院往往使他们受到约束，因而产生孤独感和反抗情绪。各种心理反应，使患儿拒绝接触医护人员。具体表现为 3 个阶段：

（1）反抗　哭闹，采用打、踢、跑等行为，寻找父母，拒绝他人的劝阻、照顾。

（2）失望　因不能找到父母而悲哀、沮丧，对周围事物不感兴趣。部分小儿出现退化现象，即小儿倒退出现过去发展阶段的行为，如尿床、吸吮奶嘴和过度依赖等，这是小儿逃避压力常用的一种行为方式。

（3）否认　长期与父母分离者可进入此阶段。即把对父母的思念压抑下来，克制自己的情感，能与周围人交往，以满不在乎的态度对待父母来院探望或离去。

2. 护理要点

（1）鼓励父母陪伴及照顾患儿，尽量固定护士对患儿进行连续的、全面的护理。以患儿能够理解的语言讲解医院的环境、生活安排，了解患儿表达需要和要求的特殊方式，尽可能保持患儿住院前的生活习惯，尤其是睡眠、进食习惯等。

（2）允许患儿表达自己的情绪，接受其退化行为，并向其父母做适当的解释。允许患儿留下心爱的玩具、物品和一些能引起回忆的东西如照片、家人讲的故事书、唱歌的录音带等。

（3）运用语言与非语言沟通技巧，多与患儿交谈，以保持患儿语言能力的发展，达到互相理解。提供与患儿发育相适宜的活动机会，创造条件鼓励其自主表达。

（三）学龄前期

1. 心理反应　学龄前期小儿住院期间，迫切希望得到父母的照顾和安慰，如与父母分离，同幼儿一样会出现分离性焦虑，但因智能进一步发展，表现较温和，如悄悄哭泣、难以入睡，能把情感和注意更多地转移到游戏、绘画等活动中。此阶段患儿可有恐惧心理，缘于对陌生环境的不习惯，对疾病与住院的不理解，尤其惧怕因疾病或治疗而破坏了身体的完整性。

2.护理要点

（1）鼓励家长参与治疗和护理计划，关心、爱护、尊重患儿，尽快熟悉患儿。介绍病房环境及其他患儿，帮助其减轻陌生感。

（2）根据患儿病情组织适当游戏、绘画、看电视、讲故事等活动，通过活动，以患儿容易理解的语言，讲解所患的疾病、治疗的必要性，使患儿清楚疾病和住院治疗不会对自己的身体构成威胁；通过参与愉快的活动，帮助患儿克服恐惧心理，促进其正常的生长和发育。

（3）在病情允许时，给患儿自我选择的机会，鼓励他们参与自我照顾，以帮助树立战胜疾病的信心。

（四）学龄期

1.心理反应 学龄期小儿已进入学校学习，学校生活在他们心目中占有相当的位置，因住院而与学校及同学分离，会感到孤独，并担心学业落后。因对疾病缺乏了解，患儿忧虑自己会残疾或死亡；因怕羞而不愿配合体格检查；也有的患儿惟恐因自己住院给家庭造成沉重的经济负担而感到内疚。由于此阶段患儿自尊心较强、独立性增加，所以，尽管他们的心理活动很多，但表现比较隐匿，可能努力做出若无其事的样子来掩盖内心的恐慌。

2.护理要点

（1）根据患儿的需要，并以患儿能理解的语言，提供有关疾病及住院的知识，解除患儿的疑虑，取得患儿的信任，密切护患间的关系。

（2）与患儿及其家长共同计划一日生活安排，只要情况允许，鼓励患儿尽快恢复学习，协助患儿与同学保持联系，交流学校及学习情况。身体检查及各项操作时，采取必要的措施维护患儿的自尊。

（3）提供自我护理的机会，发挥他们独立性，引导他们安心、情绪稳定地接受治疗。

（五）青少年期

1.心理反应 青春期少年的个性基本形成，住院后常常不愿受医护过多的干涉，心理适应能力加强但情绪容易波动，也易出现日常生活被打乱的问题。

2.护理要点

（1）运用沟通交流技巧建立良好的护患关系，增加患儿的安全感，亦使患儿充分表达其情绪反应。

（2）与患儿及其家长共同制订时间表，根据病情安排治疗、学习、锻炼、娱乐活动等。对于长期住院的患儿，可在日历上标注特殊事件的日期和时间，如喜爱的电视节目、朋友或亲戚探视、节日及生日等，特别是治疗方面的变化。

（3）在执行治疗护理措施时，提供给患儿部分选择权，通过强调患儿的个人能力，否定不合作或消极行为，来强化患儿的自我管理能力。

二、住院患儿家庭的心理反应与护理

（一）家庭对患儿住院的反应

少儿患病和住院打破了家庭的正常生活，尤其是当诊断不明确或病情比较严重时，家庭成员尤其是母亲受的刺激最大，她会将小儿患病归罪于自己的过失。目睹患儿遭受困扰对家长而言是极其痛苦的，并且由于对患儿的预后顾虑重重，家长可能会焦虑、担心，严重时会产生心理障碍，以至于影响生理功能，造成内分泌失调及心血管、消化、呼吸系统功能的紊乱。部分患儿病程长、预后不良、家庭缺少经济或社会的支持等，都增加了家长适应的难度。

对于有多个孩子的家庭，一个孩子的住院打破了其余孩子的生活娱乐习惯，家长们常全神贯注于患儿而忽视了他的兄弟姐妹。兄弟姐妹们可能会为过去与患儿打架或对其刻薄而感到内疚，并认为他们在引起患儿的疾病中起到了不好的作用。随着患儿住院时间的延长，家庭角色和日常生活的改变，兄弟姐妹可能会感到焦虑和不安，并可能妒忌患儿独占了父母的注意力。此时，恰当的心理支持，可帮助他们很好地应对这种改变。

（二）住院患儿的家庭支持

在住院过程中，医护人员与患儿家长的关系会影响家庭的氛围，进而影响患儿的康复。医护人员如果以热情、客观、理解、关心的态度与患儿家长传递各种信息，家长就会不同程度地减轻紧张、焦虑的心理，与医护人员建立信任关系，减少家庭对患儿住院的不良反应，有利于医护工作的进行，更好地促进患儿的康复。因此，儿科护理应该是以家庭为中心的护理，通过优先考虑家庭的价值和需要、促进家庭合作、强化家庭整体的力量来为家庭提供支持。

1. 对患儿父母的情感支持　对患儿父母的情感支持包括经常陪伴并与之沟通，接受父母语言和非语言信息。虽然有时候护士不能给予患儿父母直接的支持，但可通过陪伴患儿，让其父母有独处时间；或安排家庭其他成员探视，使患儿父母得到休息。护士也可以通过指导父母如何照顾患儿、照顾家庭等来减轻父母的责任；组织家长共同讨论孩子住院后的感受、体会和顾虑，为家长提供支持。护士还应提供机会让患儿父母表达悲伤、内疚、愤怒等情感，并帮助其明确产生这些感觉的原因，从而选择适当的应对方式。

2. 对患儿兄弟姐妹的情感支持　对患儿兄弟姐妹提供恰当的心理支持，能使他们很好地应对因患儿住院而带来的家庭改变。对患儿兄弟姐妹的帮助可以是直接的，也可以是间接的。直接措施包括：非传染性疾病允许兄弟姐妹或伙伴探视，并参与对患儿的护理；鼓励兄弟姐妹或伙伴和父母共同参与患儿的活动，如家庭聚餐或集体游戏等；通过集体讨论兄弟姐妹的感觉来评估他们的适应能力，并制订相应护理措施。间接护理包括：帮助父母理解、应对患儿兄弟姐妹所经历的反应。

3.对患儿家庭的信息支持　疾病和住院给患儿及家庭成员提供了一个了解自己的身体、健康知识以及医务人员的良好机会。因此，应为家庭提供信息支持，让家庭成员清楚地了解事情将会怎样、他们应该怎么做。护士还可通过回答家长的问题，帮助其了解患儿的状况。提供信息时，要注意因人而异，选择适当的时间和方法。

（三）不同疾病患儿及其家庭的心理护理

1.慢性病患儿及其家庭的心理护理

（1）心理反应　当小儿患慢性疾病时，小儿及家庭需要去面对孩子的缺陷，去适应接纳一个不健康的儿童及所带来的其他情况，这都会对他们的生活或心理方面产生各种影响。患儿常表现为：情绪不稳定、猜忌心增强，如自控能力减低，爱发脾气；对周围环境和事物过分敏感，好猜忌。自我意识增强，因家长对患儿的过分保护，使其自认为是家庭的中心，常对父母提出过分的要求；行为幼稚化以及对社会生活的期望值过高或退缩等。家长在得知小儿患病后，他们常经历否认、愤怒、磋商、抑郁和接受等几个阶段的反应。照顾患儿时可能会表现出过度保护或纵容的行为，也可能会过分苛求孩子向正常小儿一样生活。而这些都会对患儿产生不良影响，不利于患儿的发展及疾病的治疗。

（2）护理要点

①对患儿的照顾尽量"正常化"，以利于促进其生长发育，使患儿达到最大的生长潜能。

②帮助家长适应和接受患儿。鼓励他们表达内心的恐惧、忧虑，支持家庭成员之间的沟通。

③家长应以一种平常心态对待患儿，对患儿既不过度保护，也不过分苛求。以避免依赖感，增强自我意识。鼓励患儿完成自己力所能及的日常活动与学习，以免造成自卑和退缩心理。

④为家长和年长儿提供必要的知识，如有关疾病的护理、预防及简单的鉴别急性发作和并发症的知识；传染病的隔离消毒知识；以及一些简单、常用的实验检查等。这样有利于家长更多地了解病情，更好地护理患儿。

2.濒死患儿及其家庭的心理护理

（1）不同年龄阶段患儿对死亡的认识　小儿对死亡的认识是与其认知水平的发展密切联系的。不同年龄的小儿对死亡的认识和反应是不同的。婴幼儿不理解死亡是什么，濒死患儿往往用哭闹来表达他们的不舒服。学龄前儿童对死亡有一定的认识，但他们往往认为死亡是暂时的，像睡觉一样，不知道死后不能复生。他们还会将死亡与自己的不良行为联系在一起，认为是对自己的一种惩罚。因此，他们害怕与父母分离，认为只要有父母在身边，就感到一切安全。学龄期儿童对死亡有了更多的认识，逐步了解死亡的概念。他们开始懂得死亡是生命的终结，是普遍存在的，是不可避免的，开始惧怕死亡。青少年对死亡的认识与成人相似，但他们很难接受生命的终止，特别害怕在自己的愿望还未实现前就死亡。

（2）家庭对濒死患儿的反应　濒死患儿父母的心理反应过程常经历否认、震惊，愤怒，协议或磋商，抑郁，接受等五个阶段。当父母听到自己的孩子濒临死亡的消息时，首先的反应是不接受，认为这是不可能的事，"那不是我的孩子"。他们会不顾一切地四处为孩子求医，而忽略了对患儿的照顾。当濒死的事实无法否认时，他们会感到"不公平"，"为什么会是我的孩子"。他们往往会把这种愤怒和怨恨发泄到医生、护士及周围人的身上。同时也责备自己没有照顾好孩子，感到内疚。此时家长对医院抱有过高期望，祈求医生、护士甚至神灵，只要能治愈孩子的绝症，家长愿做出任何牺牲和努力。当父母意识到将要发生的一切，表现出对将要失去自己的爱子的无比忧伤。他们往往不愿与任何人交谈，独自回忆过去。最后，父母意识到"那是没有办法的事"，逼迫自己接受事实。而往往是在孩子去世几年后父母才会接受这一现实。濒死患儿的心理反应也会经历以上五个阶段。但因患儿年龄的不同以及病情的变化而发生反复。每个阶段所经历的时间较短，年龄较小的患儿心理反应过程少于五个阶段。

（3）护理要点

①做好临终关怀：护理人员尽可能固定，有益于给患儿支持和安慰，并获得家长的信任。为濒死患儿提供良好全面的照顾，最大限度地减轻患儿的痛苦和不适，尽可能满足患儿的各种要求。

②理解、同情并帮助父母：鼓励父母多陪伴、搂抱和抚摩患儿。允许他们为患儿做其愿意做和力所能及的护理工作。护士还应主动地给父母提供护理患儿的指导。使他们得到心理上的安慰。患儿死后，护士应理解和同情患儿的父母，满足他们希望在患儿身边多停留一些时间的愿望。此外，有条件的医院，还可安排僻静的场所，让父母发泄和表达内心的悲愤。医护人员应给予适当的劝解和抚慰。为患儿做好尸体料理，动作轻柔，温暖体贴，维护患儿最后的尊严。

复习思考

1.逐步了解死亡的概念，知道死亡是生命的终结，是普遍存在的、不可避免的阶段是（　　　）

A. 婴儿　　　　　　　　B. 幼儿　　　　　　　　C. 学龄前儿童

D. 10 岁以后　　　　　　E. 15 岁以后

2. 以下哪项不是濒死患儿父母的心理反应过程（　　）

　　A. 否认、震惊　　　　　B. 愤怒　　　　　　C. 妥协

　　D. 抑郁　　　　　　　　E. 接受

（3～5题共用题干）

男患儿，2岁，肺炎入院，与父母分开后脚踢医护人员，要逃跑回家。

3. 该患儿体温超过多少时给予物理降温（　　）

　　A. 37.5℃　　　　　　　B. 38.0℃　　　　　　C. 38.5℃

　　D. 39.0℃　　　　　　　E. 39.5℃

4. 下列物理降温的方法错误的是（　　）

　　A. 放置冰袋　　　　　　B. 冷湿敷　　　　　　C. 75% 乙醇擦浴

　　D. 温水浴　　　　　　　E. 冰盐水灌肠

5. 该患儿的身心反应是（　　）

　　A. 恐惧　　　　　　　　B. 苦恼　　　　　　　C. 分离性焦虑

　　D. 情绪改变　　　　　　E. 心理压抑

项目五　小儿用药护理

【学习目标】

1. 掌握小儿的用药护理。

2. 熟悉小儿常用药物的选择方法。

3. 了解小儿用药的计算方法。

案例导入

　　患儿 8 个月，因发热、咳嗽、烦躁、喘憋就诊入院，查体：体温 38.5℃，呼吸 60 次 / 分，脉搏 170 次 / 分，烦躁，喘憋较重，鼻翼扇动，口唇发绀，且进行性加重，心音低钝，两肺满布哮鸣音及湿罗音。诊断为"支气管肺炎合并心力衰竭"。按医嘱给患儿用强心甙时如何预防中毒反应？

　　药物治疗是防治疾病综合措施中的一个重要组成部分。由于小儿解剖、生理特点随其年龄增长而有差异，故对药物的反应亦不同。所以，小儿用药在药物选择、药物剂量、给药途径及间隔时间等方面，均应综合考虑机体特点，且小儿病情多变，因此对小儿用药须慎重、准确、针对性强，做到合理用药。

一、药物的选择

小儿各组织器官的功能发育均不成熟，用药应慎重选择，不可滥用。应结合小儿的年龄、病情有针对性地选择药物，注意观察用药效果和毒副反应。

（一）抗生素

抗生素是儿科临床最常用的药物之一，主要对由细菌引起的感染性疾病有较好的治疗效果。在使用中要严格掌握适应证，针对不同细菌、不同部位的感染，正确选择用药，保证适当的用量、足够的疗程，不可滥用，因抗生素在作用强、疗效好的同时，亦存在某些毒副反应，如氯霉素可抑制造血功能、链霉素能损害听神经、喹诺酮类药物影响软骨发育等。较长时间应用抗生素，使体内微生态紊乱，容易造成肠道菌群失调，甚至引起真菌和耐药性细菌感染。

（二）退热药

发热为小儿疾病常见症状，通常用对乙酰氨基酚和布洛芬退热。可反复使用，但剂量不可过大。婴儿期多采取物理降温及多饮水等措施。不宜过早、过多地应用退热药物。复方解热止痛片对胃有一定的刺激性，可以减少白细胞数目，导致再生障碍性贫血、过敏等不良反应，大量服用时会因出汗过多、体温骤降而导致虚脱，婴幼儿应禁用此类药物。

（三）镇静止惊药

患儿出现高热、烦躁不安、惊厥时，常选用镇静止惊药，可使其安静休息，解除惊厥，利于恢复。常用药物有苯巴比妥、水合氯醛、地西泮等。使用中应注意观察呼吸情况，以免患儿发生呼吸抑制。

（四）止咳、祛痰、平喘药

婴幼儿呼吸道感染时多有咳嗽，分泌物多，痰不易咳出。咳嗽时，一般不首先使用镇咳药，而应用祛痰药口服或雾化吸入法稀释分泌物，配合体位引流排痰，使之易于咳出。对哮喘患儿提倡局部吸入 β_2 受体激动剂类药物，必要时使用氨茶碱平喘，但该药可引起精神兴奋，应慎用并于使用时加强护理观察。

（五）泻药与止泻药

小儿便秘较少使用泻药，常以增加饮食中蔬菜、水果或蜂蜜，或者使用开塞露外用药等方法通便。小儿腹泻由多种原因引起，治疗方法除根治病因外，可采用口服或静脉滴注补充液体，以满足身体所需；维持水、电解质平衡。可适当使用肠黏膜保护药物，同时加用活菌制剂，如乳酸杆菌、双歧杆菌，以调节肠道微生态环境。小儿腹泻一般不用止泻药，以免因肠蠕动减少，增加肠道内毒素的吸收，使全身中毒症状加重。

（六）糖皮质激素

糖皮质激素临床应用广泛，多与相关药物配合使用，起到抗炎、抗毒、抗过敏等作用。应严格掌握使用指征，剂量与疗程应适当。在诊断未明确时避免滥用，以免掩盖病情。不可随意减量或停药，防止出现反弹现象。较长期使用可抑制骨骼生长，影响蛋白质、脂肪及糖的代谢，降低机体免疫力，也可引起血压增高和库欣综合征；尚可导致肾上腺皮质功能衰竭。此外，水痘患儿禁用激素，以防病情加重，激素治疗过程中发生水痘应停用或减量。

二、药物的剂量计算

（一）按体重计算

按体重计算药物剂量法是目前临床应用广泛和最基本的药物剂量计算方法。其计算公式为：

每日（次）需用剂量＝每日（次）每千克体重所需的药量×患儿体重（kg）

患儿体重应以实际测得的值为准。若计算结果超出成人剂量，则以成人量为限。

（二）按体表面积计算

由于许多生理过程（如心搏出量、基础代谢）与体表面积关系密切，按体表面积计算药物剂量较其他方法更为准确，但计算过程相对复杂。计算公式为：

每日（次）剂量＝每日（次）每平方米体表面积所需药量×患儿体表面积（m^2）。

小儿体表面积可按下列公式计算：

＜30kg 小儿的体表面积（m^2）＝体重（kg）×0.035＋0.1

＞30kg 小儿的体表面积（m^2）＝[体重（kg）–30]×0.02＋1.05

（三）按年龄计算

有些药物剂量幅度大，不需精确计算，可采用简便易行的按年龄计算的方法。如止咳糖浆、营养类药物按每次每岁 1mL 给药，最多一次不超过 10mL。

（四）按成人剂量折算

不作常规使用的计算方法，只限于某些未提供小儿用药剂量的药物，所得的剂量多偏小。计算公式为：小儿剂量＝成人剂量×小儿体重（kg）/50。

以上方法在实际应用时，要全面考虑小儿的生理特点、所患疾病及其病情轻重，结合患儿具体情况，确定具体用药剂量。对于新生儿和小婴儿，因肾功能较差，一般用药剂量要偏小。但对新生儿耐受较强的药物如苯巴比妥则可适当加大剂量。重症比轻症使用药物剂量要大。同一种药物在治疗不同疾病时剂量可有较大差异，如用青霉素治疗化脓性脑膜炎时，其剂量较治疗一般感染时要增大几十倍。给药途径也影响药物剂量。一般来讲，口服药物剂量要大于静脉注射剂量。

三、给药方法

（一）口服法

口服法是临床普遍使用的给药方法，对患儿身心的不良影响小，只要条件许可，尽量采用口服给药。对儿童应鼓励并教会其自己服用药物；对婴儿可将药片研碎加糖水调匀，若用小药匙喂药，则从婴儿的口角处顺口颊方向慢慢倒入药液，待药液咽下后方可将药匙离开，以防患儿将药物吐出；喂药时最好抱起小儿或抬高其头部后喂服，以防呛咳。

（二）注射法

注射法多用于急、重症患儿及不宜口服药物的患儿。常采用肌内注射、静脉推注及静脉滴注法。其特点是能快速显效，但易造成患儿恐惧。应在注射前做适当解释、注射中给予鼓励。一般选择臀大肌外上方，对不合作、哭闹挣扎的婴幼儿，可采取"三快"（即进针、注药及拔针均快）的特殊注射方法，以缩短时间，防止发生意外。肌内注射次数过多易造成臀肌损害，使下肢活动受影响，应引起重视并尽量避免。静脉推注多用于抢救，在推注时速度要慢，并密切观察，勿使药液外渗。静脉滴注不仅用于给药，还可用于补充水分及营养、供给热量等，在临床应用较为广泛，需根据患儿年龄、病情等调控滴速，保持静脉的通畅。

（三）外用法

以软膏为多，也可有水剂、混悬剂、粉剂及膏剂等，根据不同的用药部位，可对患儿手进行适当约束，以免药物误入眼、口而发生意外。

（四）其他

雾化吸入较常应用，灌肠给药及含剂、漱剂在小儿时期使用不便，故应用较少。

复习思考

1. 高热患儿可重复使用阿司匹林降温，但应注意间隔时间（   ）

    A. 1 小时   B. 2 小时   C. 3 小时

    D. ＞4 小时   E. ＞6 小时

2. 滴喂法适用于（   ）

    A. 吸吮能力较弱的小儿   B. 足月小婴儿   C. 低出生体重儿

    D. 足月新生儿   E. 早产儿

（3～5 题共用题干）

小亮，男，5 岁。因患肺部感染，按医嘱需用阿米卡星（阿米卡星）治疗。已知阿米卡星针剂（粉剂）每瓶 0.2g，小儿用量为每日 4mg/kg，每日 2 次，肌内注射。

3. 该小儿体重为（　　）

　　A. 10kg　　　　　　　　B. 12kg　　　　　　　　C. 14kg

　　D. 16kg　　　　　　　　E. 18kg

4. 若用 5mL 注射用水稀释，则每 mL 内含阿米卡星为（　　）

　　A. 40mg　　　　　　　　B. 60mg　　　　　　　　C. 80mg

　　D. 100mg　　　　　　　E. 120mg

5. 该小儿 1 日应用的剂量是（　　）

　　A. 72mg　　　　　　　　B. 82mg　　　　　　　　C. 92mg

　　D. 102mg　　　　　　　E. 112mg

扫一扫，知答案

实践三　儿科医疗机构

【目的】

　　通过实训、情景模拟和临床见习，熟练掌握儿科病房的组织机构及特点以提高学生临床工作能力和职业素质，以适应现代儿科护理工作的需要。

【准备】

　　1. 医院见习　　医院儿科病房或社区卫生服务中心。

　　（1）带教老师　　提前与所见习的医疗机构联系好。

　　（2）学生　　预习儿科病房组织机构及特点的相关知识，按护士标准着装整齐，准备好见习必备物品。

　　2. 示教室情景模拟　　示教室准备：多功能模拟病房、多媒体教学设备等。

【方法与过程】

　　1. 医院见习　　医院儿科病房或社区卫生服务中心。

　　由带教老师组织学生见习医疗机构，每 5～6 名学生为一小组，课后讨论儿童病房的组织机构及特点。

　　2. 示教室情景模拟

　　（1）带教老师根据示教室的情景模拟讲解儿科病房的组织机构及特点。

　　（2）学生角色扮演患者入院。

　　（3）分组讨论：针对情景模拟评论。

　　（4）带教老师总结，纠正错误，补充不足，回答疑问。

【小结】

1.带教老师对本次实践课进行汇总和小结。

2.评估学生医院见习情况及情景模拟的表现，评价学生对知识的掌握程度及处理问题的能力。

3.布置作业：写出该次实训报告。

4.带教老师填写《儿科护理》综合技能考核评分表。

实践四　小儿常用药物剂量的换算和配制

【目的】

实训、情景模拟和临床见习，熟练掌握小儿常用药物剂量的换算和配制，提高学生临床工作能力和职业素质，以适应现代儿科护理工作的需要。

【准备】

示教室情景模拟

（1）物品准备　注射器、皮肤消毒液、棉签、砂轮、开瓶器、弯盘、记录本、笔等。

（2）示教室准备　多功能模拟病房、多媒体教学设备等。

（3）患儿准备　学生模拟。

【方法与过程】

示教室情景模拟：

（1）临床病例　王博，男，2岁。发热、鼻塞、轻咳1天，夜间突然抽搐1次，表现为头后仰，双眼上翻，四肢呈强直性抽搐，持续2～3分钟后缓解，无呕吐。查体：体温39.8℃，心、肺、腹无异常，颈软无抵抗。脑膜刺激征（一）。结合其他检查医生诊断为高热惊厥。医嘱地西泮3mg，请问如何抽取？

（2）学生分组进行药物计算及抽吸练习。

（3）带教老师总结，纠正错误，补充不足，回答疑问。

【小结】

1.带教老师对本次实践课进行汇总和小结。

2.评估学生表现，评价学生对知识的掌握程度及处理问题的能力。

3.布置作业：写出该项实训计划。

4.带教老师填写《儿科护理》综合技能考核评分表。

扫一扫,看课件

模 块 六

儿科常用护理技术

项目一　儿科一般护理技术

【学习目标】

1. 掌握儿科一般护理技术操作步骤和注意事项。

2. 熟悉儿科一般护理技术、护理准备。

3. 学会运用儿科一般护理技术对患儿进行护理。

案例导入

男婴,出生3天,足月顺产,正常新生儿。请使用儿科一般护理技术对其进行护理。如该男婴在会阴部出现皮肤发红并有散在斑丘疹该如何处理?为促进该男婴的大脑进一步发育可以在何时采取何种护理措施?

儿科一般护理技术有一般测量法、儿童床使用、臀红护理、婴儿沐浴、婴儿抚触、约束法、更换尿布法。

一、一般测量法

(详见模块二)

二、儿童床使用

1. 目的　保持病室清洁、整齐、美观,准备舒适、整洁的床位。

2. 准备

(1)护士准备　评估床单位设施是否完好,床上用物是否洁净、齐全,小儿的年龄、一般状况，是否进食或食疗，儿童情况，观察臀部皮肤状况。操作前洗手。

（2）物品准备　儿童床（四周有栏杆，栏杆的高度为45～50cm，杆与杆之间的距离为7cm，两侧床栏杆都能上下拉动）、床垫、床褥、大单、毛毯或棉被、被套、枕芯、枕套、橡胶单及中单、床旁桌、床旁椅、床刷及刷套，将用物按使用的顺序放置。

（3）环境准备　室内整洁，温、湿度适宜，空气新鲜。

3. 操作步骤

（1）核对床号姓名。

（2）铺床，铺床时需要放下两侧床档，铺完后拉起床档，其他操作步骤同《护理学基础》里的铺床法。

（3）更换小儿床单。将物放置于床旁椅上，搬椅至床位，放下近侧床单，松开脏大单、橡胶单及中单，根据小儿情况更换尿布并协助排尿后，洗净双手；将能坐起的小儿抱至床尾与对侧床单的三角区内，暂用中单稍加约束于床单；将不能坐起的小儿用大毛巾将其暂时全身约束，横放于床位处；除去脏被套，放于床下横杆处，将棉被放于床旁椅上；将大床单从床头向床尾卷折至小儿身旁，扫净床褥，铺好床头的清洁大单、橡胶单及中单；抱小儿到铺好的清洁大单上，撤掉脏大单，并铺好床尾部的大单。转至对侧，同法铺好大单、橡胶单及中单；套好被套，将其盖在小儿身上，换好枕套放于床头，拉起床档。床旁桌及床旁椅移回原位；整理用物，洗手。

4. 注意事项

（1）铺婴儿床时，被筒应小而紧，以达到保暖作用。

（2）更换小儿床单时，动作轻巧、迅速，注意安全，避免小儿着凉，小儿进食时或治疗时应暂停更单。床档与床垫间不可宽于8cm，避免小儿陷入其中。

三、红臀护理

1. 目的　保持儿童臀部皮肤清洁、干燥和舒适，预防皮肤破损和尿布性皮炎。

2. 准备

（1）护士准备　评估儿童情况，观察臀部皮肤状况；操作前洗手。

（2）物品准备　尿布、盛温开水的面盆、小毛巾、尿布桶、棉签、药物（紫草油、3%～5%鞣酸软膏、氧化锌软膏、鱼肝油软膏、康复新溶液、咪康唑霜等）、弯盘、红外线灯或鹅颈灯。

（3）环境准备　关上窗户，保持屋内适宜的温度和湿度。

3. 操作步骤

（1）携用物至床旁，放下一侧床栏，将尿布折好，放于床边备用。

（2）清洗臀部。轻轻掀开患儿下半身被盖，解开污湿尿布，用上端尚洁净处的尿布轻拭会阴及臀部,对折盖上污湿部分垫于臀下。用手(避免用小毛巾直接擦洗)蘸温水(禁用肥皂)清洁臀部,并用软毛巾吸干水分,取出污湿尿布,卷折放入尿布桶内。

(3)暴露或照射臀部。用清洁尿布垫于臀下,条件许可时将臀部暴露于空气或阳光下10～20分钟;重度臀红者可用红外线灯或鹅颈灯照射臀部10～15分钟,灯泡25～40W,灯泡距臀部患处30～40cm。

(4)局部涂药。暴露或照射后将蘸有油类或药膏的棉签贴在皮肤上轻轻滚动涂药,用后的棉签放入弯盘内。取出污染尿布,将污染部分卷折在内面,放入尿布桶。

(5)给患儿松兜尿布,整理衣服,盖好被子,拉好床档,洗手,记录。

4.注意事项

(1)重度患儿所用尿布应煮沸、消毒液浸泡或阳光下暴晒。

(2)暴露时应注意保暖,一般每日2～3次。

(3)照射臀部时必须有护士守护,避免烫伤;如是男孩用尿布遮住会阴部。

(4)根据臀部皮肤受损程度选择油类或药膏 轻度臀红者,用温水清洁皮肤后局部涂护臀霜、鞣酸软膏或紫草油,也可使臀部暴露于空气或阳光下10～20分钟,之后再涂药,每日2～3次;重度臀红者,可用红外线灯或鹅颈灯照射,灯泡25～40W,灯泡距臀部患处30～40cm,照射10～15分钟,每日2～4次。烤灯时应有护士守护患儿,避免受伤,烤灯后局部涂紫草油或康复新溶液。继发细菌或真菌感染时,先用0.02%高锰酸钾溶液洗净吸干,然后涂硝酸咪康唑霜,每日2次,用至局部感染控制。

(5)涂抹油类或药膏时,不可在皮肤上反复涂擦,以免加剧疼痛和导致脱皮。

四、婴儿沐浴法

1.目的 使婴儿舒适,皮肤清洁,并协助皮肤的排泄和散热,促进血液循环。

2.准备

(1)护士准备 评估婴儿病情,观察全身皮肤状况;操作前洗手、穿防水围裙。

(2)物品准备 婴儿尿布、衣服、大毛巾被、小毛巾被及包布、系带、面巾1块、浴巾2块(擦浴时再加浴毯1条)、浴盆2个、盆套2个、婴儿磅秤;护理篮内有梳子、指甲刀、无菌棉签、消毒液状石蜡、75%乙醇、碘伏消毒液、2%～5%鞣酸软膏、爽身粉、婴儿皂或婴儿沐浴露、水温计;每个浴盆内放2/3温热水,洗时水温冬季38～39℃,夏季37～38℃,备水时水温高2～3℃,另外,备用水罐内放50～60℃热水备用。其他:必要时准备床单、枕套、磅秤等。

(3)患儿准备 盆浴于喂奶前或喂奶1小时后进行,以防呕吐或溢奶。

(4)环境准备 关闭病室内门窗,调节室温在26～28℃。

3. 操作步骤

（1）抱小儿至盆浴处，将用品带至床旁，把准备更换的衣物按顺序摆好，澡盆放床旁凳上（有条件的放操作台上）。

（2）将盖被三折至床尾，脱去衣服，核对腕带，评估全身皮肤。用大毛巾包裹患儿全身，保留尿布。

（3）擦洗面部，用单层面巾擦眼（由内眦向外眦），更换面巾部位以同法擦另一眼，同时擦耳，最后擦面部，禁用肥皂，用棉签清洁鼻孔。

（4）擦洗头部，抱起婴儿，将左手托住婴儿枕部，躯干夹于护理者腋下，左手拇指和中指分别将双耳郭向前折，堵住外耳道，以防止水流入耳内（图 6-1）。右手将沐浴露挤于手上，洗头、颈、耳后，用清水冲洗擦干，如较大婴儿，可用前臂托住婴儿上身，将下半身托于护理者腿上。

（5）盆底铺垫一块浴巾，以免婴儿滑跌入盆内，解开大毛巾，将尿布解开，取下放入尿布桶内，护士左手握住婴儿左臂靠近肩处使其颈枕于护理者手腕处，以右前臂托住婴儿左腿，用右手握住患儿左腿靠近腹股沟处使其臀部位于护理者手掌上，轻轻放于水中，用另一块浴巾洗（图 6-2）。

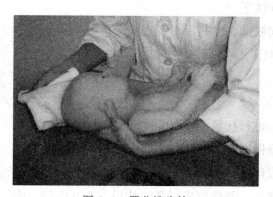

图 6-1 婴儿洗头法

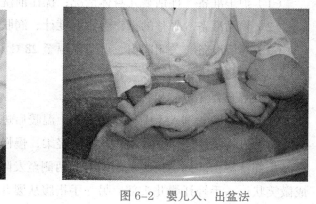

图 6-2 婴儿入、出盆法

（6）用右手抹肥皂按顺序洗颈下、臂、手、胸、背、腹、腿、脚、会阴、臀部，随洗随冲净。在清洗过程中，护士左手始终握牢婴儿，只在洗背部时，左、右手交接婴儿，使婴儿头靠在护士的右手臂上。注意观察皮肤情况，洗净皮肤皱褶处，如颈部，腋下，腹股沟，手、足指趾缝等。

（7）将婴儿移至另一浴盆内，净水清洗头部以下身体部位。

（8）洗毕，迅速将婴儿依照放入水中的方法抱出，用大毛巾包裹全身并吸干水分，检查全身各部位，给予相应的处理。在颈部、腋下皮肤皱褶处涂适量爽身粉，臀部涂护臀霜或鞣酸软膏，必要时用液状石蜡棉签擦净女婴大阴唇及男婴包皮处污垢。

（9）根据需要测体重、做脐部护理。

（10）穿好衣服，垫上尿布，必要时修剪指甲、更换床单。将婴儿送回母亲身旁，再次核对腕带。整理用物，洗手，记录。

4. 注意事项

（1）动作轻快，注意保暖，减少暴露。

（2）勿使沐浴露或水进入耳、眼内。

（3）在沐浴过程中用温柔的语言与婴儿沟通。

（4）浴后新生儿脐带尚未脱离者用 75% 乙醇或碘伏消毒液螺旋式擦拭脐带和脐窝 2 次。尿布皮炎按臀红护理法护理。

（5）头顶部有皮脂结痂时，可涂液状石蜡浸润，次日轻轻梳去结痂，再清洗之。

五、婴儿抚触法

1. 目的　增进婴儿与父母的情感交流，促进神经系统的发育，提高免疫力，加快食物的消化和吸收，减少婴儿哭闹，增加睡眠。

2. 准备

（1）护士准备　评估婴儿身体情况；操作前洗手。

（2）物品准备　平整的操作台、温度计、润肤油、婴儿尿布及衣服、包被。

（3）环境准备　关闭门窗，调节室温至 28℃。

3. 操作步骤

（1）解开婴儿包被和衣服。

（2）将润肤油倒入手中，揉搓双手，温暖后进行抚触。

（3）进行抚触操作时，动作开始要轻柔，慢慢增加力度，每个动作重复 4～6 次。

头部抚触：两拇指指腹从眉间滑向两侧至发际；两拇指从下颌部中央向两侧向上滑动成微笑状；一手轻托婴儿头部，另一手指腹从婴儿一侧前额发际抚向枕后，避开囟门，中指停在耳后乳突部轻压一下；换手，同法抚触另外一侧。

胸部抚触：两手掌分别从胸部的外下方，靠近两侧肋下处向对侧外上方滑动至婴儿肩部，交替进行。

腹部抚触：双手指分别按顺时针方向按摩婴儿腹部，避开脐部和膀胱。

四肢抚触：两手呈半圆形交替握住婴儿的上臂向腕部滑行，在滑行过程中，从近端向远端分段挤捏上肢；用拇指从手掌心按摩到手指，并从手指两侧轻轻提拉每个手指；同法依次抚触婴儿的对侧上肢和双下肢。

背部抚触：使婴儿呈俯卧位，以脊柱为中线，两手掌分别于脊柱两侧由中央向两侧滑行，从背部上端开始逐渐下移到臀部，最后由头顶沿脊椎抚触到臀部。

（4）包好尿布，穿衣。

（5）清理用物，洗手，记录。

4. 注意事项

（1）保持环境安静，室内温度适宜，抚触时注意与婴儿进行语言和目光的交流。

（2）婴儿抚触最好在婴儿盆浴后进行，时间为 10 ~ 15 分钟。注意用力适当，避免过轻过重；避免在饥饿和进食后 1 小时内进行。

（3）抚触过程中注意观察婴儿的反应，如果出现哭闹、肤色改变、兴奋性增加、肌张力提高等，应暂停抚触，反应持续 1 分钟以上应停止抚触。

六、全身约束法

1. 目的　限制患儿不得过多活动，以利诊疗；防止躁动不安的患儿发生意外。

2. 准备

（1）护士准备　评估患儿病情；做好家长说服、解释工作。

（2）物品准备　大毛巾或床单。

（3）环境准备　病床两侧拉上床栏。

3. 操作步骤

（1）全身约束法 1　折叠大毛巾（或床单），达到盖住患儿由肩至脚跟部的宽度；将患儿放在大毛巾中间，以大毛巾一边紧紧包裹患儿手足，上端掖于对侧腋下，下端拉平压在身下；将大毛巾另一边紧紧包裹另侧手臂，经胸压于背下（如患儿过于活动时，可用布带围绕两臂打活结系好）。

（2）全身约束法 2　折叠大毛巾（或床单），使宽度能盖住患儿由肩至脚跟部；将患儿放在大毛巾一侧，以其多的一边紧紧包裹患儿手臂，连同肩部从腋下经后背到达对侧腋下拉出，再包裹对侧手臂，压在身上；将大毛巾另一边包裹患儿，经胸压于背下。

4. 注意事项　结扎或包裹松紧适宜，因过紧可损伤皮肤、影响肢体血液循环、限制胸廓运动，而过松则失去约束意义；保持患儿姿势舒适，并注意定时短暂放松，防止疲劳；约束期间，随时注意观察局部皮肤颜色、温度、血液循环和胸廓起伏状况。

七、更换尿布法

1. 目的　保持儿童臀部皮肤清洁、干燥和舒适，预防皮肤破损和尿布性皮炎。

2. 准备

（1）护士准备　评估儿童情况，观察臀部皮肤状况；操作前洗手。

（2）物品准备　清洁尿布、尿布桶，必要时备面盆及温水、软毛巾、护臀霜；有尿布性皮炎者按臀部皮肤情况准备用物（棉签、弯盘、0.02% 高锰酸钾溶液、2% ~ 5% 鞣酸软膏、氧化锌软膏、紫草油、康复新溶液、咪康唑霜、烤灯等）。

（3）环境准备　病室温湿度适宜，避免空气对流。

3. 操作步骤

（1）携用物至床旁，放下一侧床栏，将尿布折好，放于床边备用。

（2）拉开儿童盖被，解开被大小便污染的尿布。

（3）手握住儿童的两脚轻轻提起，露出臀部；另一手用尿布洁净上端两角将会阴部及臀部从前往后擦净，并以此角盖上污染部分。

（4）取出污染尿布，将污染部分卷折在内面，放入尿布桶。

（5）将儿童抱起，一手托住儿童大腿根部及臀部，同侧前臂及肘部护住儿童腰背部，另一手用温水清洗臀部，用柔软毛巾吸干臀部，将儿童放回床上。

（6）握住儿童双脚并提起，将臀部略抬高，将清洁尿布的一端垫于儿童腰骶部，放下双脚，由两腿间拉出尿布另一端并覆盖于下腹部，系上尿布带。较大婴儿或尿量多者，可在三角形尿布上再垫一长方形尿片，女婴将加厚层垫在臀下，男婴将加厚层放在会阴部。

（7）整理衣服，盖好被子，拉好床档。

（8）洗手，记录。

4. 注意事项

（1）换尿布时，动作要轻快，避免暴露上半身。

（2）尿布包扎应松紧合适。

（3）对一次性尿裤过敏的儿童可选择透气、柔软、吸水性强的棉织品做尿布。棉布尿布清洁后应采用阳光下暴晒、煮沸或消毒液浸泡等方法进行消毒。

项目二　协助检查诊断的操作

【学习目标】

1. 掌握儿科协助检查诊断的操作步骤和注意事项。

2. 熟悉儿科协助检查诊断的护理准备。

3. 学会运用儿科协助检查诊断对患儿进行护理操作。

📖 案例导入

　　女婴，出生7天时被诊断为"脐炎"，后出现不吃、不哭、不动。请根据患儿情况完成静脉穿刺术取血送检以便明确诊断。

一、颈外静脉穿刺术

1. 目的　为 3 岁以下患儿或肥胖儿童静脉采血。

2. 准备

（1）护士准备　了解患儿病情、年龄、意识状态、心理状态；根据患儿的年龄做好解释工作；操作前洗手、戴口罩。

（2）物品准备　10mL 注射器、消毒液、纱布、胶布、根据检验目的试管。

（3）患儿准备　侧卧位。

（4）环境准备　同股静脉穿刺法。

3. 操作步骤

（1）按全身约束法包裹好患儿，抱至治疗室。

（2）患儿侧卧，助手两手臂约束患儿躯干及上肢，一手扶头、一手扶肩，使患儿肩部与治疗台边沿相齐，头部垂直于治疗台边缘下，露出颈外静脉（图 6-3）。

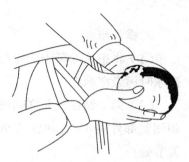

图 6-3　颈外静脉穿刺

（3）操作者站在患儿头端，常规消毒皮肤后，右手持注射器沿血液回心方向刺入皮肤，当患儿啼哭使颈外静脉怒张时，将针头刺入血管，左手慢慢抽回血，如无血抽出，可将针头缓缓后退，抽到血液后固定针头，抽取所需血量后拔出针头。

（4）用无菌棉球压迫局部 2 ～ 3 分钟后用胶布固定，将针头取下，根据检验需要分别将血液注入相应的容器内。

（5）送患儿回病房。

（6）整理治疗室。

4. 注意事项

严重心、肺疾病患者不宜用此法。有出血倾向者穿刺时应谨慎，拔针后延长加压时间；助手应随时观察患儿面色及呼吸情况，发现异常立即停止穿刺；新生儿因颈项短小，操作较困难，一般不用此法。

二、股静脉穿刺术

1. 目的　采静脉血标本，为诊断及治疗疾病提供依据。

2. 准备

（1）护士准备　评估患儿病情、年龄、意识状态、心理状态；根据患儿的年龄做好解释工作；操作前洗手、戴口罩。

（2）物品准备　10mL 注射器、消毒液、纱布、胶布，根据检验目的试管。

（3）患儿准备　仰卧位，固定大腿外展成蛙型，以便暴露腹股沟区（图 6-4）。

（4）环境准备　清洁、宽敞，操作前半小时停止扫地及更换床单。

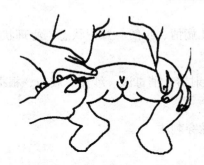

图 6-4　股静脉穿刺

3. 操作步骤

（1）将患儿仰卧于治疗台上，用小沙袋垫高穿刺侧臀部。用尿布包裹好会阴部，以免排尿时污染穿刺点。

（2）助手站在患儿穿刺对侧，用两前臂约束患儿躯干及上肢或用约束法约束之，使穿刺侧髋部外展 45°并屈膝约 90°，助手左手及前臂压住患儿左下肢，右手固定患儿的右膝关节处。

（3）操作者站在患儿足端或穿刺侧，用碘伏消毒操作者左手示指（包括甲沟）及患儿穿刺部位皮肤。

（4）在患儿腹股沟中、内 1/3 交界处，用左手示指触及股动脉搏动点后右手持注射器，在股动脉搏动点内侧 0.5cm 处垂直刺入，然后慢慢向上提针，边提边抽回血，有回血时固定针头，抽取所需血量后，拔出针头。

（5）棉球压迫针孔 5 分钟预防出血。如出血较多时，可更换棉球按压，并贴胶布固定。按检验目的放置血液。

（6）整理衣服，将患儿抱回病床。

（7）清理治疗室用物，标本及时送检。

4. 注意事项　有出血倾向或凝血功能障碍者禁用此法，以免引起内出血；穿刺失败，不宜在同侧反复多次穿刺；抽出鲜红色血液，提示穿刺误入股动脉，应立即拔出针头，压迫穿刺处 5～10 分钟至不出血为止；除垂直进针外，还可用斜刺法，即在腹股沟下方 1～3cm 处，以 30°～50°角刺入皮肤，向搏动点内侧刺去，然后缓缓向后退针，边退边抽回血，见回血可固定针头取血。穿刺后应观察局部有无活动性出血。腹股沟处易被大小便污染，因此穿刺前应充分进行皮肤消毒。建议尽量不用股静脉采血。

项目三　协助检查治疗的操作

【学习目标】

1. 掌握儿科协助检查治疗的操作步骤和注意事项。
2. 熟悉儿科协助检查治疗的护理准备。
3. 学会运用儿科协助检查治疗对患儿进行护理操作。

案例导入

患儿出生 3 天，早产，诊断为新生儿寒冷损伤综合征。请完成使用温箱为患儿复温并行头皮静脉输液法进行治疗。

一、小儿头皮静脉输液

婴幼儿的头皮静脉丰富，不滑动且易固定，且表浅易见，头皮静脉输液便于保暖，不影响患儿的肢体活动及其他诊疗和护理工作。常选用额上静脉、颞浅静脉及耳后静脉等。

1. 目的　补充水分、营养，维持体内水电解质平衡；使药物快速进入体内。

2. 准备

（1）护士准备　评估患儿病情、年龄、意识状态、对输液的认知程度、心理状态，观察穿刺部位的皮肤及血管状况；根据患儿的年龄做好解释工作；操作前洗手、戴口罩。

（2）物品准备　输液器、液体及药物；治疗盘准备：包括碘伏、棉签、弯盘、胶布（两条长、两条短）、头皮针、无菌巾、内放入已吸入生理盐水或 10% 葡萄糖的 10mL 注射器。

其他物品：一次性备皮刀、污物杯、肥皂、纱布、治疗巾、肢体固定板，必要时备沙袋或约束带。

（3）患儿准备　为患婴更换尿布，协助患儿排尿，顺头发方向剃净局部毛发，并清洁局部头皮。

（4）环境准备　清洁、宽敞，操作前半小时停止扫地及更换床单。

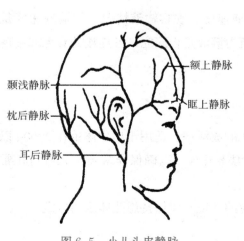

额上静脉
颞浅静脉
枕后静脉
耳后静脉
眶上静脉

图 6-5　小儿头皮静脉

3. 操作步骤

（1）根据医嘱将输液架带至床旁，为患儿选好静脉，更换尿布。工作人员洗手、戴口罩（对年长患儿及家长做好解释工作）。

（2）在治疗室内核对检查药液、输液器，按医嘱加入药物，并将输液器针头插入输液瓶塞内，关闭调节器。

（3）携用物至患儿床旁，核对患儿，再次查对药液，将输液瓶挂于输液架上，排尽空气。

（4）将枕头放在床沿，使患儿横卧于床中央，必要时全身约束法约束患儿。

（5）如两人操作，则一人固定患儿头部，另一人穿刺。操作者立于患儿头端，消毒皮肤后，用注射器接头皮针，排气后左手绷紧血管两端皮肤，右手持针在距离静脉最清晰点向后移 0.3cm 处将针头沿静脉向心方向平行刺入皮肤，然后将针头稍挑起，沿静脉走向徐徐刺入，见回血后推液少许，如无异常，用胶布固定。

（6）取下注射器，将头皮针与输液管相连接，调节滴速，并将输液皮条弯绕于患儿头上适当位置，胶布固定。

（7）整理用物，记录输液时间、输液量及药物。

4. 注意事项

（1）严格执行查对制度和无菌技术操作原则，注意药物配伍禁忌。

（2）针头刺入皮肤，如无回血，可用注射器轻轻抽吸以确定回血；因血管细小或充盈不全而无回血者，可推入极少量液体，如通畅无阻，皮肤表面无隆起、无变色现象，且点滴顺利时，证明穿刺成功。

（3）在穿刺中密切观察患儿的面色，有无发绀等全身情况（特别是危重患儿），切不可只顾操作而忽略了病情变化而发生意外。

（4）根据患儿病情、年龄、药物性质调节输液速度，观察输液情况，如输液速度是否合适，局部有无肿胀，针头有无移动、脱出，瓶内溶液是否滴完，各连接处有无漏液现象，以及有无输液反应。

二、暖箱使用法

暖箱可以使患儿体温保持稳定，提高未成熟儿的成活率。适用于出生体重在 2000g 以下、高危或异常的新生儿，如新生儿硬肿症、体温不升等，以确保异常新生儿维持正常体温。

1. 目的　为患儿创造一个温度和湿度均相适应的环境，以保持患儿体温的恒定。

2. 准备

（1）护士准备　评估患儿的孕周、出生体重、日龄、生命体征、有无并发症等；评估常见的护理问题；操作前洗手。

（2）物品准备　婴儿温箱（图 6-6），检查其性能，保证安全，用前清洁消毒。

（3）患儿准备　穿单衣，裹尿布。

（4）环境准备　调节室温（高于 23℃），以减少辐射散热。温箱避免放置在阳光直射、有对流风或取暖设备附近，以免影响箱内温度。

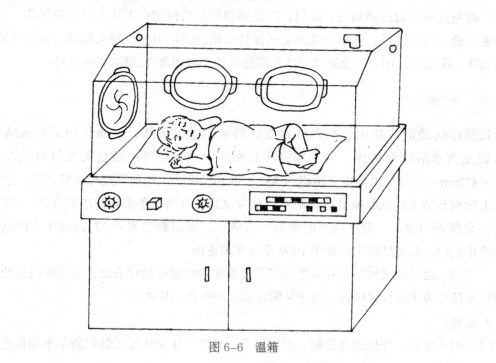

图 6-6　温箱

3. 操作步骤

（1）入箱前准备　打开注水槽，加入 50℃蒸馏水至水位指示线，将干湿度计水槽也注满蒸馏水；通电源，打开电源开关，调预热温度 28 ～ 32℃，预热时间 2 小时左右，当温度升到所需温度时，红、绿灯交替亮，如温度继续上升，报警指示灯亮，发出声响，应切断电源（硬肿症患儿预热至 26℃，以后可根据需要每小时调高 1℃）；据干湿度计温度读数，调整湿度控制旋钮（向右温度高），使两个读数相遇，这时读盘窗口指示的便是温箱罩内实际湿度值。箱内湿度应维持在 55% ～ 65%。

（2）入箱后护理　将患儿仅包裹尿布或单衣，裸体放置暖箱内，根据体温调节箱温，并做好记录，在患儿体温未升至正常之前应每小时监测 1 次，体温正常后可每 4 小时测 1 次，注意保持体温在 36 ～ 37℃，并维持相对湿度；一切护理操作均在箱内进行。如喂奶、换尿布、清洁皮肤、观察病情及检查等，可从边门或袖孔伸入进行，以免箱内温度波动。

（3）出暖箱的条件　患儿体重达 2000g 或以上，体温正常者；不加热的暖箱内，室温维持在 24～27℃时，患儿能保持正常体温者；患儿在暖箱内时间超过 1 个月，体重虽不足 2000g，但一般情况良好者。

4. 注意事项　掌握温箱的性能，严格执行操作规程，定期检查有无故障，保证绝对安全；观察使用效果，如温箱发生报警信号，应及时查找原因，妥善处理；护理、治疗集中操作，避免过多开启温箱侧门、端门，以免影响箱温的恒定；工作人员入箱操作、检查、接触患儿前，必须洗手，防止交叉感染；保持温箱的清洁卫生，每天用消毒液擦箱内外，每周调换一次温箱，用过的温箱除用消毒液擦拭外，再用紫外线照射 30 分钟。

三、光照疗法

光照疗法是治疗新生儿高胆红素血症的辅助治疗方法，主要作用是使未结合胆红素转变为水溶性异构体，易于从胆汁和尿液中排出体外。蓝色荧光灯有效波长为 420～470nm。灯管与患儿皮肤距离约 33～50cm。患儿入箱前须进行皮肤清洁，禁忌在皮肤上涂粉和油类；双眼佩戴遮光眼罩；全身裸露，只用长条形尿布遮盖会阴、肛门部，男婴注意保护阴囊。一般每两小时更换一次体位。血清胆红素 < 171μmol/L（10mg/dL）时可停止光疗。蓝光灯管累积使用 1000 小时必须更换。

1. 目的　通过荧光照射治疗新生儿高胆红素血症的辅助治疗方法，主要作用是使未结合胆红素转变为水溶性异构体，易于从胆汁和尿液中排出体外。

2. 准备

（1）护士准备　评估患儿诊断、出生体重、日龄、生命体征、黄疸的范围和程度、胆红素检查结果、精神反应等；操作前戴墨镜、洗手。

（2）物品准备

光疗箱：常采用 20W 或 40W 的蓝色荧光灯，其有效波长为 420～470nm，也可用绿光、冷光源、日光灯或太阳光，双面光优于单面光。灯管与患儿皮肤距离 33～50cm。

遮光眼罩：用不透光的布或纸制成。

（3）患儿准备　患儿入箱前须进行皮肤清洁，禁忌在皮肤上涂粉和油类；剪短指甲；双眼佩戴遮光眼罩；脱去患儿衣裤，全身裸露，只用长条形尿布遮盖会阴、肛门部，男婴注意保护阴囊。

（4）环境准备　光疗最好在空调病室中进行。冬天注意保暖，夏天则要防止过热。

3. 操作步骤

（1）光疗前准备　清洁光疗箱，特别注意清除灯管及反射板的灰尘。接通电源，检查线路及灯光亮度，使箱温升至患儿适中温度 28～32℃，相对湿度 50%～65%。

（2）入箱　患儿全身裸露，用尿布遮盖会阴部，佩戴遮光眼罩，放入已预热好的光疗箱中，记录开始照射时间。

（3）光疗　使患儿皮肤均匀受光，并尽量使身体广泛照射。若使用侧单面光疗箱一般每两小时更换一次体位，可以仰卧、侧卧、俯卧交替更换。俯卧照射时要有专人巡视，以免口鼻受压影响呼吸。

（4）监测体温和箱温的变化　光疗时应每小时测体温 1 次或根据病情、体温情况随时测量，使体温保持在 36 ~ 37℃，根据体温调节温箱。若光疗时体温超过 38.5℃，要暂停光疗。

（5）出箱　一般情况下，血清胆红素 < 171μmol/L（10mg/dL）时可停止光疗。出箱前，先将包裹患儿用的衣服预热，再切断电源，去除护眼罩，出箱后测体温、体重及验血，包裹好患儿回病房，做好各项记录。

4. 注意事项

（1）保证水分及营养供给　光疗过程中，应按医嘱静脉输液，按需喂奶，保证水分及营养的供给，记录出入量。

（2）严密观察病情　监测血清胆红素变化，以判断疗效；注意观察患儿精神反应及生命体征；注意黄疸的部位、程度及其变化，大小便颜色与性状，有无皮肤发红、干燥、皮疹，有无呼吸暂停、烦躁、嗜睡、发热惊厥等；注意吸吮能力、哭声变化。若有异常及时与医师联系，及时处理。

（3）保持灯管及反射板的清洁，并及时更换灯管　每天清洁灯管及反射板，蓝光灯管使用 300 小时后其能量输出减弱 20%，900 小时后减弱 35%，2700 小时减弱 45%。因此，灯管累计使用 1000 小时必须更换。

（4）光疗箱的维护与保养　光疗结束后，关好电源，拔掉电源插座，将湿化器水箱内水倒尽，用消毒溶液擦净蓝光箱备用。

复习思考

1. 小儿冬季盆浴的水温为（　　　）

    A. 35℃ ~ 36℃   B. 36℃ ~ 37℃   C. 38℃ ~ 39℃

    D. 40℃ ~ 41℃   E. 41℃ ~ 42℃

2. 使用约束带时，应随时注意观察（　　　）

    A. 衬垫是否垫好   B. 约束带是否牢靠   C. 约束部位的皮肤颜色、温度

    D. 体位是否舒适   E. 神志是否清楚

3. 在温、湿度适宜时，使臀红患儿的臀部暴露于阳光或空气下多长时间（　　　）

    A. < 10 分钟   B. 10 ~ 20 分钟   C. 20 ~ 30 分钟

D. 30 ~ 40 分钟 　　　　E. 40 ~ 50 分钟

4. 下列哪项不是小儿头皮静脉的特点（　　　）

　　A. 外观呈浅蓝色 　　　　B. 外观呈浅红色 　　　　C. 浅表易见

　　D. 不易滑动 　　　　　　E. 触摸无搏动

5. 颈外静脉的穿刺点位于下颌角和锁骨上缘中点连线之上（　　　）

　　A. 1/3 处 　　　　　　　B. 2/3 处 　　　　　　　C. 3/4 处

　　D. 1/2 处 　　　　　　　E. 1/5 处

扫一扫，知答案

实践五　儿科常用护理技术

【目的】

通过实训、情景模拟和临床见习，熟练掌握儿科常用护理技术中常用的儿童床使用、臀红护理、婴儿沐浴、婴儿抚触、约束法、更换尿布法。在实践中培养护生认真学习与工作的态度，以及关心、爱护患儿的情感素质。

【准备】

1. 实训室及学生　学校模拟新生儿护理技术模拟实训室，安排每 5 ~ 6 名学生为一小组进行相关临床操作。学生预习儿科常用护理技术相关知识，按护士标准着装整齐，准备好见习必备物品。

2. 示教室情景模拟

（1）物品准备　详见以上各项。

（2）示教室准备　多功能模拟病房、多媒体教学设备、典型案例等。

（3）患儿准备　婴儿护理模型（男性、女性）。

（4）临床病例　小宝宝芳芳，6 个月，请为她进行更换尿布法、婴儿盆浴法、婴儿抚触法、全身约束法操作。

（5）讨论　针对情景模拟评论模拟的训练操作是否准确、全面，措施处理是否得当，并提出自己的建议。

（6）带教老师总结，纠正错误，补充不足，回答疑问。

【方法与过程】

详见模块六，项目—儿科一般护理技术部分。

【小结】

1. 带教老师对本次实践课进行汇总和小结。

2. 评估学生医院见习情况及情景模拟的表现，评价学生对知识的掌握程度及处理问题的能力。

3. 布置作业：学生书写实验报告单和实践体会。

4. 带教老师填写《儿科护理》综合技能考核评分表。

实践六　儿科协助治疗的操作

【目的】

通过实训、情景模拟和临床见习，熟练掌握儿科协助治疗的操作中常用的小儿静脉输液法、温箱使用方法、光照疗法。在实践过程中培养护生认真学习与工作的态度，以及关心、爱护患儿的情感素质。

【准备】

1. 实训室及学生　学校模拟新生儿护理技术模拟实训室，安排每5～6名学生为一小组进行相关临床操作。学生预习儿科常用护理技术相关知识，按护士标准着装整齐，准备好见习必备物品。

2. 示教室情景模拟

（1）物品准备　详见以上各项。

（2）示教室准备　多功能模拟病房、多媒体教学设备、典型案例等。

（3）患儿准备　婴儿护理模型（男性、女性）。

（4）临床病例　①小宝宝琳琳，6个月，诊断为小儿肺炎，请为她进行小儿静脉输液法治疗疾病。②小宝宝兰兰，出生12小时，因低体温需要用温箱进行复温治疗，请操作。③小宝宝东东，因黄疸需要用光照疗法为他治疗，请操作。

（5）讨论　针对情景模拟评论模拟的训练操作是否准确、全面，措施处理是否得当，并提出自己的建议。

（6）带教老师总结，纠正错误，补充不足，回答疑问。

【方法与过程】

详见模块六，项目一儿科协助治疗的操作部分。

【小结】

1. 带教老师对本次实践课进行汇总和小结。

2. 评估学生医院见习情况及情景模拟的表现，评价学生对知识的掌握程度及处理问题的能力。

3. 布置作业：学生书写实验报告单和实践体会。

4. 带教老师填写《儿科护理》综合技能考核评分表。

扫一扫，看课件

模 块 七
新生儿与患病新生儿的护理

项目一 概 述

【学习目标】
1. 掌握根据胎龄、出生体重新生儿的分类。
2. 熟悉根据出生体重与胎龄的关系新生儿的分类。
3. 了解高危儿的常见几种情况。

新生儿是指从脐带结扎到生后满 28 天内的小儿。我国将妊娠 28 周至出生后 1 周的胎儿和新生儿称为围生儿。国际上常以新生儿死亡率和围生期死亡率作为衡量一个国家卫生保健水平的标准。

一、根据胎龄分类

1. 足月儿　指胎龄满 37 周至未满 42 周的新生儿。
2. 早产儿　指胎龄满 28 周至未满 37 周的新生儿。
3. 过期产儿　指胎龄满 42 周以上的新生儿。

二、根据出生体重分类

1. 正常体重儿　指出生体重为 2500～4000g 的新生儿。
2. 低出生体重儿　指出生时体重不足 2500g；它包括大多数早产儿和小于胎龄儿。其中出生体重不足 1500g 者为极低出生体重儿；出生体重不足 1000g 者为超低出生体重儿或微小儿。
3. 巨大儿　出生体重超过 4000g 的新生儿。

三、根据出生体重与胎龄的关系分类

1. 适于胎龄儿　指出生体重在同胎龄儿平均体重第 10～90 百分位之间的新生儿。

2. 小于胎龄儿　指出生体重在同胎龄儿平均体重第 10 百分位以下的新生儿。胎龄已足月而出生体重＜2500g 的新生儿称足月小样儿，是小于胎龄儿最常见的一种，多由于宫内发育迟缓引起。

3. 大于胎龄儿　指出生体重在同胎龄儿平均体重第 90 百分位以上的新生儿。

四、高危新生儿

1. 母亲有异常妊娠史　母亲服用违禁品，患有糖尿病，孕期阴道流血史、感染史，孕期吸烟、吸毒、酗酒史，孕期妊娠高血压综合征等。

2. 异常分娩史　羊膜早破、羊水胎粪污染、各种难产、手术产、急产、产程延长、分娩过程中使用镇静剂等。

3. 出生时异常的新生儿　出生时 Apgar 评分低于 7 分、早产、过期产、胎儿窘迫、窒息、巨大头颅血肿等；早产儿、极低出生体重儿、巨大儿等；各种先天畸形；双胎或多胎儿等。

复习思考

1. 属于正常足月儿的一项是（　　　）

　　A. 胎龄＜37 周　　　　B. 体重在 2500～4000g　　C. 身高＜47cm

　　D. 器官功能未成熟　　　E. 有高危因素的活产婴儿

2. 适于胎龄儿指出生体重在同胎龄儿平均体重的百分位置是（　　　）

　　A. 第 10 百分位以下　　B. 第 10～90 百分位　　　C. 第 90 百分位以上

　　D. 第 50 百分位以下　　E. 第 50 百分位以上

3. 不属于高危儿的一项是（　　　）

　　A. 高危妊娠孕妇分娩的新生儿

　　B. 异常分娩出生的新生儿

　　C. 有疾病或畸形的新生儿

　　D. Apgar 评分低于 10 分的新生儿

　　E. 其兄姐在新生儿期有异常死亡者

项目二　正常足月儿和早产儿的特点与护理

【学习目标】
1. 掌握正常足月儿和早产儿的特点。
2. 熟悉正常足月儿和早产儿的护理。
3. 学会按照护理程序对足产儿及早产儿实施整体护理。

案例导入

男婴，胎龄34周，出生体重2600g，身长为47cm，皮肤红嫩，胎毛多，头发细软，足底的前1/3部位有两条足底纹。该男婴属于哪种新生儿？有哪些生理特点？如何进行护理？

一、正常足月儿与早产儿的特点

正常足月新生儿（normal term infant）是指胎龄满37周至未满42周（259～293天），体重在2500～4000g，身长在47cm以上（平均50cm），无任何畸形或疾病的活产婴儿。早产儿又称未成熟儿，指胎龄满28周不足37周，体重低于2500g，身长＜47cm的活产婴儿。

1. 正常足月儿和早产儿外观特点　正常足月儿出生后哭声响亮；四肢屈曲，肌肉有一定张力；皮肤红润，胎毛少，皮下脂肪丰满；耳壳软骨发育良好，耳舟成形；乳晕清楚，乳头突起，乳腺结节直径4～7mm；指甲达到或已超过指尖，整个足底有较深的足纹；男婴睾丸降入阴囊内，女婴大阴唇完全覆盖小阴唇。早产儿哭声轻微，颈肌软弱；头发少，呈细绒状，皮肤薄而红嫩，多皱纹，胎毛多；耳壳软，耳周不清楚，指（趾）甲未达指（趾）尖；乳晕不清，乳腺结节不能触到；足底纹理少，四肢肌张力低下；男婴睾丸未降或未全下降阴囊，女婴大阴唇不能覆盖小阴唇。

2. 正常足月儿和早产儿生理特点

（1）呼吸系统　新生儿的呼吸中枢发育不够成熟，呼吸节律常不规则，频率较快，40～45次/分。由于胸腔较小，肋间肌薄弱，呼吸主要靠膈肌的升降，以腹式呼吸为主。

早产儿呼吸中枢发育更不成熟，呼吸节律不规则，甚至出现呼吸暂停（指呼吸停止时间达15～20秒，伴有心率＜100次/分，并出现发绀及肌张力减低）。同时早产儿因肺泡表面活性物质缺乏，易发生肺透明膜病。

（2）消化系统 足月新生儿吸吮及吞咽功能完善，胃呈水平位，贲门括约肌发育较差，幽门括约肌发育较好，易发生呕吐和溢乳；消化道面积相对较大，有利于大量的流质及乳汁中营养物质的吸收，但也易使肠腔内毒素及消化不全产物进入血液循环，引起中毒症状和过敏现象；一般生后12小时内开始排墨绿色的胎粪，3～4天内排完，若超过24小时还未见胎便排出，应检查是否为肛门闭锁或其他消化道畸形；新生儿肝葡萄糖醛酸转换酶的活力较低，常有生理性黄疸。

早产儿吸吮力和吞咽能力差，胃容量小，容易出现哺乳困难或乳汁误吸及胃食管反流；各种消化酶分泌不足，胆汁分泌少，脂肪消化吸收差，在缺氧缺血、喂养不当时，易发生坏死性小肠结肠炎；肝功能更不成熟，凝血因子缺乏，易出现出血如颅内出血等，肝葡萄糖醛酸转换酶不足，故黄疸较足月儿出现早，持续时间长，并易引起核黄疸。

（3）循环系统 出生后自主呼吸建立，血液循环途径和血流动力学发生重大改变，胎盘–脐血循环终止，肺循环阻力下降，卵圆孔、动脉导管功能性关闭。新生儿心率快，波动范围大，120～140次/分不等，有时有窦性心律不齐及功能性杂音。早产儿心率较足月儿快，血压较足月儿低，部分可伴有动脉导管未闭。

（4）泌尿系统 新生儿一般生后24小时内开始排尿，如48小时仍不排尿需查明原因。新生儿肾小球滤过率低，浓缩功能差，不能迅速处理过多的水和溶质，易造成水肿或脱水症状。

早产儿肾浓缩功能更差，易出现水电解质紊乱；碳酸氢盐的肾阈值低，肾处理酸碱负荷能力不足，易发生代谢性酸中毒。

（5）血液系统 新生儿血红蛋白中胎儿血红蛋白占70%～80%，出生5周后降至55%。足月儿出生时白细胞较高，第3天开始下降。血小板数与成人相似。由于胎儿时期肝储存维生素K较少，故更容易出现维生素K缺乏导致的颅内出血。

早产儿白细胞和血小板稍低于足月儿，由于早产儿红细胞生成素水平低下、先天性铁储备少、血容量迅速增加，故易发生贫血。且胎龄越小，贫血持续时间越长，程度越严重。

（6）神经系统 新生儿脑相对大，占体重的10%～20%，但大脑皮质兴奋性低，睡眠时间长。足月儿出生时已具备一些原始反射，如觅食反射、吸吮反射、握持反射、拥抱反射等，在生后3～4个月逐渐消退。

早产儿神经系统成熟程度与胎龄有关，胎龄愈小，功能越差，表现为原始反射愈难引出或反射不完整。早产儿易发生缺氧，导致缺氧缺血性脑病。

（7）体温调节 新生儿体温中枢发育不完善，易随环境温度而变化；皮下脂肪较薄，容易散热，新生儿产热主要依靠棕色脂肪，若室温过高，足月儿散热后，进水不足，血液浓缩而发热，称"脱水热"；而室温过低则可致低体温或寒冷损伤综合征。

早产儿棕色脂肪少，体表面积大，易出现低体温。早产儿汗腺发育差，环境温度高时易出现体温升高。

（8）免疫系统　新生儿特异性和非特异性免疫功能均不够成熟。皮肤黏膜薄嫩，易损伤，脐部为开放伤口，细菌容易繁殖并进入血液；血清补体含量低，白细胞吞噬作用差；免疫球蛋白 IgG 可通过胎盘，但胎龄越小，含量越低；IgA、IgM 不能通过胎盘，特别是分泌型 IgA 缺乏，使新生儿容易患感染性疾病，尤其是呼吸道和消化道感染。

早产儿免疫系统更不成熟，从母体获得的 IgG 数量少，易发生感染性疾病，且病情较重。

3. 常见的几种特殊生理状态

（1）生理性体重下降　新生儿初生几日内，因进奶少、水分丢失、胎便排出而出现体重下降，但一般不超过出生体重的 10%，在生后 10 天左右恢复到出生体重。

（2）生理性黄疸　50%～60% 足月儿和 70%～80% 早产儿在生后可出现暂时性的高胆红素血症，称生理性黄疸。足月儿生理性黄疸 5～7 天消退，最迟不超过 2 周；早产儿 7～9 天消退，最长可延迟到 4 周。

（3）"马牙"　新生儿在口腔上颚中线和齿龈边缘，有黄白色、米粒大小的小颗粒，是由上皮细胞堆积或黏液腺分泌物积留形成，数周后可自然消退。

（4）乳腺肿大和假月经　男女新生儿生后 3～7 天均可出现乳腺肿大，2～3 周消退；部分女婴生后 5～7 天阴道可见少量血性分泌物，持续 1 周。上述现象均由于来自母体的雌激素突然中断所致，一般无须处理。

（5）新生儿红斑及粟粒疹　生后 1～2 天，在头部、躯干及四肢常出现大小不等的多形红斑，称为"新生儿红斑"。也可在鼻尖、鼻翼等处见因皮脂腺堆积形成小米粒大小黄白色皮疹，称为"新生儿粟粒疹"，几天后自然消失。

二、正常足月儿的护理

1. 生活护理

（1）合理喂养　提倡进行母乳喂养，实行母婴同室，足月儿生后 2 小时内吸吮乳房，以促进乳汁分泌，喂奶前应清洗乳头，喂奶后将婴儿竖立抱起、轻拍背部，以排出咽下的空气，防止溢奶。无母乳者可先试喂 5%～10% 的葡萄糖水，无呕吐者给予配方乳，奶量根据小儿所需能量及小儿耐受情况计算，由少到多，以奶后安静、不吐、无腹胀和理想的体重增长（15～30g/d）为标准。

（2）保暖　分娩室室温一般在 26～28℃，生后用毛巾擦干新生儿全身和头发。母婴同室的室温应在 22～24℃，相对湿度在 55%～65%。鼓励产妇与新生儿尽可能皮肤接触。皮肤接触后给新生儿穿上衣服，包裹被子，但是不要太紧，使其手脚能自由活动。

（3）皮肤的护理　生后用温水擦拭皮肤皱褶处过多的胎脂，新生儿应每天淋浴以保持皮肤清洁，淋浴室温度在26℃以上，水温39～40℃为宜，淋浴时动作轻柔，注意不要让水进入耳、鼻、口眼内。做好臀部护理，选用柔软、吸水性良好的尿布，在喂奶前、排便后及时更换，以保持臀部皮肤清洁、干燥。

2. 对症护理

（1）脐带护理　新生儿淋浴后，要用消毒干棉签蘸干脐窝内的水分和分泌物，再以棉签蘸乙醇溶液消毒脐带残端、脐轮和脐窝。保持脐带干燥，有分泌物的应用3%过氧化氢清洗，再涂抹0.2%的碘伏，如有肉芽组织，可用硝酸银点灼局部。脱落后应继续用乙醇溶液消毒脐部直到分泌物消失。

（2）保持呼吸道通畅　新生儿出生后，立即清理口、鼻腔的分泌物，以防止吸入性肺炎或窒息；避免包被等遮盖新生儿口、鼻或物品压迫新生儿胸部；保持适宜的体位，防止窒息。

（3）预防感染　严格执行消毒隔离制度，接触新生儿前要洗手，患病人员不能接触新生儿。

3. 疾病预防　新生儿生后2～3天接种卡介苗，出生1天内注射乙肝疫苗（以后1个月、6个月各注射1次）。

4. 新生儿疾病筛查　新生儿出生后常规做新生儿听力筛查，取足底血进行甲状腺功能低下症、苯丙酮尿症两病筛查。

5. 健康教育　提倡母婴同室和母乳喂养，尽早让新生儿与母亲有皮肤接触，鼓励尽早吸吮，促进感情交流；向家长宣传新生儿正确的喂养、保暖和护理方法等有关知识；为新生儿建立健康登记卡并转送当地社区儿保机构，以便进行家庭访视。

6. 新生儿筛查　一般是在婴儿出生3天后采取足跟血，用快速、灵敏的实验室方法对新生儿的遗传代谢病、先天性内分泌异常以及某些危害严重的遗传性疾病进行筛查。其目的是对那些患病的新生儿在临床症状尚未表现之前或表现轻微时通过筛查，得以早期诊断、早期治疗，防止机体组织器官发生不可逆的损伤。

三、早产儿的护理

1. 维持体温稳定　根据早产儿的体重及成熟度，给予不同的保暖措施。一般体重较小的早产儿应尽早使用暖箱保暖。暖箱温度根据体重和出生天数来决定（表7-2-1）。待体重增至2000g以上，室温维持在24～26℃，在不加热的暖箱内能维持体温正常，并且吃奶良好、体重持续增加者，即可出暖箱。

表 7-2-1　不同出生体重早产儿的适宜暖箱温度

出生体重（kg）	35℃	34℃	33℃	32℃
1.0	前 10 天	10 天后	3 周后	5 周
1.5		前 10 天	10 天后	4 周
2.0		前 2 天	2 天后	3 周
2.5			前 2 天	2 天后

2. 维持有效的呼吸　早产儿仰卧时可在肩下放置小软枕，避免颈部弯曲，呼吸梗阻。有缺氧症状者给予氧气吸入，吸入氧浓度及时间根据缺氧程度及用氧方法而定，或在血气监测下指导用氧。呼吸暂停者给予弹足底、托背、吸氧处理，条件允许者放置水囊床垫减少呼吸暂停的发生。

3. 合理喂养　早产儿一般生后 4 小时开始试喂 5% 葡萄糖水以防低血糖的发生。提倡母乳喂养，无法母乳喂养者以早产儿配方奶粉为宜。有吞咽能力、无吸吮能力者用滴管或小汤匙喂养；吸吮、吞咽能力都不全者用鼻饲法喂养，但多次发生呼吸暂停的早产儿不宜用鼻饲法喂养；若长期不能接受经口喂养的早产儿可按医嘱采用肠道外营养。

4. 预防感染和出血　严格执行消毒隔离制度，一旦发生感染立即通知医生并协助治疗。体重达到 2500g 后可进行预防接种。生后按医嘱立即肌内注射维生素 K_1，每日 1 次，每次 1～3mg，连用 3 天；及早喂养可促进肠内菌群的建立，有利于维生素 K_1 的合成。

5. 健康指导　鼓励早产儿父母尽早探视及参与照顾早产儿，并指导示范护理早产儿的方法。指导家长定期到医院门诊进行小儿检查，包括眼底检查、听力检查、生长发育监测等。指导科学喂养，小儿生后 2 周开始添加维生素 D 制剂以预防佝偻病，剂量较足月儿多，每日 800IU。生后 1 个月开始补充铁剂，预防贫血。

复习思考

1. 早产儿的外观特点有（　　）

　　A. 肤色红润，毳毛少　　　　B. 头发分条清楚　　　　C. 乳晕明显

　　D. 足底纹少　　　　　　　　E. 耳舟直挺

2. 新生儿开始排出胎便的正常时间是（　　　　）

　　A. 12 小时内　　　　　　　B. 18 小时内　　　　　　C. 24 小时内

　　D. 36 小时内　　　　　　　E. 48 小时内

3. 早产儿容易发生出血的原因之一是缺乏（　　　　）

　　A. 维生素 A　　　　　　　　B. 维生素 D　　　　　　　C. 维生素 K

D. 维生素 E   E. 维生素 C

4. 一新生儿，女，日龄 3 天。洗澡时母亲发现其两侧乳腺均有蚕豆大小肿块，轻挤有乳白色液体流出。正确的处理方法是（   ）

A. 用手挤压   B. 挑割肿块   C. 手术切除

D. 使用抗生素   E. 无须处理

项目三　患病新生儿的护理

【学习目标】

1. 掌握新生儿窒息、呼吸窘迫综合征、缺血缺氧性脑病、颅内出血、黄疸、脐炎、败血症、寒冷损伤综合征、低血糖、低血钙患儿的临床表现、护理诊断及护理措施。

2. 熟悉新生儿重症监护及以上新生儿疾病的病因、治疗原则。

3. 了解以上新生儿疾病的发病机制、辅助检查。

4. 学会按照护理程序对新生儿疾病患儿实施整体护理。

一、新生儿窒息

案例导入

一足月新生儿，出生后 1 分钟，心率 70 次 / 分，呼吸弱而不规则，全身皮肤青紫，四肢肌张力松弛，刺激咽喉无反应。该患儿可能的医疗诊断是什么？如何紧急处理？处理后需要做哪些评估？

【概述】

新生儿窒息（asphyxia of newborn）是指胎儿娩出后 1 分钟内无自主呼吸或未建立自主呼吸，导致低氧血症和混合性酸中毒。因缺氧发生呼吸循环障碍，是新生儿时期引起死亡和脑损伤的主要原因之一。

【病因与发病机制】

凡能造成胎儿或新生儿缺氧的因素均可引起窒息。常见的有：①孕母因素：胎盘功能障碍、孕母患全身性疾病、孕母吸毒、吸烟或年龄大于 35 岁等；②胎儿因素：巨大儿、早产儿、羊水或胎粪吸入、宫内感染等；③分娩因素：子宫过度收缩、产程中应用药物、头盆不称、宫缩无力、臀位，采用高位产钳、胎头吸引等。

窒息时新生儿呼吸停止或抑制，其本质是缺氧，缺氧导致细胞代谢障碍、功能和结构异常甚至死亡。不同细胞对缺氧的易感性不同，脑细胞最为敏感，其次为心肌细胞、肝细胞、肾上腺细胞，因此各器官发生的损伤程度有差异性。

【临床表现】

1.宫内缺氧　早期表现为胎动次数增加，胎心率加快（≥160/分钟）；晚期胎动减弱甚至消失，胎心率减慢或不规则，羊水被胎粪污染。

2.新生儿窒息　临床上通常用Apgar评分来判断新生儿窒息的程度（具体标准见表7-3-1）。分别于生后1分钟、5分钟和10分钟进行评分：8～10分为正常，4～7分为轻度窒息，0～3分为重度窒息。其中，1分钟评分主要是反映患者窒息的严重程度，5分钟和10分钟评分主要用于判断患儿的预后，如5分钟后评分仍低于6分者，则影响神经系统可能性较大，预后较差。

表7-3-1 新生儿Apgar评分标准

体征	评分标准		
	0	1	2
皮肤颜色	青紫或苍白	躯干红、四肢青紫	全身红
心率（次/分）	无	<100	>100
弹足底或插鼻管反应	无反应	有动作，如皱眉	哭、打喷嚏
肌肉张力	松弛	四肢略屈曲	四肢活动
呼吸	无	慢、不规则	正常、哭声响亮

3.多器官功能损害

（1）中枢神经系统　缺氧缺血性脑病和颅内出血等。缺氧缺血性脑病主要表现为意识障碍、肌张力及原始反射的改变、惊厥、颅内压增高等神经系统症状。

（2）呼吸系统　羊水或胎粪吸入综合征、肺透明膜病等。

（3）循环系统　心肌损伤、心力衰竭和心源性休克等。

（4）泌尿系统　肾功能衰竭、肾静脉血栓形成等。

（5）消化系统　应激性溃疡、坏死性小肠结肠炎、高胆红素血症等。

【辅助检查】

1.血气分析　PH和PaO_2降低，$PaCO_2$升高。

2.头颅B超或CT检查　B超检查无创、价廉、可床边操作，多普勒超声可检测脑血流速率及阻力指数，对诊断和预后判定有一定帮助；CT 扫描对肿瘤、颅内出血类型及病灶部位等有确诊价值。

3. 脑电图　可协助临床确定惊厥的诊断和判断预后。

【治疗原则】

1. 早期复苏　尽早按 ABCDE 复苏方案进行复苏。即 A（air way）清理呼吸道、B（breathing）建立呼吸、C（circulation）维持正常循环、D（drugs）药物治疗、E（evaluation）评估。其中 A 是根本，B 是关键。复苏后评估患儿的呼吸、心率、皮肤颜色等。

2. 控制惊厥，治疗脑水肿　止惊的药物首选苯巴比妥，减轻脑水肿应用呋塞米，颅内压增高明显时应用 20% 甘露醇。

3. 纠正代谢紊乱　限制液体入量，监测患儿体重、血压、电解质、尿素氮及酸碱平衡，供给足够热量。改善通气后仍有酸中毒的，可用碳酸氢钠纠正。

【护理评估】

1. 健康史　了解母亲孕期健康史，有无心肺功能不全等影响胎儿血流灌注的疾病；了解分娩前胎心及胎动的变化、分娩过程和孕母用药情况。

2. 身体状况　检查患儿皮肤颜色、心率、呼吸次数等；评估各脏器功能，皮肤、黏膜被污染程度。

3. 辅助检查　了解血气分析的结果，协助医生进行合理的抽血化验；了解头颅 CT 及脑电图的结果。

4. 心理 – 社会状况　了解患儿父母对于本病的病因、临床表现、疾病相关知识的了解程度，评估其父母对患儿预后的担心程度及对后遗症康复护理知识的了解情况。

【护理诊断】

1. 自主呼吸障碍　与呼吸道梗阻、羊水等吸入有关。

2. 体温过低　与缺氧、环境温度低下有关。

3. 潜在并发症　颅内压增高、缺氧缺血性脑病。

4. 焦虑、恐惧　与病情危重及预后不良有关。

【护理目标】

1. 及时清理呼吸道分泌物，患儿能维持有效的呼吸，呼吸平稳。

2. 维持患儿体温在正常范围内。

3. 患儿住院期间尽可能减少并发症的发生。

4.家长了解疾病的相关知识，消除恐惧心理，积极主动配合治疗。

【护理措施】

1.维持自主呼吸　积极配合医生，立即按 ABCDE 程序进行复苏。

（1）A 通畅气道　将患儿放置在已预热的远红外辐射保暖台上，尽量减少散热。使患儿仰卧位，肩部垫高 2～3cm，使颈部稍后伸，使气道平直。及时清除口腔、鼻腔、咽部及气道分泌物。

（2）B 建立呼吸　可先采用触觉刺激如拍打或弹足底促使呼吸恢复，如出现正常呼吸，心率＞100 次/分，皮肤红润可继续观察；如仍无自主呼吸或心率＜100 次/分，立即用复苏器加压给氧，面罩应密闭口、鼻；通气频率为 30～40 次/分；压力大小应根据患儿体重和肺部情况而定，氧气流量为 5～6L/分或以上；通气有效可见胸廓起伏。如患儿仍无自主呼吸需行气管插管术。对于窒息严重估计需长时间复苏的患儿，必要时生后立即进行气管插管，不必先用面罩复苏。

（3）C 恢复循环　采用胸外心脏按压，一般采用拇指法，操作者双拇指并排或重叠于患儿胸骨体中下 1/3 处，按压频率为 100～120 次/分（按压与通气比例为 3∶1），按压深度为胸廓压下 4～5cm，按压有效时的标准是可摸到颈动脉和股动脉搏动。

（4）D 药物治疗　胸外心脏按压不能恢复正常循环，可给予 1∶1000 肾上腺素 0.1～0.3mL/kg 静脉或气管内注入。同时根据病情及时扩容，纠正酸中毒、低血糖、低血压等。

（5）E 评价　复苏步骤中，及时评价患儿的情况，然后再决定下一步操作。

2.复苏后的护理

（1）保暖　在复苏的整个过程中，将患儿置于远红外保暖台上，复苏成功患儿病情稳定后置温箱中保暖或热水袋保暖，维持患儿体温在 36.5℃左右。

（2）保持呼吸道通畅　复苏后注意及时清理患儿呼吸道分泌物，以维持呼吸功能，呕吐时要用吸引器及时吸出分泌物。

（3）供给营养和液体　重度窒息者，适当延迟开奶时间，防止呕吐后再次引起窒息；可选用鼻饲，如不能耐受者，应静脉补液 50～60mL/kg。

3.观察病情　监测患儿生命体征，密切观察患儿神志、肌张力、体温、呼吸、心率、血压、尿量等的变化；若出现意识障碍、惊厥、尖叫等，要考虑出现脑部损伤；若出现进行性呼吸困难、心率减慢等，要考虑呼吸衰竭等。出现异常情况应及时报告医生并协助抢救。

4.预防感染　严格执行无菌操作技术，勤洗手是防治感染的重要环节，同时要加强环境管理。凡曾气管插管，疑有感染可能者，应用抗生素预防感染。

5. 健康指导　向家长解释患儿病情，了解患儿的预后，做好后期康复治疗的心理准备。培训家长学会早期康复干预的方法，促进患儿早日康复。

二、新生儿呼吸窘迫综合征

📚 案例导入

新生儿，胎龄29周，出生后面色青紫，呼吸表浅而不规则，四肢肌张力低下。听诊双肺呼吸音降低，可闻及细小湿罗音，心音减弱。胸部X线检查示双肺呈毛玻璃样改变。该患儿可能的医疗诊断是什么？如何紧急处理？护理措施有哪些？

【概述】

新生儿呼吸窘迫综合征又称新生儿肺透明膜病，是由于肺泡表面活性物质缺乏，引起新生儿出生后不久即出现进行性呼吸困难、青紫、呼气性呻吟、吸气性三凹征和呼吸衰竭。多见于早产儿，胎龄越小发病率越高。

【病因与发病机制】

肺泡表面活性物质是由肺泡Ⅱ型上皮细胞产生，其作用是降低肺泡表面张力，使肺泡吸气时易于扩张，呼气时肺泡不易萎陷，有利于肺泡内保存气体。本病是由于肺泡表面活性物质合成不足而导致肺泡进行性萎缩、塌陷，进行性肺不张，最终使肺通气量减少，气体交换面积减少，导致缺氧和二氧化碳潴留，机体出现酸中毒，肺毛细血管和肺泡壁渗透性增高，纤维蛋白渗出沉着在肺泡腔内，形成嗜伊红透明膜，更加重气体交换障碍。早产儿、剖宫产儿、母患糖尿病、患儿有宫内窘迫和出生后窒息者多见。

【临床表现】

多数患儿出生时无症状，常在生后2～6小时内出现呼吸困难、青紫，伴三凹征和呼气性呻吟，并进行性加重。开始有气促，呼吸频率可达60～90次以上，以后出现呼吸不规则，呼吸暂停，面色青紫，肌张力减弱。叩诊出现浊音，两肺呼吸音降低。心率快，心音由强变弱，有时在心前区可闻及Ⅱ～Ⅲ级收缩期杂音。生后2～3天病情严重，3天后开始好转。

【辅助检查】

1. 胸部X线　有特征性的改变：①毛玻璃样改变：早期两肺呈普遍性透亮度降低，可见弥漫性均匀的细小颗粒网状阴影；②支气管充气征：在弥漫性肺不张的背景下，可见清晰充气的树枝状支气管充气征；③白肺：严重时双肺野不充气，均呈白色，肺肝界及肺心界均消失。

2. 血生化　PaO_2 降低、$PaCO_2$ 升高、PH 降低、血钠偏低，血钾早期正常，以后升高。

3. 肺成熟度评估　①羊水卵磷脂 / 鞘磷脂（L/S）比值：若 ≥ 2 提示肺已发育成熟，1.5 ～ 2 为可疑，< 1.5 则提示肺未发育成熟；②胃液泡沫振荡实验：取生后 1 小时婴儿胃液 1mL 加无水乙醇 1mL，置于直径约 1cm 的玻璃试管内，盖住管口用力震荡 15 秒钟，沿管壁有多层泡沫形成为阳性，可排除本病。

【治疗原则】

立刻给氧，纠正酸中毒和电解质紊乱，支持和对症治疗，必要时使用肺泡表面活性物质进行替代治疗。

【护理评估】

1. 健康史　了解患儿是否为早产儿、剖宫产儿、窒息新生儿，母孕期是否有糖尿病等。

2. 身体状况　评估患儿呼吸情况，是否有进行性呼吸困难、呼吸不规则、呼吸暂停、吸气性三凹征、呼气时呻吟、青紫等。

3. 辅助检查　收集患儿胸部 X 光片、血气检查资料等。

4. 心理 – 社会状况　评估家长对该病的认识情况，有无焦虑和恐惧。

【护理诊断】

1. 自主呼吸障碍　与肺泡表面活性物质缺乏导致的肺不张、呼吸困难有关。

2. 气体交换受损　与肺泡表面活性物质缺乏、肺透明膜的形成有关。

3. 营养失调，低于机体需要量　与摄入不足，消耗增加有关。

4. 潜在并发症　感染、呼吸衰竭、肾衰竭、心力衰竭、休克等。

5. 焦虑、恐惧（家长）　与患儿病情危重，预后差有关。

【护理目标】

保持呼吸道通畅，给予吸氧或辅助呼吸，改善呼吸功能；保证营养和液体供给，及时发现呼吸衰竭、心力衰竭表现，遵医嘱处理；对家长讲清该病的危险性、预后，安慰家长，使其理解和配合治疗。

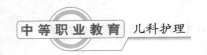

【护理措施】

1. 改善呼吸功能

（1）保持呼吸道通畅　将患儿置于辐射台上，头稍向后仰，气道伸直，及时清除口、鼻、咽部分泌物，必要时雾化后吸痰。

（2）供氧及辅助呼吸　根据病情轻重和血气分析结果选择供氧方式，使 PaO_2 维持在 50～80mmHg、SaO_2 维持在 90%～95% 之间。①头罩给氧：选择和患儿相适应的头罩，氧流量不少于 5L/分，以防止 CO_2 积聚在头罩内；②持续正压呼吸给氧（CPAP）：一旦发生呼气性呻吟，立刻给予呼吸机 CPAP 给氧或用简易鼻塞瓶装法，即鼻塞一端接氧气，另一端接水封瓶长管，长管深入水面下的深度即为呼气末正压的数值，一般为 5～10cm H_2O；③气管插管给氧：对反复呼吸暂停或自主呼吸表浅，用 CPAP 后病情无好转，应采用间歇正压通气（IPPV）加呼气末正压呼吸（PEEP）。

（3）肺泡表面活性物质替代　彻底吸净呼吸道分泌物后，将肺泡表面呼吸物质（如固尔苏）从气管插管滴入肺中，用药后 4～6 小时内禁止气道内吸引。

2. 保暖　根据患儿的体重和日龄选择合适的暖箱温度，维持体温 36～37℃，对患儿进行各项治疗和护理时注意保暖，防止散热。每 2 小时测体温 1 次，发现异常及时通知医生处理。

3. 保证液体和热量的供给　根据患儿的吸吮和吞咽能力，选择不同的喂养方法。对于吸吮和吞咽尚可的，可以选择奶瓶喂养；对吸吮和吞咽差者，可选用鼻饲管或静脉高营养。静脉补液不宜过多，一般为 60～80mL/kg。

4. 预防感染　在各项抢救治疗和护理过程中，应严格无菌操作；医护人员接触患儿前后，应彻底洗手，防止交叉感染；加强口腔、脐部、皮肤皱褶处、臀部等护理，预防感染。疑有感染者遵医嘱应用抗生素。

5. 严密观察病情　记录 24 小时患儿出入水量，监测生命体征变化。如患儿出现血压降低、四肢冰凉、尿少则提示休克发生；如患儿面色发灰、发绀，呼吸浅快不规则，听诊肺部出现湿罗音则提示肺部感染。

6. 健康教育　做好孕期保健，预防早产，分娩时防止窒息发生。对有早产可能的孕妇应做羊水检查，如卵磷脂/鞘磷脂比值低于 2：1 的，可给予孕妇地塞米松进行肌注促进胎儿肺泡表面活性物质的合成。剖宫产必须在临产发动后再进行手术，母亲有糖尿病者在分娩前 1～7 天口服地塞米松，以预防新生儿呼吸窘迫综合征出现或减轻症状。

三、新生儿缺氧缺血性脑病

📖 **案例导入**

王雪之子，生后两天，以"缺氧血缺血性脑病"入院。入院期间患儿突然出现昏迷、惊厥，并伴前囟紧张。该患儿主要的护理诊断有哪些？如何进行紧急抢救？

【概述】

新生儿缺氧缺血性脑病（hypoxic - ischemic encephalopathy，HIE）是各种因素引起的缺氧和脑血流的减少或暂停而导致的胎儿或新生儿的脑损伤。是新生儿窒息后的严重并发症之一。病情重，病死率高，幸存者常留下永久性功能性神经功能缺陷如智力障碍、脑性瘫痪等。

【病因与发病机制】

凡能引起胎儿和新生儿缺氧和缺血的因素都能引起新生儿缺氧缺血性脑病。如胎儿期前置胎盘、胎盘早剥、脐带脱垂、绕颈、打结、早产儿、巨大儿、先天畸形、羊水或胎粪吸入、宫内感染等；新生儿期新生儿窒息、严重呼吸系统疾病等。其中新生儿窒息是新生儿缺氧缺血性脑病的主要原因。

缺氧一方面可引起脑血流自主调节功能受损，脑血流随血压波动，当血压升高过大时，可造成脑室周围血管的破裂出血；如缺氧时间过长，心输出量和平均动脉压下降，则使脑血流量显著减少，又可引起缺血性损伤。另一方面严重的缺氧缺血导致脑细胞生化代谢障碍，细胞膜离子泵的功能受损，细胞内水钠增多肿胀引起脑水肿；且钙通道异常，大量钙离子进入细胞内导致脑细胞不可逆性损害。

【临床表现】

主要表现为意识障碍、肌张力低下和原始反射异常。根据病情程度的不同，可分为轻、中、重三度。

1. 轻度　生后 24 小时内症状最明显，以兴奋症状为主，主要表现为兴奋、易激惹，肢体可出现颤动，吸吮反射正常，拥抱反射稍活跃，肌张力正常或增强，呼吸平稳，前囟平，瞳孔无改变，一般不出现惊厥。上述症状一般于 3 ~ 5 天逐渐减轻，患儿预后良好。

2. 中度　生后 24 ~ 72 小时最明显，表现为反应迟钝，嗜睡，肌张力减低，吸吮反射和拥抱反射均减弱。大多数患者可出现惊厥、前囟张力正常或稍高，瞳孔缩小，对光反应迟钝。症状多在 1 周左右消失。少数病情恶化者，可出现反复抽搐、嗜睡程度加深甚至昏迷，很可能留有后遗症。

3. 重度　生后 72 小时症状最明显，以抑制症状为主，表现为意识不清，常处于昏迷状态，肌张力消失，各种反射消失，反复呼吸暂停，瞳孔不等大或散大，对光反应差，心率减慢，惊厥频繁发作。本型死亡率高，存活者多数留有神经系统后遗症。

【辅助检查】

1. 影像学检查　头颅 B 超和 CT 检查可帮助确定病变部位、范围及有无颅内出血等情况。

2. 脑电图　反映脑功能障碍，可显示低电压等电位的改变。

【治疗】

主要针对缺血缺氧所致的多器官功能损伤，保持内环境的稳定，控制惊厥和脑水肿的发生，主要措施为支持疗法：①维护良好的通气和换气功能；②维持各器官血流的灌注；③维持正常血糖水平和对症处理：首选苯巴比妥控制惊厥；应用甘露醇降低颅内压；清除脑干症状。

【护理评估】

1. 健康史　详细了解胎儿在母体内的发育状况，有无胎动增加或减慢的病史；分娩时有无产程延长、羊水污染的病史；患儿出生时 Apgar 评分情况。

2. 身体状况　检查患儿心率、呼吸次数等生命体征，意识状态、囟门、肌张力、瞳孔对光反射等。

3. 辅助检查　了解头颅 B 超、CT 及脑电图的结果，清楚了解患儿的病情及预后。

4. 心理 – 社会评估　了解患儿父母对于疾病相关知识的了解程度，评估其父母对患儿病情的担心程度及家长心理的变化。

【护理诊断】

1. 潜在并发症　颅内压增高。

2. 有废用综合征的危险　与缺氧缺血导致的脑损伤有关。

3. 恐惧（父母）　与病情危重有关。

【护理目标】

能维持正常呼吸或发生呼吸暂停时能及时发现和治疗，颅内压维持正常，不发生肢体的废用，家长能积极配合治疗。

【护理措施】

1. 生活护理 保持室内空气新鲜，环境安静，注意保暖，必要时可放入暖箱。合理进行喂养，适当延迟开奶时间，病情严重者可给予静脉营养，保证营养及液体的摄入。

2. 密切观察病情 根据病情选择合适的给氧方法。严密监测患儿的呼吸、心率、血压、体温等，注意观察患儿的神志、瞳孔、前囟张力、肌张力及抽搐等症状。

3. 健康指导 耐心解答家长的问题，安慰家长，减轻其心理负担。对早期疑有功能障碍者，将其肢体固定于功能位。早期给予患儿感知刺激和动作训练的干预措施，促进脑功能的恢复。

四、新生儿颅内出血

案例导入

新生儿，出生 2 天，产钳分娩。今晨抽搐 2 次，哭声尖，拒乳，前囟饱满。脑脊液化验正常，血钙 2.2mmol/L，血糖 2.4mmol/L，血白细胞 $10.3 \times 10^9/L$，中性粒细胞 60%。患儿最可能的诊断是什么？主要护理诊断有哪些？主要的护理措施有哪些？

【概述】

新生儿颅内出血（intracranial hemorrhage of the newborn）是围生期新生儿最严重的脑损伤，主要由早产、缺氧引起，病死率高，存活者常留有神经系统后遗症。

【病因与发病机制】

1. 缺氧缺血 以早产儿多见，分娩前、分娩时及分娩后一切引起胎儿或新生儿缺氧、缺血的因素如脐带绕颈、胎盘早剥、窒息等都可导致颅内出血。缺氧缺血可直接损伤毛细血管内皮细胞，使其通透性增加，同时也可使脑血管自主调节能力受损而出血，缺氧还可以引起脑室管膜下生发层基质出血，血液进入脑室而引起脑室内出血。

2. 产伤 以足月儿多见，因头盆不称、胎头过大、使用高位产钳和吸引器助产等，使胎儿头部挤压、牵拉而引起硬脑膜下出血。

3. 其他 快速输入高渗液体、机械通气不当，血压波动过大也可引起颅内出血。新生儿特别是早产儿肝功能不成熟，凝血因子不足，也是引起出血的原因。

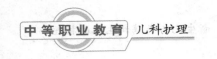

【临床表现】

临床表现与出血部位和出血量有关，轻者可无症状，大量出血者可在短期内死亡，多数临床表现在生后 2～3 天内出现。

1.神经系统症状　为本病的主要症状，一般先出现兴奋症状如激惹、烦躁不安、肢体过多抖动、脑性尖叫、呼吸增快、腱反射亢进、颈强直、惊厥及角弓反张。然后出现神经系统抑制症状如反应低下、嗜睡、昏迷、肌张力减弱或消失、各种反射减弱或消失。

2.眼部症状　凝视、斜视、眼球震颤及转动困难，严重者可出现瞳孔对光反应迟钝或消失、瞳孔大小不等或散大。

3.伴随症状　前囟张力增高、体温不稳、黄疸、贫血等。

【辅助检查】

1.脑脊液检查　脑室内出血和蛛网膜下腔出血急性期可见均匀血性脑脊液，镜下可见皱缩红细胞。

2.影像学检查　B 超和 CT 检查有助于发现出血部位、出血量，协助判断患儿预后。

3.血液检查　黄疸者胆红素升高，出血多者周围血红细胞及血红蛋白降低。

【治疗】

应用维生素 K_1、止血敏等药物止血；选用苯巴比妥、地西泮等控制惊厥；选用呋塞米，有脑疝发生的情况下选用 20% 甘露醇降低颅内压；出血停止后，可给胞二磷胆碱、脑活素等促进脑细胞代谢。

【护理评估】

1.健康史　了解孕母在妊娠期间有无异常情况，分娩过程中有无缺氧、产伤等；患儿有无意识异常，有无肌张力低下、反射消失等症状；生后有无输入高渗液体或机械通气病史。

2.身体状况　检查患儿生命体征、意识状态、肌张力；密切观察患儿呼吸、心率、血压的变化，眼睛有无斜视，前囟有无隆起，测量头围等；有无皮肤黄染等体征。

3.辅助检查　了解头颅 B 超、CT 的结果。

4.心理 - 社会评估　了解患儿父母对本病病情的了解情况，评估父母有无担心患儿而出现紧张、焦虑等心理变化。

【护理诊断】

1. 潜在并发症　颅内压增高。

2. 低效型呼吸形态　与呼吸中枢受损有关。

3. 有窒息的危险　与惊厥、昏迷有关。

4. 焦虑或恐惧（父母）　与患儿病情危重有关。

【护理目标】

颅内压增高症状缓解；患儿能维持自主呼吸，无窒息发生；家长能积极配合治疗。

【护理措施】

1. 生活护理　保持患儿安静，早期要绝对卧床休息，抬高头部，头偏向一侧，尽量减少对患儿的移动和刺激，各种操作集中进行，静脉穿刺最好用留置针，以减少反复穿刺，防止颅内出血加重。哺乳困难者可采用静脉营养，保证患儿能量的供给。

2. 对症护理　保持呼吸道通畅，及时清除呼吸道分泌物，避免外在因素引起窒息；根据缺氧情况给予不同形式的吸氧，维持血气在正常范围内。

3. 观察病情　注意生命体征的变化，观察患儿神志、瞳孔、呼吸、肌张力及囟门张力等改变，定时测量头围，及时记录阳性体征；遵医嘱应用降颅压药物。

4. 健康指导　及时向家长解释病情，并给予支持和安慰，减轻其紧张和恐惧心理。对有后遗症者，教会家长患儿智力开发、肢体功能训练的方法，使其能坚持治疗。

五、新生儿黄疸

案例导入

患儿，男，早产，胎龄31周，出生体重1.8kg。生后1天，皮肤有明显黄染，精神、吃奶较差，血清总胆红素319.5μmol/L。请问该患儿可能的医疗诊断是什么？发生的原因是什么？最佳的处理措施有哪些？

【概述】

新生儿黄疸（neonatal jaundice）又称新生儿高胆红素血症，是由于新生儿时期胆红素在体内积聚而引起皮肤、巩膜或黏膜黄染的现象。

【病因及分类】

1. 生理性黄疸　由新生儿胆红素代谢特点决定。50%～60%足月儿和80%早产儿在生后可出现暂时性的高胆红素血症。

（1）胆红素生成较多 新生儿每日生成的胆红素约为 8.8mg/kg，超过成人的 2 倍，主要原因为：①新生儿出生时红细胞数量多，出生后由于血氧分压升高，红细胞大量破坏；②新生儿红细胞寿命短；③新生儿肝脏和其他组织中所形成的旁路胆红素数量多。

（2）转运胆红素能力不足 胆红素进入血液循环，与白蛋白结合为结合胆红素，不能透过血脑屏障引起脑组织损伤。早产儿胎龄越小，白蛋白含量越低，其联结的胆红素的量就越少。新生儿常有不同程度的酸中毒，也可减少胆红素与白蛋白的结合。

（3）肝功能不成熟 ①新生儿肝脏内摄取胆红素的 Y、Z 蛋白含量低，肝细胞摄取胆红素的能力差；②新生儿肝细胞内尿苷二磷酸葡萄糖醛酸基转移酶（UDPGT）含量低，且活性不足，形成结合胆红素的功能差。

（4）肠肝循环特点 新生儿刚出生时肠道内无正常菌群，不能将进入肠道的胆红素转化为尿胆原和粪胆原，且新生儿肠道内 β – 葡萄糖醛酸苷酶活性较高，可将结合胆红素转化成未结合胆红素，导致未结合胆红素又被肠壁重吸收入血液循环回到肝脏。

2.病理性黄疸 各种因素使血中游离胆红素浓度过高，则产生病理性黄疸。当胆红素升高明显时，未结合胆红素会通过血脑屏障，常引起脑细胞变性、受损及坏死，导致胆红素脑病，出现严重的神经系统症状。

（1）感染性因素 细菌、病毒感染，如新生儿败血症、尿路感染、肝炎综合征等是新生儿高胆红素血症的重要原因。

（2）非感染性因素 新生儿溶血、先天性胆道闭锁、遗传代谢性疾病、药物性黄疸以及先天性肠道闭锁、巨结肠、肠麻痹等所致胎粪排出延迟而使肠肝循环增加。

【临床表现】

1.生理性黄疸 足月儿一般在生后 2 ～ 3 天出现，4 ～ 5 天最明显，10 ～ 14 天消退，早产儿可延迟到 3 ～ 4 周；足月儿早产儿血清胆红素正常，肝功能正常。

2.病理性黄疸

（1）特点 ①生后 24 小时内出现黄疸；②血清总胆红素浓度足月儿 > 221μmol/L，早产儿 > 257μmol/L；③黄疸发展快，血清总胆红素每日上升 > 85μmol/L；④黄疸持续不退或退而复现，足月儿 > 2 周，早产儿 > 4 周；⑤血清结合胆红素 > 34μmol/L。

（2）胆红素脑病 血清未结合胆红素浓度超过 342μmol/L 时，可通过血脑屏障出现胆红素脑病。患儿出现嗜睡、吸吮无力、肌张力下降及各种反射减弱等，持续 12 ～ 24 小时，很快出现双眼凝视、肌张力增高、前囟隆起、尖叫、惊厥、角弓反张、呕吐、呼吸困难或暂停，常伴发热，1/2 ～ 2/3 患儿因呼吸衰竭或 DIC 而死亡。

（3）不同原因引起黄疸的特点 ①新生儿溶血症：常见于母婴血型不全，以 ABO 血型不合常见（主要发生在母亲为 O 型血，子女为 A 或 B 型血者），其次为 Rh 血型不合（发生于母亲为 Rh 阴性，子女为 Rh 阳性者），患儿常于生后 24 小时内出现黄疸，并伴有贫血、肝脾肿大、水肿等。②先天性胆道闭锁：黄疸进行性加重，并伴有肝肿大；大便颜色由黄色变成白色，患儿 3 个月后会出现肝硬化。③新生儿肝炎：患儿食欲下降，肝脏肿大，检查以直接胆红素为主。④新生儿败血症：患儿体温升高或不升，拒乳，活动减少，有全身中毒症状，黄疸持续时间长。

【辅助检查】

1. 血清总胆红素浓度测定，血清直接和间接胆红素浓度测定。

2. 血红蛋白、血细胞比容、网织红细胞、葡萄糖 –6– 磷酸脱氢酶（G-6-PD）、红细胞直接抗人球蛋白试验、血清游离抗体（抗 A 或抗 B 及 IgG）检查，鉴别病理性黄疸的原因。

3. 肝胆超声和核素显像　检查肝脏大小、胆道发育状况。

【治疗】

1. 针对病因采取相应的措施，治疗原发疾病。

2. 降低血清胆红素的措施：①蓝光疗法；②早期喂养，建立正常肠道菌群，保持大便通畅，减少肠肝循环；③换血疗法；④白蛋白、苯巴比妥（肝酶诱导剂）等药物治疗。

3. 对症治疗　及时纠正缺氧，治疗低血糖、低体温等。

【护理评估】

1. 健康史　母亲有无不明原因的流产、死胎等病史；患儿出生胎龄，有无使用磺胺类、水杨酸类等药物史；出生后有无感染，胎便排出的时间、喂养情况等；母亲及患儿血型等。

2. 身体状况　测量生命体征，观察黄疸的程度，检查有无水肿、贫血、肝脾肿大等，皮肤有无感染病灶，观察患儿吸吮力、反应等的变化。

3. 辅助检查　了解患儿血清胆红素、血型、特异性抗体等的检查结果。

4. 心理 – 社会评估　评估家长对于黄疸的认知程度，了解重症患儿家长是否有恐惧、焦虑的心理。

【护理诊断】

1. 潜在并发症　胆红素脑病、心力衰竭。

2. 家长知识缺乏　家长缺乏对黄疸的认识。

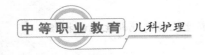

【护理目标】

1. 黄疸减轻，患儿不发生胆红素脑病，或者发生时能及时发现。

2. 家长能正确认识黄疸的类型，并正确护理。

【护理措施】

1. 生活护理　保持室内相对适宜的温度、湿度，维持患儿体温在正常范围内；根据患儿的病情选择合适的喂养方式，保证患儿热量的摄入，并能促使胎便排出，减少肠肝循环量，光疗时可适当增加热量摄入；重症患儿要保持安静，避免各种刺激。

2. 对症护理　配合医生实施光照疗法；对于出现胆红素脑病的患儿采用换血疗法，并做好换血前后的准备工作。缺氧时给予吸氧，控制输液量及速度，避免快速输入高渗性药物。密切观察患儿皮肤黄染的范围和程度，判断患儿黄疸的程度、进展等；监测患儿的心率、呼吸及大小便的颜色变化，密切观察患儿神经系统的表现；如患儿出现拒乳、嗜睡、肌张力减低等胆红素脑病的早期表现，立即通知医生，做好抢救准备。

3. 健康教育　使家长了解生理性黄疸和病理性黄疸的区别，能及时识别黄疸的类型；教会家长观察患儿的病情及治疗效果；新生儿溶血症，要做好产前咨询及孕妇预防性服药；新生儿胆红素脑病者，如留有后遗症的，要给予康复治疗和护理；红细胞 G-6-PD 缺乏的患儿，禁食蚕豆及其制品，衣物保存时禁放樟脑丸。

六、新生儿脐炎

案例导入

患儿，女，足月新生儿。出生后 10 天，吃奶差，精神欠佳。脐带未脱落，脐根部与脐周发红，并有少量浆液。该患儿最可能的诊断是什么？主要护理措施有哪些？

【概述】

新生儿脐炎指细菌侵入脐带残端并繁殖而引起的急性炎症。常因脐带残端处理不当引起，最常见致病菌为金黄色葡萄球菌，其次为大肠杆菌、溶血性链球菌等。

【病因】

多由于断脐消毒不严或生后处理不当而引起。

【临床表现】

轻者出现脐轮红肿，脐周皮肤轻度红肿，或有少量脓性分泌物，体温正常，无全身症状。重者脐部及脐周皮肤明显红肿发硬，有大量脓性分泌物并伴有恶臭味，患儿会出现体温升高、拒乳、精神差等全身反应。严重者病变可向周围组织扩散，引起腹膜炎、败血症等。

【辅助检查】

1. 血常规　白细胞数量升高，分类以中性粒细胞为主。
2. 脐部分泌物培养呈阳性。

【治疗】

清除局部感染灶；有全身症状者可选用适宜抗生素，对症处理。

【护理评估】

询问患儿是否有断脐时消毒不严病史；检查患儿脐部有无红肿及脓性分泌物，有无发热等全身症状；了解血常规结果，协助医生取脐部分泌物进行培养；评估家长对于本病的了解情况及对新生儿护理知识的掌握情况。

【护理诊断】

1. 潜在并发症　败血症。
2. 皮肤完整性受损的危险　与脐部感染有关。

【护理措施】

1. 对症护理　脐部感染轻者用0.5%的碘伏或75%的乙醇消毒，从脐根部由内向外环形清洗，每日2～3次；重症者按医嘱使用抗生素治疗。同时要注意保持脐部干燥，沐浴后要用消毒棉签吸干脐窝内水，并用75%的乙醇消毒。如已形成脓肿的，可及时切开引流；形成慢性肉芽肿者可用硝酸银局部烧灼。

2. 病情观察　观察患儿有无体温升高、精神差等症状，如出现要考虑败血症的可能，及时按医嘱用抗生素控制感染。

3. 健康教育　断脐时采用严格的无菌操作；做好断脐后的护理，局部保持干燥；生后24小时脐部不再用纱布覆盖。

七、新生儿败血症

案例导入

新生儿，日龄 8 天，足月顺产。近两天皮肤黄染、反应差、不吃奶。检查：体温不升，面色发灰，脐部少量脓性分泌物。血白细胞 20×10^9/L，中性粒细胞 65%。该患儿最可能的诊断是什么？主要的护理诊断有哪些？如何进行护理？

【概述】

新生儿败血症（neonatal septicemia）是指新生儿期病原体侵入血液循环并在其中生长繁殖产生毒素而造成的全身感染。是新生儿时期常见的感染性疾病之一，其发病率和死亡率较高。

【病因与发病机制】

1.病原菌　我国以金黄色葡萄球菌最常见，其次是大肠杆菌；近年因低出生体重儿的存活率提高和各种导管、气管插管的普遍使用，表皮葡萄球菌、绿脓杆菌等条件致病菌引起的败血症有所增多。

2.感染途径　①产前感染：与孕母感染有关，以羊膜腔感染多见；②产时感染：与胎儿通过产道时被细菌感染有关，如产程延长、胎膜早破及助产过程消毒不严等；③产后感染：为最主要感染途径，与细菌经脐部、皮肤黏膜、呼吸道及消化道等侵入有关，以脐部感染最多见。

3.易感因素　新生儿免疫系统功能不完善；皮肤黏膜薄嫩，屏障功能差，易破损感染，未愈合的脐部是细菌入侵的门户；血中补体少，白细胞在应激状态下杀菌能力下降，T 细胞对特异性抗原反应差，细菌一旦侵入易致全身感染；IgM 和 IgA 分子量较大，不能通过胎盘，易患革兰阴性杆菌感染。

【临床表现】

患儿无特异性表现，常累及多个系统，主要以全身中毒症状为主。早期表现为"三少"，即少吃、少哭、少动；病情进展表现为"七不"，即不吃、不哭、不动、体温不升（或发热）、体重不增、精神不好（委靡、嗜睡）、面色不好（苍白或灰暗）。出生 7 天内发病者称为早发型败血症，出生 7 天后发病者称为晚发型败血症。

【辅助检查】

1. 血常规　白细胞总数多升高，有中毒颗粒和核左移，少数重症患者也可出现白细胞减少。

2. 细菌培养　使用抗生素之前进行血细菌培养，呈阳性者可确诊。皮肤感染灶、脐部和外耳道分泌物等培养阳性可证实细菌感染，但不能确诊。

3. 病原菌抗原检查　采用对流免疫电泳、酶联免疫吸附试验和乳胶颗粒凝集试验，用已知抗体检测体液相应抗原。

4. 急相蛋白　C反应蛋白（CRP）等在急性感染早期即可增加，在感染 6～8 小时内即上升，8～60 小时达高峰，感染控制后可迅速下降。

【治疗原则】

1. 控制感染　应早期、联合、足量、静脉用抗生素，根据药敏结果选用抗生素，血培养阴性、病原菌不明时可选用三代头孢。

2. 处理并发症　休克时输新鲜血浆或全血，同时要注意纠正酸中毒和低氧血症；免疫力低下时可输注免疫球蛋白。

【护理评估】

1. 健康史　了解母亲在妊娠后期有无感染，分娩时有无胎膜早破等，出生时有无窒息及抢救情况，出生时脐部的处理等。

2. 身体状况　检查患儿生命体征、意识状态、哭声等；检查皮肤黏膜的颜色、有无瘀点等；前囟有无隆起，口唇有无发绀；脐部有无红肿及脓性分泌物等。

3. 辅助检查　了解血常规的结果，协助采集血液、脓液及体液标本并及时送检。

4. 心理-社会评估　评估患儿父母对本病病情的了解情况，评估父母有无焦虑、恐惧等心理。

【护理诊断】

1. 体温调节无效　与感染、环境变化有关。

2. 皮肤完整性受损　与脐炎、脓疱疮等感染灶有关。

3. 营养失调　与吸吮无力及摄入量不足有关。

4. 潜在并发症　肺炎、化脓性脑膜炎等。

【护理目标】

体温恢复并能维持在正常范围内；皮肤感染灶处皮肤能恢复正常；能摄入足够营养以

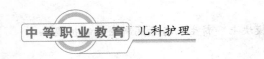

保证正常生长；防止出现并发症或出现时能及时处理。

【护理措施】

1. 生活护理 保持病房内环境清洁卫生，室内物品要定期更换，每日消毒，消毒不严的吸痰器、呼吸机及各种管道可造成患儿医源性感染；排便后及时清洗臀部，保持局部清洁、干燥。

2. 对症护理 维持体温稳定，保证病房温度在正常范围内，体温升高者给予降温，当体温偏低或体温不升时给予暖箱保暖等措施。清除局部感染灶，有脐部感染者及时处理。

3. 密切观察病情 密切观察患儿生命体征、哭声、反应情况等。如患儿出现面色青灰、脑性尖叫、前囟饱满、两眼凝视提示有脑膜炎的可能；如患儿皮肤发绀、四肢厥冷、脉搏细弱、皮肤有出血点等应考虑感染性休克或弥漫性血管内凝血，应立即与医生联系，积极处理。

4. 健康指导 向家长讲解病情及预后，及时解答家长的问题。指导家长合理喂养患儿，保持良好的清洁卫生习惯。

八、新生儿寒冷损伤综合征

案例导入

患儿，男，出生体重2500g。出生3天后因双下肢及臀部硬肿入院，体温30℃，腋－肛温差为1。请问该患儿可能发生的医疗诊断是什么？目前最佳的处理措施是什么？护理措施有哪些？

【概述】

新生儿寒冷损伤综合征（neonatal cold injure syndrome）又称新生儿硬肿症，是指新生儿时期由于寒冷等多种原因引起的皮肤和皮下脂肪变硬及水肿，常伴有低体温，重症者可出现多器官功能损害，以早产儿多见。

【病因与发病机制】

寒冷、早产、感染、窒息是引起新生儿寒冷损伤综合征的主要原因。新生儿体温调节中枢发育不成熟，主要靠棕色脂肪产热，体表面积相对较大，且血管丰富，皮下脂肪层少，易散热造成低体温，而早产儿棕色脂肪储存量少，产热量少，在感染、窒息和缺氧时棕色脂肪产热不足，更易出现体温过低。新生儿皮下脂肪中饱和脂肪酸含量大，其熔点高，寒冷时易凝固造成皮肤硬肿。低体温和皮肤硬肿可引起微循环障碍，导致皮肤毛细血管通透性增加，出现水肿；低体温持续存在和（或）硬肿面积扩大，使缺氧和代谢性酸中毒加重，易引起多器官功能损害。

【临床表现】

多见于生后1周以内的新生儿，以早产儿多见，多发生在寒冷季节，夏季发生的大多由严重感染或窒息引起。

1.一般表现　吸吮力弱，哭声低，反应低下，体温不升，体重不增。

2.低体温　体温常低于35℃，严重者低于30℃，腋－肛温差由正值变为负值；轻者局部皮肤发冷，重者全身冰冷。

3.皮肤硬肿　发生在全身皮下脂肪积聚的部位，其特点为皮肤发硬、水肿，紧贴皮下组织，颜色暗红，按之如橡皮样。硬肿为对称性，出现顺序依次为小腿→大腿外侧→整个下肢→臀部→面颊→两上肢→全身。硬肿范围的估算依据为头颈部20%、双上肢18%、躯干部28%、双下肢26%、臀部8%。

4.多器官功能损害　重症者可出现心率减慢、呼吸节律改变、尿少等；严重者出现休克、心力衰竭、弥漫性血管内凝血、肾衰竭等多器官功能损伤，甚至威胁患儿的生命。

【辅助检查】

1.血液检查　血小板数量常减少，有酸中毒、低血糖、尿素氮增高、凝血时间长等，感染时可出现白细胞和中性粒细胞增高。

2.胸部X线　了解肺部炎症、水肿及出血情况。

【治疗原则】

1.复温　是低体温患儿治疗的关键，复温的原则是循序渐进，逐步复温。

2.保证热量和液体均衡供给　供给充足的热量有助于复温和维持正常体温，但有明显心肾功能损害者，注意严格控制输液速度和液体入量。

3.控制感染　根据血培养和药敏结果应用抗生素。

4.纠正器官功能紊乱　对心力衰竭、休克、凝血障碍、弥漫性血管内凝血等给予相应的治疗。

【护理评估】

1.健康史　了解新生儿胎龄、分娩方式、Apgar 评分、出生体重、喂养及保暖等情况；出生后是否有感染、缺氧的病史；有无拒乳、不哭、少尿、反应低下等情况。

2.身体状况　评估患儿全身硬肿范围及程度；观察患儿的吸吮、吞咽能力及对外界刺激的反应能力；听诊心音、心律及肺部呼吸音，观察是否有多器官的损伤。

3.辅助检查　了解血常规、血液生化及胸片等检查结果。

4.心理－社会状况　评估患儿家长对本病及患儿病情了解程度，评估其家庭居住环境、经济状况及心理状态等。

【护理诊断】

1.体温过低　与新生儿体温调节功能不足、寒冷等因素有关。

2.皮肤完整性受损　与皮肤硬肿、局部血液供应不良有关。

3.有感染的危险　与新生儿免疫功能、皮肤黏膜屏障功能低下有关。

4.营养失调　与吸吮力差，热量摄入不足有关。

5.潜在并发症　肺出血、弥漫性血管内凝血等。

6.知识缺乏　家长缺乏保暖等相关育儿知识。

【护理目标】

患儿在12～24小时内体温逐渐恢复正常，皮肤硬肿逐渐消退，能摄入充足的能量和营养素，体重开始增长，在住院期间不发生继发感染及肺出血等并发症。患儿家长能正确采取保暖措施，正确喂养和护理患儿。

【护理措施】

1.生活护理　保持环境清洁卫生，温湿度适宜。保证患儿热量和液体的供给，根据患儿病情选择喂养方式，能吸吮者采用母乳或稀释牛乳喂养，少量多餐；无吸吮力的可选鼻饲或静脉营养，伴有尿少、无尿或明显心肾功能损害者，应严格限制输液速度和输液量。

2.对症护理

（1）复温　①轻、中度：肛温＞30℃，腋－肛温差为正值（产热良好）的患儿，置入预热至30℃的保暖箱内，每小时提高箱温0.5～1℃，箱温不超过34℃，于6～12小时内恢复正常体温。无保暖箱的乡村、基层医疗单位可用热水袋、热炕、电热毯包裹或母怀取暖等方法。②重度：肛温＜30℃或腋－肛温差为负值（产热衰竭）的患儿，置于比肛温高1～2℃的保暖箱中，每小时提高箱温1℃，最高箱温不超过34℃，在12～24小时内恢复正常体温。

（2）皮肤护理　加强皮肤护理，保持清洁，经常更换体位，避免皮肤受压；衣服应宽松、质地柔软；护理动作要轻柔，尽量避免肌内注射。

3.病情观察　密切观察患儿体温、呼吸、脉搏、心率和硬肿范围及程度的变化，详细记录 24 小时液体出入量。如发现患儿出现面色青紫、呼吸增快、听诊肺部罗音增多提示肺出血；患儿若尿量明显减少提示肾功能损害；若出现皮肤瘀斑、呕血、便血等提示弥漫性血管内凝血；若出现四肢冰凉、血压下降、心音低钝、脉搏细速等提示休克。

4. 健康指导　加强孕期保健，预防早产；提高助产技术，防止窒息、感染等；冬季出生的新生儿要注意保暖，鼓励母乳喂养，保证足够的热量。介绍疾病的相关知识及保暖的重要性，向家长讲解皮肤护理的方法，讲解体温、呼吸、皮肤硬肿的观察方法。

九、新生儿低血糖

📖 案例导入

患儿，女，足月顺产，出生体重 2200g。出生后喂养困难，易激惹，生后 1 天患儿出现颤抖。全血血糖 2.0mmol/L。该患儿可能的医疗诊断是什么？主要的处理措施是什么？护理措施有哪些？

【概述】

目前认为凡全血血糖 < 40mg/dL（2.2mmol/L）都可诊断为新生儿低血糖症，不考虑患儿的胎龄、出生体重等。

【病因与发病机制】

1. 葡萄糖储存不足　早产儿、小于胎龄儿肝糖原储存不足是引起低血糖的主要原因。

2. 糖的消耗增多　新生儿期出现感染、缺氧、酸中毒等时，儿茶酚胺分泌增加，糖的消耗增多，使血糖下降。

3. 先天性内分泌疾病和代谢缺陷病　如糖原累积症、半乳糖血症、先天性氨基酸和脂肪代谢缺陷。

【临床表现】

大多数患儿无明显症状，表现为嗜睡、喂养困难、哭声异常、肌张力低、呼吸暂停、阵发性青紫、激惹、惊厥等非特异性表现，经补充葡萄糖后症状消失、血糖恢复正常者称为症状性低血糖。如反复发作应考虑由先天性垂体功能不全、糖原累积病等疾病引起。

【辅助检查】

1. 血糖测定　是确诊和发现低血糖的主要依据，对可能发生低血糖者可在生后、3、6、12、24、48 小时监测血糖。

2. 其他　对持续性低血糖者，可进一步做血胰岛素、胰高血糖素、促甲状腺激素、生长激素及皮质醇等检查。

【治疗原则】

对可能发生低血糖者，生后 1 小时开始喂糖水；无症状低血糖者可给予进食葡萄糖，如无效改为静脉输注葡萄糖；对有症状患儿都应静脉输注葡萄糖。对反复低血糖者可结合病情加用胰高血糖素肌内注射或氢化可的松静脉点滴，同时积极治疗原发疾病。

【护理评估】

1. 健康史　了解新生儿胎龄、出生体重、喂养及保暖等情况；出生后是否有感染、缺氧的病史；母亲是否有糖尿病史，家族中是否有遗传代谢性疾病。

2. 身体状况　测量体温、脉搏、呼吸、心率等的变化，观察患儿的反应、哭声、肌张力等，有无阵发性呼吸困难、紫绀等。

3. 辅助检查　协助医生采集血液标本送检，监测血糖变化。

4. 心理 - 社会状况　了解患儿家长对本病的了解程度，评估其家长有无焦虑等情绪改变。

【护理诊断】

1. 营养失调　与摄入不足、消耗增加有关。

2. 潜在并发症　呼吸暂停。

【护理措施】

1. 生活护理　出生后能进食者提倡尽早喂养，对有可能发生低血糖的患儿于生后 1 小时给予 10% 葡萄糖液 10mL/kg，每小时 1 次，连用 3 ～ 4 次；无法进食的如早产儿或窒息儿尽快建立静脉通路，保证葡萄糖输入。注意保暖，保持环境清洁，减少探视。

2. 密切观察病情　监测生命体征，观察患儿反应，注意有无震颤、多汗、呼吸暂停等，如患儿出现呼吸暂停者应立即进行皮肤刺激、吸氧等处理并及时通知医生。

3. 健康教育　加强围生期保健，避免窒息、感染等的发生；母亲患糖尿病的出生后要定期监测小儿血糖水平；给家长介绍有关育儿知识，提倡尽早进行母乳喂养；教会患儿家长观察患儿病情变化，如出现喂养困难、精神差、多汗、呼吸暂停现象，可给患儿口服葡萄糖水或及时就诊。

十、新生儿低钙血症

案例导入

患儿，女，早产，出生体重 2000g。出生后奶粉喂养，生后 8 天患儿出现烦躁不安，肌肉抽动，手足搐搦。为了诊断需要进一步做哪些检查？诊断明确后主要的护理措施有哪些？

【概述】

低钙血症是指血清总钙低于 1.75mmol/L（7mg/dL），血清游离钙低于 0.9mmol/L（3.5mg/dL）。新生儿低钙血症是新生儿惊厥的常见原因之一。

【病因与发病机制】

早期低钙血症多发生于出生 3 天内，多见于早产儿、低出生体重儿、母亲有糖尿病或妊娠高血压疾病的新生儿。晚期低钙血症发生于出生 3 天后，常见于人工喂养的足月儿。如低血钙持续时间长或反复发生，可见于母亲患甲状旁腺功能亢进、先天性甲状旁腺功能不全等疾病的婴儿。

【临床表现】

主要为神经、肌肉兴奋性增高，表现为烦躁不安、肌肉抽动及震颤，可有惊厥、手足搐搦和喉痉挛等症状；惊厥发作时还伴有呼吸暂停和发绀；发作间期一般情况良好。

【辅助检查】

1.血生化检查　血清总钙＜1.75mmol/L，血清游离钙＜0.9mmol/L，血磷＞2.6mmol/L，碱性磷酸酶多正常。

2.心电图　QT 间期延长，早产儿＞0.2 秒，足月儿＞0.19 秒，提示低钙血症。

【治疗原则】

首先控制惊厥和喉痉挛，新生儿首选苯巴比妥，其次补充钙剂，可用 10% 葡萄糖酸钙，停喂含磷过高的牛乳，改喂母乳或钙磷比例适合的配方乳。

【护理评估】

1.健康史　评估患儿出生时是否低体重、早产；评估孕妇妊娠时有无糖尿病、妊娠高血压综合征、甲状旁腺功能亢进等病史。

2. 身体状况 评估患儿低钙血症发作时神志、面色、呼吸和肌张力改变，发作间歇期肌张力、腱反射有无异常。

3. 辅助检查 及时采集血液送检，收集血生化、心电图、CT 等检查结果。

4. 心理－社会状况 了解患儿家长对本病的了解程度，评估其家长有无焦虑等情绪改变。

【护理诊断】

1. 营养失调：低于机体需要量 与体内钙、磷代谢紊乱有关。
2. 潜在并发症 惊厥。

【护理目标】

新生儿血钙恢复正常，不出现惊厥。

【护理措施】

1. 控制惊厥 遵医嘱用苯巴比妥或地西泮。

2. 补充钙剂，防止窒息 用 10% 葡萄糖酸钙每次 2mL/kg，用 5% 或 10% 葡萄糖液稀释至少 1 倍，经静脉缓慢注射。避免钙浓度过高引起心动过缓，甚至心脏停搏，心率应保持大于 80 次 / 分。确保输液通畅，避免药物外渗而造成局部组织坏死，一旦发现药物外渗，应立即拔针停止注射，局部用 25%～50% 硫酸镁湿敷。惊厥停止后可改用口服补钙。注意应在两次喂奶间期给药，禁忌与牛奶搅拌在一起，以免影响钙吸收。加强巡视，备好氧气、吸痰器、气管切开或气管插管等急救用物，一旦发生喉痉挛或呼吸暂停应立刻急救。

3. 健康指导 向家长解释病因和预后，鼓励母乳喂养、多晒太阳，及时补充维生素 D 和钙剂。

十一、新生儿重症监护

新生儿重症监护（NICU）是治疗新生儿危重疾病的集中病室，是为了对高危新生儿进行病情的连续监护和及时有效的抢救及护理而建立的，目的是降低新生儿的病死率，对抢救新生儿和改善其预后有很大帮助。

（一）监护对象

1. 需要进行呼吸管理的新生儿，如呼吸衰竭、需要氧疗、辅助通气及拔管后 24 小时内的患儿。

2. 病情危重、需要急救的新生儿，如重症休克、反复惊厥、重度窒息的患儿。

3. 外科大手术后，尤其是手术后 24 小时内的患儿，如先天性心脏病、食管气管漏、膈疝等。

4. 胎龄＜30 周、生后 48 小时内，或胎龄＜28 周、出生体重＜1500g 的所有新生儿。

5. 多器官功能衰竭（如休克、弥漫性血管内凝血、肺出血、心力衰竭、肾衰竭等）、需要全胃肠外营养以及换血者。

（二）监护内容

高危新生儿通常处于生命垂危状态，必须进行不间断的临床观察，同时要使用各种监护仪器对生命信号和病理生理变化实施连续不断的监测。

1. 心电监护　主要监测患儿的心率、节律和心电波形的变化如心率过快、减慢，各种类型的心律失常等。

2. 呼吸监护　包括呼吸频率、节律的变化；肺通气量和呼吸力学（机械通气患儿的气体流速、气道压力改变等）的监护。

3. 血压监护　通常用无创性测压法，新生儿常用 Dinamap 血压测定仪，可定时自动显示收缩压、舒张压和平均动脉压。对于有周围灌注不良的可用有创性测压法，即经动脉（多为脐动脉）插入导管直接连续测量，但操作较复杂，并发症多。

4. 血气监护　包括无创性经皮氧分压和二氧化碳分压的监测，通常用脉搏氧饱和度监护仪，具有无创、连续、自动、准确、使用简便等特点。

5. 体温监护　患儿放置于远红外线辐射台或暖箱内，将体温监护仪传感器置于腹壁皮肤内，可连续监测患儿体温。

6. 血液生化测定　包括血糖、电解质、尿素氮、胆红素等的测定。

复习思考

1. 新生儿缺氧缺血性脑病最主要的病因是（　　　　）

　　A. 围生期窒息　　　　　　B. 肺炎　　　　　　　　C. 病理性黄疸

　　D. 败血症　　　　　　　　E. 硬肿症

2. 缺氧缺血性颅内出血多见于（　　　　）

　　A. 早产儿　　　　　　　　B. 足月儿　　　　　　　C. 适于胎龄儿

　　D. 正常体重儿　　　　　　E. 巨大儿

3. 新生儿败血症最常见的感染途径是（　　　　）

　　A. 脐部感染　　　　　　　B. 宫内感染　　　　　　C. 胎膜早破

D. 羊水穿刺　　　　　　　E. 消化道感染

4. 一新生儿，出生体重 2500g。出生 3 天后因双下肢及臀部硬肿入院，体温 30℃，腋－肛温差为 1，拟采用暖箱进行复温，其起始温度应为（　　　　）

　　A. 26℃　　　　　　　　B. 28℃　　　　　　　　C. 30℃

　　D. 32℃　　　　　　　　E. 34℃

（5～7 题共用题干）

一足月新生儿，第 1 胎第 1 产顺产，生后 18 小时出现黄疸，肝肋下 2cm，胎便已排空。血总胆红素 258μmol/L，子血型 A，Rh 阳性，母血型 O，Rh 阳性。

5. 导致该患儿黄疸最可能的原因是（　　　　）

　　A. 生理性黄疸　　　　　B. 新生儿败血症　　　　C. 新生儿 ABO 溶血症

　　D. 新生儿 Rh 溶血症　　　E. 先天性胆道梗阻

6. 对该患儿除换血疗法外宜尽快采取的护理措施是（　　　　）

　　A. 蓝光疗法　　　　　　B. 肝酶诱导剂　　　　　C. 手术治疗

　　D. 抗菌治疗　　　　　　E. 密切观察

7. 对该患儿病情观察的重点是（　　　　）

　　A. 黄疸程度　　　　　　B. 肝脾大小　　　　　　C. 反射肌张力

　　D. 大便颜色　　　　　　E. 体温高低

扫一扫，知答案

实践七　新生儿及患病新生儿的整体护理

【目的】

通过实训、临床见习，熟练掌握新生儿更换尿布、沐浴、抚触等日常护理操作；患病新生儿暖箱、蓝光箱、头皮静脉输液等协助治疗护理措施。通过本次教学实践，学会按照护理程序对新生儿及患病新生儿实施整体护理。

【准备】

1. 医院见习　学校附属医院儿科病房或儿科泌尿内科病房、社区卫生服务中心。

（1）新生儿及患病新生儿　正常新生儿及患病新生儿数名。向其家长说明护理操作目的并取得配合。

（2）学生　按护士标准着装整齐，准备好见习必备物品，态度认真，动作轻柔。

2. 护理实训室　婴儿模型、尿布、干净的衣裤、浴巾、小方巾、浴盆、沐浴液、抚触油、消毒棉签、暖箱、蓝光箱、蒸馏水、输液器、液体及药物、输液架等。播放设备及光盘。

【方法与过程】

1. 医院见习

（1）带教老师集中讲解新生儿及患病新生儿的护理，并进行相关护理操作及设备操作演示。

（2）每 5～6 名学生为一小组，每组对一名新生儿或患病新生儿进行护理评估及护理计划的制订，重点对新生儿及患病新生儿一般状况、衣被、喂养、尿布、脐带及预防接种等评估，注重与小儿家长的沟通，组长负责分配每位同学的具体任务，同时记录。带教老师随时指导及纠正错误，以保证见习合理、有序地进行。

（3）课后分小组讨论患儿的护理问题及护理措施。

（4）各组汇报实习结果，组织学生讨论新生儿及患病新生儿的护理要点，鼓励学生提出问题和独立解决问题。

2. 实训室实践

（1）带教老师示教或播放操作录像。

（2）学生分组用婴儿模型进行沐浴、更换尿布、抚触、暖箱、蓝光箱的使用、头皮静脉输液等操作。

（3）讨论操作时的注意事项。

【小结】

1. 带教老师将各组实习结果及学生提出的共性问题汇总、小结。对本次实践课进行汇总和小结。

2. 评估学生医院见习情况及情景模拟的表现，评价学生对知识的掌握程度及处理问题的能力。

3. 布置作业：写出新生儿及患病新生儿的护理要点及操作流程、注意事项；写出本次实践课后的体会。

4. 带教老师填写《儿科护理》综合技能考核评分表。

实践八　新生儿重症监护的护理及交接班记录

【目的】

通过临床见习和情景模拟，熟练掌握新生儿重症监护室（NICU）的设置与管理、常见的监测和护理操作技术、各种急危重患儿的病情评估和急救措施。了解 NICU 的工作流程及交接班记录的书写。

【准备】

1. 医院见习　学校附属医院重症监护病房。

（1）患儿　提前与所见习的医院联系好重症监护室的患儿并向患儿家长做好解释工作，取得配合。

（2）学生　预习新生儿常见急危重症疾病相关知识，准备好见习必备物品，按医院标准着装整齐。

2. 示教室情景模拟

（1）物品准备　急救车、心电监护仪、呼吸监护仪、血压测定仪、经皮血氧分压监护仪和经皮血二氧化碳分压监护仪等。

（2）示教室准备　多功能模拟病房、多媒体教学设备、典型案例等。

（3）患儿准备　新生儿模型。

【方法与过程】

1. 医院见习　学校附属医院新生儿重症监护病房。

（1）带教老师集中讲解 NICU 的工作环境、规章制度、患儿的收治范围、管理方法、常见仪器的技术操作、专科及基础护理要点、护理交接班程序等。把每 5～6 名学生分为一小组，由带教老师组织见习学校 NICU，熟悉 NICU 的工作流程，每组学生对危重患儿进行护理评估。

（2）课后分小组讨论危重患儿的抢救措施及护理要点。

（3）带教老师集中讲解几种危重疾病的护理评估、护理问题及护理措施，并进行相关临床操作。

2. 示教室情景模拟

（1）临床病例　赵小宝，男，早产，胎龄 29 周，出生体重 1.1kg，生后 3 小时。

（2）情景模拟对该患儿的整体护理。包括对该患儿的护理评估、急救措施、病情监护、基础及专业护理等。

（3）分组讨论　针对情景模拟评论学生对患儿的护理评估是否完善、急救措施是否得当、基础及专业护理措施是否准确，并提出自己的建议。

（4）带教老师总结，纠正错误，补充不足，回答疑问。

【小结】

1. 带教老师对本次实践课进行汇总和小结。

2. 评估学生医院见习情况及情景模拟的表现，评价学生对知识的掌握程度及处理问题的能力。

3. 布置作业：写出该临床病例护理计划。

4. 带教老师填写《儿科护理》综合技能考核评分表。

扫一扫，看课件

模 块 八

营养紊乱患儿的护理

项目一 蛋白质－能量营养不良

【学习目标】

1. 掌握小儿营养不良的主要病因。

2. 熟悉小儿营养不良的分度、症状与体征及并发症。

3. 学会按照护理程序对蛋白质 - 能量营养不良患儿实施整体护理。

案例导入

女婴，8个月。体重6.5kg。母乳喂养，量少，未加辅食。查体：神志清，精神可，稍苍白，腹部皮下脂肪0.2cm，肌肉稍松弛。该患儿最可能患什么疾病？如何进行护理？

【概述】

蛋白质 - 能量营养不良（protein-energy malnutrition，PEM）是由于缺乏能量和（或）蛋白质所致的一种营养缺乏症，主要见于3岁以下婴幼儿。临床上以体重明显减轻、皮下脂肪减少和皮下水肿为特征，常伴有各器官不同程度的功能紊乱。

【病因与发病机制】

1. 发病原因

（1）长期摄入不足　喂养不当是导致营养不良的重要原因，如母乳不足而未及时添加其他含蛋白质乳品；奶粉配制过稀；突然停奶而未及时添加辅食；长期以淀粉类食品（粥、米粉、奶糕）为主；较大小儿的偏食、挑食、吃零食过多、不吃早餐等引起。

（2）消化吸收不良　消化吸收障碍，如消化系统解剖功能上的异常（如唇裂、腭裂、幽门梗阻等）、慢性腹泻、过敏性肠炎、肠吸收不良综合征等，均可影响食物的消化和吸收。

（3）需要量增加　急、慢性传染病（如麻疹、伤寒、肝炎、结核）的恢复期、生长发育快速阶段等，均可因需要量增多而造成营养相对缺乏；糖尿病、大量蛋白尿、发热性疾病、甲状腺功能亢进、恶性肿瘤等，均可使营养素的消耗量增多而导致营养不足。先天不足和生理功能低下，如早产、双胎因追赶生长而需要量增加，可引起营养不良。

2.发病机制

（1）新陈代谢异常　由于长期能量供应不足，导致自身组织消耗。蛋白质供给不足或丢失过多致血清蛋白下降、低蛋白性水肿；糖原不足或消耗过多致低血糖；脂肪消耗致血清胆固醇下降、脂肪肝；全身总液量增多致细胞外液呈低渗状态，易出现脱水、酸中毒、低血钾等；营养不良致体温调节功能下降，致体温偏低、周围循环量减少等。

（2）各系统功能低下　由于消化液和酶的分泌减少、肠蠕动减弱，致消化功能低下，易发生腹泻；心收缩力减弱、血压偏低；肾小管重吸收功能降低、尿量增多而尿比重下降；神经抑郁但有时烦躁不安、反应迟钝、记忆力减退；免疫功能明显降低，极易并发各种感染。

【临床表现】

1.典型表现　体重不增是最早的症状，随后皮下脂肪逐渐减少或消失，体重下降，久之身高也低于正常。皮下脂肪减少或消失的顺序是：腹部→躯干→臀部→四肢→面部，重度营养不良儿，体重较正常小儿轻40%以上，皮下脂肪消失，额部出现皱折，两颊下陷，颧骨突出，形如老人。皮肤苍白、干燥及无弹性，肌肉萎缩、肌张力低下。体温低于正常、脉搏减慢、心音低钝、血压偏低。血清蛋白降低时可出现低蛋白性水肿。

2.临床分型　临床可分为3型，消瘦型、水肿型、混合型。消瘦型：热能严重不足，表现为消瘦、皮下脂肪减少、皮肤弹性下降、身材矮小；水肿型：蛋白质严重不足，表现为眼睑及身体低垂部位水肿，常伴腹泻；混合型：介于两者之间。

3.临床分度　临床上将营养不良分为三度，见下表。

婴幼儿营养不良的临床特点

	Ⅰ度（轻）	Ⅱ度（中）	Ⅲ度（重）
体重低于正常均值（%）	15～25	25～40	＞40
腹部皮下脂肪厚度（cm）	0.4～0.8	＜0.4	消失
身高（长）	尚正常	低于正常	明显低于正常
消瘦	不明显	明显	皮包骨样

	Ⅰ度（轻）	Ⅱ度（中）	Ⅲ度（重）
皮肤	尚正常	稍苍白、皮肤干燥	苍白、干皱，弹性消失
肌张力	基本正常	肌张力偏低	肌肉萎缩，肌张力低下
精神状态	基本正常	萎靡或烦躁不安	呆滞，反应低下，抑制与烦躁交替

注：腹部皮下脂肪厚度的测量方法：脐旁乳头线的位置，左右旁开3cm与皮肤垂直，将皮肤捏起量其上缘。正常值>1cm。

【辅助检查】

血清白蛋白浓度降低是最突出的改变，但其半衰期较长（19～21天），故不够灵敏。胰岛素样生长因子Ⅰ（IGFⅠ）水平反应灵敏，且不受肝功能的影响，被认为是诊断蛋白质-能量营养不良的较敏感指标。此外，多种血清酶活性降低，甚至丧失，经治疗后可迅速恢复正常；血脂、血胆固醇、微量元素及电解质水平均有不同程度的下降，血糖水平减低；生长激素分泌反有增多。

【治疗原则】

早发现，早治疗。采用综合治疗，包括去除病因，治疗原发病，调整饮食、促进消化、增进食欲，治疗并发症及支持疗法等。

严重营养不良常发生危及生命的并发症，如腹泻致严重脱水和电解质紊乱、酸中毒、休克、肾衰竭、自发性低血糖、继发感染及维生素A缺乏所致的眼部损害等。在查明病因的基础上，积极治疗原发病，如纠正消化道结构畸形、控制感染性疾病、根治各种消耗性疾病、改进喂养方法等。调整饮食应由少到多、由稀到稠、循序渐进、逐渐增加饮食，直至恢复正常。蛋白质-能量营养不良的患儿因长期摄入过少，消化道只适应低营养的摄入，过快增加摄食量易出现消化不良、腹泻，故饮食调整的量和内容应根据实际的消化能力和病情逐步完成，不能操之过急。也可以给予各种消化酶（胃蛋白酶、胰酶）、B族维生素，提高食欲。

【护理评估】

1. 健康史　详细了解患儿的喂养史、饮食习惯以及生长发育情况，注意是否存在母乳不足、喂养不合理以及不良的饮食习惯；有无消化系统解剖或功能上的异常，有无急慢性传染病、消耗性疾病等，是否早产、双胎等。

2. 身体状况　测量体重、身高（长）并与同年龄、同性别健康小儿正常标准比较，了解有无精神改变，判断有无营养不良及其程度；测量皮下脂肪厚度；检查有无肌张力下降；有无水肿甚至胸腔、腹腔积液。分析血清总蛋白、白蛋白等浓度有无下降，血清酶的活性、血浆胆固醇水平是否降低，有无维生素和微量元素浓度下降。

3. 心理 – 社会状况　了解患儿的心理个性发展情况、家庭亲子关系、家庭经济状况及父母角色是否称职；了解父母的育儿知识水平以及对疾病性质、发展、预后以及防治的认知程度。

【护理诊断】

1. 营养失调：低于机体需要量　与能量、蛋白质摄入不足和（或）需要、消耗过多有关。

2. 生长发育迟缓　与营养物质缺乏，不能满足生长发育的需要有关。

3. 有感染的危险　与机体免疫力低下有关。

4. 知识缺乏　患儿家长缺乏营养及育儿知识。

5. 潜在并发症　缺铁性贫血、维生素 A 缺乏症、感染、低血糖。

【护理目标】

1. 通过调整饮食，使患儿的体重逐渐增加；住院期间无呼吸道、消化道等感染发生。

2. 无并发症的发生，或者在住院期间发生低血糖时能被及时发现并及时处理。

3. 家长能正确地为患儿选择食物、合理喂养，配合医护人员给予正确的护理。

【护理措施】

1. 一般护理

（1）环境和休息　提供舒适的环境，减少不良刺激，保证患儿精神愉快和充足的睡眠；对住院治疗的患儿，鼓励父母陪伴；及时纠正先天性畸形，进行适当的户外活动和体格锻炼，促进新陈代谢，利于生长发育。

（2）饮食　根据患儿消化功能和病情来调整饮食。饮食调整原则为：循序渐进、逐渐补充，直至恢复正常饮食。①轻度营养不良可从每日 250 ～ 330kJ/kg（60 ～ 80kcal/kg）开始，以后逐渐递增；②中、重度可参考原来的饮食情况，从每日 165 ～ 230kJ/kg（40 ～ 55kcal/kg）开始，逐步少量增加；若消化吸收能力较好，可逐渐增加到每日 500 ～ 727kJ/kg（120 ～ 170kcal/kg），并按实际体重计算所需热能。待体重恢复，可供给正常生理需要量。蛋白质的供应从每日 1.5 ～ 2.0g/kg 逐渐增至每日 3.0 ～ 4.5g/kg。供应的食物中应含有丰富的维生素及矿物质。

2. 病情观察及并发症的监测

（1）病情观察　密切观察患儿尤其是重度营养不良患儿的病情变化。重度营养不良患儿在夜间或凌晨易发生自发性低血糖，一旦发现立即配合医生抢救，静脉输入25%～50%的葡萄糖。治疗和护理开始后应每日记录进食情况及对食物的耐受情况，定期测量体重、身高及皮下脂肪的厚度，以判断治疗效果。

（2）预防感染　保持患儿皮肤清洁、干燥，防止皮肤破损；做好口腔护理，保持生活环境舒适卫生，注意做好保护性隔离，防止交叉感染。

（3）观察用药效果和不良反应　给予各种消化酶（胃蛋白酶、胰酶）和 B 族维生素，口服，助消化；给予蛋白同化类固醇剂如苯丙酸诺龙肌注，以促进蛋白质合成和增进食欲。必要时输入氨基酸、脂肪乳等静脉营养物质。

3. 心理护理　患儿多有反应差、认知能力下降及情绪抑郁等，应多关心患儿，多给良性刺激，促进其认知能力发展，保持良好的情绪；针对家长对患儿的担心、内疚和焦虑情绪，帮助他们提高对营养不良的认知水平，增强信心，指导家庭成员之间相互支持。

4. 健康指导

（1）向患儿家长讲解营养不良的原因，说明母乳喂养的重要性，指导人工喂养、混合喂养配方奶的配制，介绍辅食添加的原则、顺序，纠正小儿偏食、挑食等不良饮食习惯。按时预防接种。

（2）保证中小学生早、午餐吃好、吃饱，合理安排患儿生活作息制度，保证充足的睡眠，保持心情舒畅，做好生长发育监测。

（3）指导唇裂、腭裂及幽门狭窄等先天畸形患儿的手术时间。

复习思考

1. 营养不良的最初症状是（　　　）

    A. 智力发育障碍　　　　　　B. 肌张力低下　　　　　　C. 身长低于正常

    D. 体重不增　　　　　　　　E. 运动功能发育落后

2. 营养不良最常见的原因是（　　　）

    A. 维生素 A 缺乏　　　　　　B. 日照不足　　　　　　　C. 生长发育迅速

    D. 吸收障碍　　　　　　　　E. 喂养不当

3. Ⅱ度营养不良患儿腹壁下脂肪的厚度应是（　　　）

    A. 0.4～0.8cm　　　　　　　B. 0.5～0.6cm　　　　　　C. 0.4cm 以下

    D. 0.1～0.2cm　　　　　　　E. 基本消失

4. 营养不良患儿皮下脂肪最后消失的部位是（　　　）

    A. 背部　　　　　　　　　　B. 面颊部　　　　　　　　C. 四肢

D. 腹部　　　　　　　　E. 臀部

5. 营养不良患儿出现水肿的原因是（　　　　）

A. 大量蛋白尿　　　　　B. 肾功能障碍　　　　C. 血清蛋白降低

D. 电解质紊乱　　　　　E. 心力衰竭

项目二　儿童单纯性肥胖

【学习目标】

1. 掌握单纯性肥胖患儿的临床表现、护理诊断及护理措施。

2. 学会按照护理程序对单纯性肥胖患儿实施整体护理。

案例导入

一个 3 岁女孩，长期贪食。体重 30kg。该患儿最可能患什么疾病？如何进行护理？

【概述】

儿童单纯性肥胖症（obesity）是由于长期能量摄入超过人体的消耗，导致体内脂肪过度积聚，体重超过一定范围的一种营养障碍性疾病。近年来，小儿单纯性肥胖症在我国呈逐步增多的趋势，目前占 5%～8%。肥胖不仅影响儿童的健康，且可延续至成人，易引起高血压、糖尿病、冠心病、胆石症、痛风等疾病。因此，儿童期肥胖症已成为我国儿童的严重健康问题和社会问题。对本病的防治应引起社会及家庭的重视。

【病因与发病机制】

单纯性肥胖症占肥胖小儿的 95%～97%，不伴有明显的内分泌、代谢性疾病，其发病与下列因素有关。

1. 摄入过多　摄入的营养素超过机体代谢需要，多余的能量转化为脂肪贮存体内，为本病主要原因。

2. 活动量过少　缺乏适当的活动和体育锻炼也是发生肥胖症的重要因素，即使摄食不多，也可引起肥胖。因患病需要减少活动的小儿也容易引起肥胖。肥胖儿大多不喜欢运动，形成恶性循环。

3. 遗传因素　肥胖具有高度遗传性，目前认为与多基因遗传有关。双亲之一肥胖的后代发生肥胖者 40% ～ 50%，肥胖双亲的后代发生肥胖者高达 70% ～ 80%，双亲正常的后代发生肥胖者仅 10% ～ 14%。

4. 其他　如饱食中枢及饥饿中枢调节失衡而致多食；精神创伤（如亲人病故、学习成绩低下）以及心理异常等因素亦可致小儿过量进食而出现肥胖。

肥胖的主要病理改变是脂肪细胞的体积增大和（或）数目增多。肥胖患儿可发生以下生理改变：对环境温度变化的应激能力降低，有低温倾向；血脂增高，成年后易并发动脉硬化、冠心病、高血压、胆石症等疾病；嘌呤代谢异常，血尿酸增高，易发生痛风症；内分泌改变，如男性患儿的雄激素水平可降低，女性患儿的雌激素水平可增高。

【临床表现】

肥胖症可发生于任何年龄，最常见于婴儿期、5 ～ 6 岁儿童和青春期。患儿食欲旺盛，食量大，喜食肥肉、甜食、油炸（煎）食物。因行动不便而不喜欢运动，而且动作笨拙。明显肥胖者常有疲劳感，用力时气短或腿痛。严重肥胖者由于脂肪过度堆积限制胸廓和膈肌的运动，使肺通气量不足，引起低氧血症，表现为气急、发绀、红细胞增多，严重时心脏扩大、心力衰竭甚至死亡，称肥胖 - 换气不良综合征（或 pickwickian syndrome）。

体格检查可见患儿皮下脂肪丰满，但分布均匀，腹部膨隆下垂。严重者因皮下脂肪过多，使胸腹、臀部及大腿皮肤出现皮纹；少数肥胖患儿因体重过重，走路时两下肢负荷过重可致膝外翻和扁平足。女性肥胖患儿胸部脂肪堆积应与乳房发育鉴别，后者可触到乳腺硬结。男性肥胖患儿因大腿内侧和会阴部脂肪堆积，阴茎可隐匿在阴阜脂肪垫中而被误诊为阴茎发育不良。肥胖小儿性发育常较早，故最终身高常略低于正常小儿。

患儿体重以同性别、同身高（长）小儿正常均值为标准，超过均值 20% 以上者为肥胖症，其中 20% ～ 29% 者为轻度肥胖，30% ～ 49% 者为中度肥胖，超过 50% 者为重度肥胖。

患儿由于怕被别人讥笑而不愿与其他小儿交往，故常有心理障碍，如自卑、胆怯、孤独等。智力良好。

【辅助检查】

血清甘油三酯、胆固醇大多增高，严重肥胖患儿血清 β 脂蛋白也增高；常有高胰岛素血症；血生长激素水平减低，生长激素刺激试验的峰值也较正常儿童为低。

【治疗原则】

应控制饮食，加强运动，消除心理障碍。饮食疗法和运动疗法是最主要的措施，达到减少热能性食物的摄入和增加机体对热能的消耗的治疗目的。药物或外科手术均不宜用于儿童。

【护理评估】

1.健康史　了解喂养史，详细询问饮食习惯、饮食量、每日运动量及时间，近期治疗史及其效果，有无肥胖家族史。

2.身体状况　测量患儿体重、身高、皮下脂肪厚度及脂肪分布，外生殖器及智力发育情况，了解血压是否正常，有无呼吸、心脏受累的症状和体征。

3.心理－社会因素　评估患儿有无因自身形象而出现孤独、自卑及胆怯等心理。

【护理诊断】

1.营养失调：高于机体需要量　与摄入高能量食物过多和（或）运动过少有关。

2.社交障碍　与肥胖造成心理障碍有关。

3.自我形象紊乱　与肥胖引起自身形体改变有关。

4.知识缺乏　与家长缺乏合理营养知识有关。

【护理目标】

1.儿童肥胖度明显下降，身高的增长与正常对照儿童一致。

2.以家庭、学校健康教育为基础的自理行为训练和多方面参与的儿童减肥方案切实可行。

3.患儿及家长了解加强运动的意义及饮食调整的方法，配合治疗及护理。

【护理措施】

1.一般护理　选择低脂肪、低碳水化合物、高蛋白的食物，鼓励多吃含纤维素丰富的蔬菜。

2.对症护理　增加运动量是减轻肥胖者体重的重要手段。儿童不宜药物治疗。应选择有效而又容易坚持的运动项目，如散步、慢跑、做操、游泳等，每日坚持运动1小时左右；循序渐进，以运动后轻松愉快、不感到疲劳为原则。

3.心理护理　帮助患儿对自身形象建立信心，解除因肥胖带来的自卑心理，达到身心健康发展。

4.健康指导　让患儿及家长认识到肥胖的危害性。指导家长科学喂养，培养患儿良好的饮食习惯，树立信心，配合治疗，消除自卑心理，保持心情舒畅，定期监测小儿体重。

复习思考

1. 肥胖症可发生于任何年龄，最常见于（　　）

　　A. 婴儿期、5～6岁儿童和青春期

　　B. 幼儿期、5～6岁儿童和青春期

　　C. 新生儿期、7～9岁儿童和青春期

　　D. 新生儿期、婴儿期和幼儿期

　　E. 婴儿期、幼儿期和青春期

2. 患儿体重以同性别、同身高（长）小儿正常均值为标准，肥胖症为超过均值的百分之几（　　）

　　A. 10%　　　　　　B. 20%　　　　　　C. 30%

　　D. 40%　　　　　　E. 50%

3. 单纯性肥胖症最常见的原因是（　　）

　　A. 摄入过多　　　　B. 活动较少　　　　C. 遗传因素

　　D. 内分泌疾病　　　E. 代谢性疾病

项目三　维生素D缺乏性佝偻病

【学习目标】

　　1. 掌握维生素D缺乏性佝偻病患儿的临床表现、护理诊断及护理措施。

　　2. 熟悉维生素D缺乏性佝偻病的病因及治疗原则。

　　3. 了解维生素D缺乏性佝偻病的发病机制及辅助检查。

　　4. 学会按照护理程序对维生素D缺乏性佝偻病患儿实施整体护理。

案例导入

　　9个月男婴，冬季出生，足月顺产，单纯牛奶喂养，未添加辅食，近半年来烦躁，夜间哭闹不安，多汗。查体：体重8kg，有颅骨软化。该患儿最可能患什么疾病？如何进行护理？

【概述】

　　维生素D缺乏性佝偻病（rickets of vitamin D deficiency）简称佝偻病，是由于维生素D缺乏导致钙、磷代谢紊乱，产生以骨骼病变为特征的一种全身慢性营养性疾病。多见于

2 岁以内的婴幼儿，发病率我国北方高于南方。本病是我国儿童保健重点防治的"四病"之一。近年来，随着社会经济文化水平的提高，本病的发病率逐年降低，病情也趋于轻度，故单纯因佝偻病住院的患儿很少。

【病因与发病机制】

1. 储存不足　母亲妊娠期，特别是妊娠后期维生素 D 摄入不足，如母亲严重营养不良、肝肾疾病、慢性腹泻，以及早产、双胎均可使婴儿体内维生素 D 贮存不足。

2. 日光照射不足　是本病的主要原因。冬季日光照射不足，紫外线不能透过玻璃窗，尤其北方冬季较长，日照时间短，而且小儿户外活动少；大城市高楼大厦可阻挡日光照射，大气污染如烟雾、尘埃亦会吸收部分紫外线，故北方小儿发病率高于南方，大城市小儿发病率高于农村。

3. 摄入不足　生后婴儿膳食中含维生素 D 量很少；虽然人乳中钙磷比例适宜，利于钙的吸收，但若母乳喂养儿缺少户外活动或不及时补充鱼肝油及蛋、肝等富含维生素 D 的辅食，则易发生佝偻病。牛乳喂养儿更甚。

4. 生长过快　婴儿生长快，维生素 D 需要量增加，如早产儿、双胞胎体内储钙不足，生后生长速度较足月儿快，若未及时补充维生素 D 和钙，极易发生佝偻病；重度营养不良患儿生长迟缓，发生佝偻病较少。

5. 疾病因素　胃肠道或肝胆疾病可影响维生素 D 的吸收与利用，如慢性腹泻、肠结核、婴儿肝炎综合征、先天性胆道闭锁等；或肝肾疾病影响维生素 D 的羟化而引起佝偻病。

6. 药物影响　长期服用抗惊厥药物（如苯妥英钠、苯巴比妥）可使维生素 D 加速分解为无活性的代谢产物；服用糖皮质激素可对抗维生素 D 对钙转运的调节，也可致佝偻病。

【临床表现】

本病多见于婴幼儿，特别是 3 个月以内的小婴儿。主要表现为生长最快部位的骨骼改变，并可影响肌肉发育及神经兴奋性的改变。因此年龄不同，临床表现不同。佝偻病的骨骼改变常在维生素 D 缺乏一段时间后出现，围生期维生素 D 不足的婴儿佝偻病出现较早。儿童期发生佝偻病的较少。重症佝偻病患儿还可有消化和心肺功能障碍，并可影响行为发育和免疫功能。本病临床上分期如下：

1. 初期（早期）　多见于 6 个月以内，特别是 3 个月以内的小婴儿。以神经兴奋性增高为主要表现，如易激惹、烦躁、睡眠不安、夜间啼哭。常伴与室温、季节无关的多汗，尤其头部多汗而刺激头皮，致婴儿常摇头擦枕，出现枕秃。

2.激期（活动期） 早期维生素 D 缺乏的婴儿未经治疗，继续加重，患儿主要表现为骨骼改变、运动功能以及智力发育迟缓。

（1）骨骼改变

头部：6 个月以内的婴儿佝偻病以颅骨软化为主，前囟闭合延迟，颅骨薄，检查者用双手固定婴儿头部，指尖稍用力压迫枕骨或顶骨的后部，有如按压乒乓球样的感觉。额骨和顶骨中心部分常常逐渐增厚，至 7～8 个月时，变成"方盒样"头型，即方颅（从上向下看），头围增大，出牙延迟，囟门晚闭。

胸部：骨骺端因骨样组织堆积而膨大，肋骨与肋软骨交界处可见圆形隆起，从上至下如串珠样突起，称佝偻病串珠，以两侧第 7～10 肋骨最明显；膈肌附着部位的肋骨长期受膈肌牵拉而内陷，形成一条沿肋骨走向的横沟，称为郝氏沟；第 7、8、9 肋与胸骨相连处软化内陷，致胸骨柄前突，形成鸡胸；如胸骨剑突部凹陷，可形成漏斗胸。这些胸廓病变均会影响呼吸功能。

四肢：6 个月以上小儿手腕、足踝部肥厚的骨骺呈钝圆形环状隆起，称佝偻病手镯、足镯。小儿开始站立与行走后，由于骨质软化与肌肉关节松弛，双下肢负重，可出现股骨、胫骨、腓骨弯曲，形成膝内翻（"O"形腿）或膝外翻（"X"形腿）畸形。长久坐位者有脊柱后突或侧弯畸形。

（2）运动功能发育迟缓 由于血磷降低，患儿肌肉发育不良，肌张力低下，韧带松弛，表现为头颈软弱无力，坐、立、行等运动功能落后。腹肌张力下降，腹部膨隆如蛙腹。

（3）神经、精神发育迟缓 重症患儿条件反射形成缓慢，表情淡漠，语言发育迟缓，免疫功能低下，常并发感染。

3.恢复期 经日光照射或治疗后，临床症状和体征逐渐减轻或消失。血钙、血磷逐渐恢复正常，碱性磷酸酶需 1～2 个月降至正常水平。治疗 2～3 周后骨骼 X 线改变有所改善，出现不规则的钙化线，以后钙化带致密增厚，骨骺软骨盘＜2mm，逐渐恢复正常。

4.后遗症期 多见于 2 岁以后的儿童。因婴幼儿期严重佝偻病，残留不同程度的骨骼畸形。无任何临床症状，血生化正常，X 线检查骨骼干骺端病变消失。

【辅助检查】

1.血液生化检查 初期血钙正常或稍低（正常值 2.25～2.75mmol/L）、血磷降低（正常值 1.3～1.8mmol/L）、钙磷乘积降低，碱性磷酸酶正常或稍高（金氏正常值 106～213U/L）。活动期血钙、磷均降低，以血磷降低明显，碱性磷酸酶明显增高。若有条件，血清 25-羟维生素 D（25-OHD）水平测定是最可靠的诊断标准，血清 25-OHD 在早期已明显降低。恢复期血钙和血磷逐渐恢复正常，钙磷乘积正常，碱性磷酸酶开始下降，1～2

个月降至正常。后遗症期血生化检查正常。

2.X线检查 初期骨骺多正常或钙化带稍模糊。活动期长骨端X线显示钙化带消失，干骺端呈毛刷样、杯口状改变；骨骺软骨盘增宽（＞2mm）；骨质稀疏，骨皮质变薄；可有骨干弯曲畸形或青枝骨折，骨折可无临床症状。恢复期骨骼病变逐渐改善。后遗症期骨骼干骺端X线检查正常。

【治疗原则】

治疗目的在于控制病情活动，防止骨骼畸形。主要是补充维生素D，同时补充钙剂；后遗症期可考虑外科手术矫正。

【护理评估】

1.健康史 评估母亲妊娠后期有无严重营养不良、肝肾疾病、慢性腹泻等；患儿是否早产、双胎和出生季节、居住环境及日光照射情况，有无及时添加辅食及口服鱼肝油，有无生长过快和既往有无胃肠道、肝肾疾病及用药情况。

2.身体状况 在护理评估中应根据患儿年龄不同，重点检查该年龄阶段易出现的骨骼变化。根据血生化及X线检查，评估患儿所处的疾病阶段。

3.心理－社会状况 评估患儿父母对合理喂养、户外活动必要性的了解程度，日常照顾小儿有无困难，对患儿出现的骨骼变化有无焦虑。

【护理诊断】

1.营养失调：低于机体需要量 与维生素D摄入不足有关。

2.潜在并发症 维生素D过量引起中毒。

3.有感染的危险 与免疫功能降低有关。

4.知识缺乏 患儿家长缺乏佝偻病的预防和护理知识。

【护理目标】

1.患儿多汗、易惊等神经精神症状消失；钙、磷乘积正常，碱性磷酸酶正常。

2.X线显示骨密度增加并逐渐恢复正常；无感染发生，无维生素D中毒。

3.无骨骼受伤。

4.家长了解小儿佝偻病的预防、护理知识，能正确配合治疗与护理。

【护理措施】

1.一般护理

（1）环境和户外活动 保持室内空气新鲜，温、湿度适宜，阳光充足。每日带患儿进行一定时间的户外活动，直接接受阳光照射。生后 2～3 周即可带婴儿户外活动，每次时间从数分钟增至 1 小时以上。

（2）饮食　合理喂养，按时添加辅食，尽量选用含维生素 D 丰富的食物，如动物肝、蛋黄、奶油、乳类和海产品等。

2.病情观察及并发症的监测

（1）预防骨骼畸形和骨折　小儿衣着柔软、宽松，床铺松软。避免早坐、站、行；避免久坐、久站，以防止发生骨骼畸形。严重佝偻病患儿肋骨、长骨易发生骨折，护理操作时动作要轻柔，不可用力过猛，以防止发生骨折。

（2）加强体格锻炼　对已有骨骼畸形者可采取主动和被动的方法矫正。如遗留胸廓畸形，可做俯卧位抬头展胸运动；下肢畸形可施行肌肉按摩，O 形腿按摩外侧肌，X 形腿按摩内侧肌，以增加肌张力，矫正畸形。

（3）观察用药效果和不良反应　补充维生素 D：①以口服维生素 D 制剂为佳，一般剂量为每日 2000～4000U，1 个月后改为预防量，每日 400～800U，重症或不能口服者可肌内注射维生素 D_3 30 万 U 或维生素 D_2 40 万 U 一次，2～3 个月后改为预防量口服。中重度佝偻病应在维生素 D 治疗的同时，口服葡萄糖酸钙，每日 1～3g，或服用其他钙剂。②严格按医嘱服用维生素 D，预防维生素 D 中毒。若发现患儿出现厌食、体重下降、烦躁、倦怠、嗜睡、低热、大便异常、夜尿增多等，及时通知医生，立即停药。

3.心理护理　护理人员面对患儿的睡眠不安、烦躁哭闹要有爱心和耐心，多抚摸患儿；对留有骨骼畸形并产生心理障碍的年长儿，多指导其矫正的方法，寻找其长处给予鼓励，使其找回自信，增强其应对挫折的能力。

4.健康指导　向患儿及家长讲解有关佝偻病的相关知识，鼓励家长带患儿到户外晒太阳，初生儿可在 2～3 周后开始，夏季气温太高，要避免太阳直射，在阴凉处活动，尽量暴露皮肤。冬季室内活动时开窗，让紫外线能达室内，增加日光照射。选择含丰富的维生素 D、钙、磷和蛋白质的食物，提倡母乳喂养，及时添加辅食。对睡眠不安、多汗的患儿，指导家长每日清洁皮肤，勤洗头、勤换内衣和枕套。有畸形者，示范矫正方法。

- -

复习思考

1.下列预防小儿佝偻病补充维生素 D 的各种措施中，哪项是错误的（　　　）

　A.增加富含维生素 D 的食物

　B.增加富含矿物质的食物

　C.大量快速地补充维生素 D

D. 给予适量维生素 D

E. 接受日光照射

2. 维生素 D 缺乏性佝偻病不正确的预防措施是（　　　）

A. 适当多晒太阳　　　　　B. 提倡母乳喂养　　　　　C. 及时补充维生素 D 及钙剂

D. 及时添加辅食　　　　　E. 早产儿 2 个月开始补充维生素 D

3. 佝偻病初期的临床表现主要是（　　　）

A. 骨骼系统改变　　　　　B. 运动系统改变　　　　　C. 语言发育落后

D. 神经兴奋性增高　　　　E. 反复感染

4. 口服维生素 D 治疗佝偻病，一般持续多久改为预防量（　　　）

A. 1 个月　　　　　　　　B. 2 个月　　　　　　　　C. 3 个月

D. 6 个月　　　　　　　　E. 到骨骼体征消失

5. 佝偻病激期的表现是（　　　）

A. 临时钙化带重新出现　　B. 颅骨软化　　　　　　　C. 骨骺 X 检查正常

D. 血钙浓度正常　　　　　E. 肌张力增强

项目四　维生素 D 缺乏性手足搐搦症

【学习目标】

1. 掌握维生素 D 缺乏性手足搐搦症患儿的临床表现、护理诊断及护理措施。

2. 熟悉维生素 D 缺乏性手足搐搦症的病因及治疗原则。

3. 了解维生素 D 缺乏性手足搐搦症的发病机制及辅助检查。

4. 学会按照护理程序对维生素 D 缺乏性手足搐搦症患儿实施整体护理。

案例导入

患儿，6 个月，生后牛乳喂养，突发四肢抽搐，面肌颤动，两眼上翻，持续数秒至数分钟后自然缓解，1 天内发作 3～5 次，每次缓解后一切活动正常，就诊时又出现四肢抽搐。该患儿最可能患什么疾病？如何进行护理？

【概述】

维生素 D 缺乏性手足搐搦症（tetany of vitamin D deficiency）又称佝偻病性低钙抽搐，多见于婴幼儿。主要由于维生素 D 缺乏，血钙降低导致神经肌肉兴奋性增高，引起局部

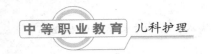
或全身抽搐。近年来，由于预防工作的普遍开展，本病已较少发生。

【病因与发病机制】

病因与佝偻病基本相同，血钙下降是本病的直接病因。因维生素 D 缺乏使血钙下降，而甲状旁腺分泌不足，不能促进骨钙动员和增加尿磷的排泄，致血钙进一步下降。当血钙浓度低于 1.75 ～ 1.88mmol/L（7.0 ～ 7.5mg/dL）或游离钙浓度 < 1.0mmol/L（4mg/dL）时，即可出现手足搐搦症。

诱发血钙降低的因素：①维生素 D 缺乏的早期，甲状旁腺调节反应迟钝，使血钙降低；②春夏季户外活动增多或近期补充大量维生素 D，大量钙沉积于骨骼，而肠道吸收钙相对不足，使血钙降低；③合并发热、感染、饥饿时，组织分解，磷从细胞内释放，使血磷增加，导致离子钙下降，可出现低钙抽搐。

【临床表现】

典型发作的临床表现为惊厥、喉痉挛和手足搐搦，并有程度不等的活动期佝偻病的表现。

1.惊厥　最常见，多见于小婴儿。表现为突然发生四肢抽动，两眼上窜，面肌颤动，神志不清，发作时间可短至数秒钟，发作时间长者可伴口周发绀。发作停止后意识恢复，精神委靡而入睡，醒后活泼如常，发作次数可数日一次或一日数次，甚至一日数十次。一般不发热，发作轻时仅有短暂的眼球上窜和面肌抽动，神志清楚。

2.手足搐搦　最特有，多见于较大婴儿、幼儿，表现为突发手足痉挛，呈弓状，双手呈腕部屈曲状，手指伸直，拇指内收贴近掌心，强直痉挛；足部踝关节伸直，足趾同时向下弯曲。

3.喉痉挛　最危险，婴儿多见，表现为喉部肌肉及声门突发痉挛，呼吸困难，有时可突然发生窒息，严重缺氧甚至死亡。

隐匿型没有典型发作的症状，但可通过刺激神经肌肉而引出体征。①面神经征：以手指尖或叩诊锤叩击患儿颧弓与口角间的面颊部（第 7 脑神经孔处），引起同侧眼睑和口角抽动为面神经征阳性，新生儿期可呈假阳性；②腓反射：以叩诊锤叩击膝下外侧腓骨头上方的腓神经，可引起足向外侧收缩者即为腓反射阳性；③陶瑟征：以血压计袖带包裹上臂，使血压维持在收缩压与舒张压之间，5 分钟之内该手出现痉挛症状为阳性。

【辅助检查】

血钙降低，血磷正常或升高；尿钙阴性。

【治疗原则】

首先控制惊厥及喉痉挛，其次补充钙剂，最后补充维生素 D 制剂。

【护理评估】

1. 健康史　了解患儿喂养史及户外活动情况，近期是否使用维生素 D 等。

2. 身体状况　评估患儿是否存在佝偻病的早期表现，患儿的惊厥、手足搐搦等症状是否伴有发热，发作后神志是否清醒等。及时静脉抽血进行血钙、血磷测定。

3. 心理 - 社会因素　注意评估家长对病因、表现、预后及护理知识的了解程度及家长有无恐惧等。

【护理诊断】

1. 有窒息的危险　与惊厥、喉痉挛发作有关。

2. 有受伤的危险　与惊厥、手足搐搦有关。

3. 营养失调：低于机体需要量　与维生素 D 缺乏有关。

4. 知识缺乏　与患儿家长缺乏手足搐搦症的预后和护理知识有关。

【护理目标】

1. 患儿呼吸道通畅，不发生窒息。

2. 患儿不发生舌咬伤、肢体碰伤及皮肤摩擦损伤等。

3. 教会家长在惊厥、痉挛发作时正确的处理方法。

【护理措施】

1. 一般护理　提供安静的休息环境，避免刺激，预防外伤，如病床两侧加床栏防止坠床，抽搐时勿强力使用物品撬开紧咬的牙关，以免造成损伤。

2. 病情观察及并发症的监测

（1）密切观察有无窒息　一旦发现立即吸氧，同时将患儿舌尖轻轻拉出口外，头偏向一侧，清除口鼻分泌物，保持呼吸道通畅；已出牙的小儿，应在上下门齿间置牙垫，避免舌咬伤；必要时行气管内插管或气管切开，进行人工或机械呼吸。

（2）观察用药效果和不良反应　①惊厥发生时，立即吸氧，保持呼吸道通畅，控制惊厥与喉痉挛，可用地西泮每次 0.1 ～ 0.3mg/ kg，肌内或静脉注射；或用 10% 水合氯醛每次 40 ～ 50mg/ kg，保留灌肠。喉痉挛者需立即将舌头拉出口外，进行人工呼吸或加压给氧，必要时进行气管插管或气管切开。②钙剂治疗：常用 10% 葡萄糖酸钙 5 ～ 10mL

加 0.9% 生理盐水 20 ～ 30mL 稀释后缓慢静脉注射（10 ～ 15 分钟）或静脉点滴，时间不得少于 10 分钟，若注射过快，可引起血钙骤升发生心搏骤停；避免药物外渗以免造成组织坏死。③补充维生素：症状控制后按维生素 D 缺乏性佝偻病补充维生素 D，定期户外活动。

3. 心理护理　理解家长焦虑和恐惧心理，做好安慰解释工作；多与家长及患儿沟通，减轻或消除家长的顾虑，树立战胜疾病的信心，积极配合治疗，促进患儿早日康复。

4. 健康指导　向家长宣传坚持每日户外活动、合理喂养、每日补充生理需要量维生素 D 的重要性。讲解预防维生素 D 缺乏的相关知识。教会家长当患儿惊厥或喉痉挛发作时的处理方法，如就地抢救，使患儿平卧，松开衣领，头偏向一侧，颈部伸直，清除口鼻分泌物，保持呼吸道通畅；保持安静，减少刺激；针刺人中穴 2 ～ 3 分钟，同时通知医生或急送医院。

复习思考

1. 维生素 D 缺乏性手足搐搦症的发病机制主要是（　　　　）

　　A. 甲状腺反应迟钝　　　　　B. 甲状旁腺反应迟钝　　　　C. 腺垂体反应迟钝

　　D. 肾上腺皮质反应迟钝　　　E. 肾上腺髓质反应迟钝

2. 维生素 D 缺乏性手足搐搦症发生惊厥是由于血清中（　　　　）

　　A. 钾离子浓度降低　　　　　B. 钠离子浓度降低　　　　　C. 氯离子浓度降低

　　D. 钙离子浓度降低　　　　　E. 磷离子浓度降低

3. 佝偻病性手足搐搦症最主要的死因是（　　　　）

　　A. 手搐搦　　　　　　　　　B. 足搐搦　　　　　　　　　C. 惊厥

　　D. 喉痉挛　　　　　　　　　E. 高热

4. 维生素 D 缺乏性手足搐搦症的主要表现是（　　　　）

　　A. 惊厥　　　　　　　　　　B. 昏迷　　　　　　　　　　C. 手足徐动

　　D. 前囟张力增高　　　　　　E. 肌阵挛

5. 婴儿手足搐搦症发生惊厥时首先需要做的紧急处理是（　　　　）

　　A. 输氧、人工呼吸　　　　　B. 静注钙剂　　　　　　　　C. 静注地西泮或苯巴比妥钠

　　D. 肌注维生素 D_3　　　　　E. 静滴葡萄糖、呼吸兴奋剂

扫一扫，知答案

实践九 维生素 D 缺乏性佝偻病患儿的护理

【目的】

通过实训、情景模拟和临床见习，熟练掌握营养障碍疾病患儿的身体评估、护理诊断及护理措施，学会按照护理程序对营养障碍疾病患儿实施整体护理。

【准备】

1.医院见习 学校附属医院儿科病房或儿科营养障碍病房、社区卫生服务中心。

（1）患儿 提前与所见习的医疗机构联系好维生素 D 缺乏性佝偻病的患儿，并向患儿及其家长做好解释工作，取得配合。

（2）学生 预习维生素 D 缺乏性佝偻病相关知识，按护士标准着装整齐，准备好见习必备物品。

2.示教室情景模拟

（1）物品准备 血压计、听诊器、温度计、体重计、颅骨和长骨 X 线样片、阅片灯、血标本采集用物（静脉注射盘、一次性无菌注射器、干燥试管或抗凝试管、手消毒液、医疗废物桶等）等。

（2）示教室准备 多功能模拟病房、多媒体教学设备、典型案例等。

（3）患儿准备 学生模拟。

【方法与过程】

1.医院见习 学校附属医院儿科病房或儿科营养障碍内科病房、社区卫生服务中心。

（1）由带教老师组织去见习医疗机构收集维生素 D 缺乏性佝偻病的病例，每 5 ～ 6 名学生为一小组，每组 1 名患儿，进行床旁对患儿护理评估及心理护理。

（2）课后分小组讨论患儿的护理问题及护理措施。

（3）带教老师集中讲解几种疾病的护理评估、护理问题及护理措施，并进行相关临床操作。

2.示教室情景模拟

（1）临床病例 患儿，男，9 个月，因易惊、常出现哭闹难止两周余来就诊。患儿近两周易激惹，睡眠不安，常出现哭闹难止，多汗。足月顺产，出生体重 3.2kg，母乳与牛乳混合喂养，未如期添加辅食。查体：神清，生长发育正常，前囟 2.5cm×2.5cm，枕秃明显，方形头颅，牙未出；胸廓无畸形，心肺检查无异常；腹部（－）；无手镯、脚镯征。

实验室检查：25-（OH）D_3下降；X线尺桡骨远端呈毛刷样改变。临床诊断为维生素 D 缺乏性佝偻病。

（2）情景模拟对该患儿的整体护理。包括对该患儿的护理评估、血标本的采集、生命体征的测量、心理护理、日常护理、病情观察及健康教育等。

（3）分组讨论　针对情景模拟评论模拟病人对疾病描述是否准确、全面，护士对患儿的护理评估是否完善、护理措施是否得当，并提出自己的建议。

（4）带教老师总结，纠正错误，补充不足，回答疑问。

【小结】

1. 带教老师对本次实践课进行汇总和小结。

2. 评估学生医院见习情况及情景模拟的表现，评价学生对知识的掌握程度及处理问题的能力。

3. 布置作业：写出该临床病例护理计划。

4. 带教老师填写《儿科护理》综合技能考核评分表。

扫一扫，看课件

模 块 九

消化系统疾病患儿的护理

项目一 小儿消化系统解剖生理特点

【学习目标】

1. 掌握小儿消化系统解剖生理特点。

2. 熟悉婴儿正常大便的特点。

3. 了解小儿食管长度和胃容量。

案例导入

一5个月虚胖患儿，大便每日8～10次，食欲好，生长发育正常，对该患儿应做出什么处理意见？

1. 口腔 口腔是消化道的起端，具有吸吮、吞咽、咀嚼、消化、味觉、感觉和语言等功能。足月新生儿出生时已具有较好的吸吮及吞咽功能，颊部有坚厚的脂肪垫，舌短而宽，有助于吸吮，早产儿则较差。婴幼儿口腔黏膜薄嫩，血管丰富，唾液腺不够发达，口腔黏膜易受损伤和发生局部感染；3～4个月时唾液分泌开始增加。婴儿口底浅，不能及时吞咽所分泌的全部唾液，常出现生理性流涎。

2. 食管 婴儿的食管呈漏斗状，黏膜薄嫩，腺体较少，弹力组织及肌层发育不完善，食管下端贲门括约肌发育不成熟，控制能力差，常发生胃食管反流，如吮奶时吞咽过多空气，易发生溢乳，一般在8～10个月时症状逐渐消失。

食管长度：新生儿8～10cm，1岁时12cm，5岁时16cm，学龄儿童20～25cm，成人25～30cm；食管横径：婴儿为0.6～0.8cm，幼儿为1cm，学龄儿童为1.2～1.5cm。

3. 胃 婴儿胃呈水平位，当开始站立行走时才逐渐变为垂直位。婴儿胃黏膜有丰富的血管，盐酸和各种消化酶的分泌均较成人少，且酶活性低，消化功能差。新生儿胃淀粉酶不足，3～4个月后才逐渐增多，故3～4个月前的婴儿不宜过早添加淀粉类食物；胃液中有较丰富的凝乳酶、蛋白酶等，适合乳汁消化。胃平滑肌发育不完善，在充满液体食物后易使胃扩张。由于贲门和胃底部肌张力低，而幽门括约肌发育较好，易发生幽门痉挛而出现呕吐。

胃容量：新生儿为30～60mL，1～3个月为90～150mL，1岁为250～300mL，5岁为700～850mL，成人约为2000mL。哺乳开始后幽门即开放，胃内容物陆续进入十二指肠，实际胃容量不受上述容量限制。胃排空时间：水为1.5～2小时，母乳为2～3小时，牛乳为3～4小时，早产儿胃排空更慢，易发生胃潴留。

4.肠　儿童肠管相对比成人长，一般为身长的5～7倍（成人仅为4倍）。小肠的主要功能包括运动（蠕动、紧张性收缩、分节运动）、消化、吸收及免疫。大肠的主要功能是贮存食物残渣、进一步吸收水分，形成粪便。婴幼儿肠黏膜肌层发育差，肠系膜柔软而长，结肠无明显结肠带和肠脂垂，升结肠与后壁固定差，易发生肠扭转和肠套叠。由于肠壁薄、通透性高、屏障功能差，肠内毒素、消化不全产物等过敏原可经肠黏膜进入体内，引起全身感染、中毒和变态反应。由于婴儿大脑皮层功能发育不完善，进食时常引起胃 - 结肠反射，产生便意，所以大便次数多于成人。

5.肝　肝脏是人体最大的消化腺，年龄愈小，肝相对愈大，正常婴幼儿肝脏可在右肋下触及1～2cm，柔软、无压痛，7岁后不应触及。婴儿肝脏结缔组织发育较差，肝细胞再生能力强，不易发生肝硬化；肝功能不成熟，解毒能力差，在感染、缺氧、中毒等情况下易发生肝充血肿大和肝细胞变性；肝糖原储存相对较少，易因饥饿发生低血糖症。婴儿期胆汁分泌较少，对脂肪的消化、吸收能力较差。

6.胰腺　胰腺除分泌胰岛素调节糖代谢外，也是合成、贮存和分泌消化酶及碳酸氢盐的部位。出生时胰腺分泌量少，出生后3～4个月时胰腺发育较快，胰液分泌量随之增多。胰消化酶出现的顺序为：胰蛋白酶、糜蛋白酶、羧基肽酶、脂肪酶，最后是胰淀粉酶。＜6个月婴儿的胰淀粉酶活力低下，1岁后才接近成人，故不宜过早喂淀粉类食物。新生儿胰液中脂肪酶活性不高，直到2～3岁才接近成人水平。婴幼儿时期胰腺液及其消化酶的分泌极易受炎热气候和各种疾病的影响而被抑制，发生消化不良。

7.肠道细菌　胎儿消化道内无细菌，出生后细菌很快从空气、奶头、用具等经口、鼻、肛门侵入肠道，一般情况下，胃内几乎无菌，结肠和直肠细菌较多。肠道菌群种类受食物成分影响，母乳喂养者以双歧杆菌为主，人工喂养和混合喂养者肠道内的大肠埃希菌、嗜酸杆菌、双歧杆菌及肠球菌所占比例几乎相等。正常肠道菌群对侵入肠道的致病菌有一定的拮抗作用，参与免疫调节、促进黏膜生理发育以及肠道营养代谢等作用。婴幼儿肠道正常菌群脆弱，易受各种因素的影响而发生菌群失调，导致消化功能紊乱。

8. 健康婴儿粪便

（1）母乳喂养儿粪便　呈黄色或金黄色，均匀膏状或带少许黄色粪便颗粒，或较稀薄，绿色，不臭，呈酸性反应，每日 2～4 次。

（2）牛、羊乳喂养儿粪便　呈淡黄色或灰黄色，较干稠成形，略有臭味，量多，呈碱性或中性反应，每日 1～2 次，易发生便秘。

（3）混合喂养儿粪便　与喂牛乳者相似，但质地较软，颜色较黄。

（4）生理性腹泻　多见于 6 个月以内外观虚胖的婴儿，常有湿疹，生后不久即出现腹泻，大便一直保持每日 4～5 次甚至 5～6 次，呈黄绿色稀便，小儿一般情况好，食欲好，生长发育不受影响，转乳期添加辅食后大便次数减少逐渐转为正常。

（5）转乳期粪便　外观褐色，添加谷类、蛋、肉、蔬菜等辅食后的大便性状逐渐接近成人，每日 1 次。

在食物量及种类没有改变的情况下，大便次数突然增加、变稀，应视为异常。

项目二　口　炎

【学习目标】

1. 掌握几种常见口炎的临床表现、护理诊断及护理措施。

2. 学会按照护理程序对口炎患儿实施整体护理。

案例导入

患儿，男，1 个月。因发热应用抗生素治疗十余天，今日见其口腔颊黏膜有乳凝块样附着物，不易擦掉，强行擦去下面有红色创面。该患儿的口腔炎症可能是什么情况？护士为该患儿做口腔护理的时间为餐后多长时间？护士为该患儿做口腔护理时应选用的溶液是什么？护士处理该患儿使用过的奶具时，应选哪种溶液浸泡后煮沸消毒？

【概述】

口炎（stomatitis）是指口腔黏膜的炎症，若病变限于局部，如舌、牙龈、口角，亦可称为舌炎、牙龈炎、口角炎。本病多见于婴幼儿。可单独发生，亦可继发于急性感染、腹泻、营养不良以及维生素 B、C 缺乏等全身性疾病。感染常由病毒、真菌、细菌引起，亦可因局部受理化刺激而引起。不注意食具及口腔卫生、不适当擦拭口腔、食物温度过高或各种疾病导致机体抵抗力下降等因素均可导致口炎的发生。以口腔黏膜破损、疼痛、流涎及发热为特点。

【临床特点】

儿童常见口炎的特点（表9-1）。

表9-1 儿童常见口炎的特点

	鹅口疮	疱疹性口炎
病原	白念珠菌	单纯疱疹病毒
发病年龄	新生儿、菌群紊乱患儿	1~3岁幼儿
流行病学特点	通过产道感染或乳头不洁、乳具污染	传染性强，可引起小流行
局部特征	口腔黏膜表面覆盖白色乳凝块样点、片状物，略高于黏膜表面，周围无炎症反应，不易擦去，强行剥离后，局部黏膜潮红粗糙，可有溢血	唇红部、邻近口周皮肤和口腔黏膜散在或成簇的黄色小水疱，直径2mm，周围有红晕，迅速破溃后形成浅溃疡，可融合成较大的溃疡
临床特点	患处不痛，不流涎，一般不影响吃奶，无全身症状	发热，体温达38℃~40℃，局部疼痛，出现流涎、拒食、烦躁、颌下淋巴结肿大
辅助检查	取白膜少许放玻片上，加10%氢氧化钠1滴，镜检可见真菌菌丝和孢子	白细胞总数正常或偏低
治疗原则	用2%的碳酸氢钠溶液清洗口腔，每日2~4次；涂1%甲紫溶液或制霉菌素鱼肝油混悬液，每日2~3次	用3%过氧化氢溶液或0.1%~0.2%利凡诺溶液清洗口腔，局部可用碘苷（疱疹净），亦可喷洒西瓜霜、锡类散、冰硼散等，为预防感染可涂2.5%~5%金霉素鱼肝油

【护理评估】

1. **健康史** 评估患儿家长有无乳具消毒的习惯，有无不适当擦拭患儿口腔或饮用过热、过硬食物、误服腐蚀性药物史；患儿有无感染、营养不良、长期应用广谱抗生素或类固醇激素等导致机体抵抗力下降史。

2. **身体评估** 儿童常见口炎的特点（表9-1）。

3. **辅助检查** 必要时采集口腔黏膜渗出物进行涂片检查，采集血常规以做出病原学诊断。

4. **心理－社会状况** 口炎患儿可因明显口痛而烦躁、哭闹；家长常因患儿不能顺利进食而出现焦虑，急于寻求解决办法的办法，愿意接受健康指导。

【护理诊断】

1. **口腔黏膜受损** 与口腔护理不当、理化因素刺激、抵抗力低下及病原体感染有关。

2. **疼痛** 与口腔黏膜炎症和破损有关。

3. 体温升高　与感染有关。

4. 知识缺乏　与患儿及家长缺乏口腔卫生护理知识有关。

【护理措施】

1. 一般护理

（1）口腔护理　鼓励多饮水，进食后漱口，保持口腔黏膜湿润和清洁。根据病情选用药物清洁口腔，每日 2～4 次，以餐后 1 小时左右为宜，动作应轻、快、准，以免引起呕吐，较大儿童可用含漱剂。清除分泌物及腐败组织，减少继发感染，利于溃疡愈合。对流涎者，及时清除流出物，保持皮肤干燥、清洁，避免引起皮肤湿疹及糜烂。疼痛严重者可在餐前用 2% 利多卡因涂抹局部。

（2）饮食护理　供给高热量、高蛋白、含丰富维生素、易消化的温凉流质或半流质为宜。不能进食者，应予以肠道外营养，以确保能量和水分供给。

（3）按医嘱正确涂药　涂药前应先清洁口腔，再用纱布或干棉球放在颊黏膜腮腺管口处及舌系带两侧，以隔断唾液，用干棉球将病变部黏膜表面吸干净后涂药。涂药后嘱患儿闭口 10 分钟，然后取出隔离唾液的纱布或棉球并叮嘱患儿不可马上漱口、饮水或进食。清洁口腔及局部涂药时应用棉签在溃疡面上滚动式涂药。严重者可同时全身给药，并给予 B 族维生素及维生素 C，有利于疮口愈合。

（4）防止继发和交互感染　护理口腔前后应及时洗手，患儿的食具、玩具、毛巾等应及时煮沸或高压灭菌。哺乳期妇女的内衣应经常更换清洗，并在喂乳前后母亲洗手、清洗乳头。防治原发病，增加机体抵抗力。

2. 病情观察及并发症的监测　观察口腔黏膜病变情况；观察生命体征、神志等变化；观察用药效果和不良反应等。

3. 心理护理　护理人员要态度和蔼，关心爱护患儿，做好家长基本知识宣教，加强护患之间的沟通，提高家长对口炎病的防护知识，促进患儿的康复，消除家长的紧张、焦虑情绪。

4. 健康指导

（1）向家长讲解口炎发生的原因、影响因素及护理要点；讲解并示教清洗口腔和局部涂药的方法及要点；强调操作前后要洗手。

（2）指导家长对患儿用过的食具、玩具、毛巾等要及时清洁消毒；鹅口疮患儿使用过的乳瓶、乳头应放于 5% 碳酸氢钠溶液中浸泡 30 分钟后再煮沸消毒；疱疹性口炎的传染性较强，应注意隔离，食具专用，以防传染。

（3）讲解流涎是口炎患儿对疼痛的一种反应，对清洁口腔有一定作用，但应注意保持口周皮肤干燥，防止出现皮肤损伤。

（4）指导家长教育儿童养成良好的卫生习惯，纠正患儿吮指、不刷牙等不良习惯。指导年长儿进食后漱口，保持口腔清洁的卫生习惯；避免进食过热、过硬、过酸食物；掌握正确的刷牙方法，避免损伤口腔黏膜。

（5）讲解均衡营养对提高机体抵抗力的重要性，培养良好的饮食习惯，避免偏食、挑食。

项目三　腹泻病

【学习目标】

1. 掌握腹泻病的临床表现、护理诊断及护理措施。

2. 熟悉腹泻病的病因及治疗原则。

3. 了解腹泻病的发病机制及辅助检查。

4. 学会按照护理程序对消化系统患儿实施整体护理。

案例导入

患儿，男，8个月，因腹泻伴发热2天入院，2天前无明显诱因出现腹泻，呈蛋花汤样便，每日10余次，伴发热、呕吐、咳嗽、流涕。入院前4小时排尿1次，量少。查体：体温39℃，精神委靡，皮肤干，弹性差，前囟和眼眶明显凹陷，口腔黏膜干燥，口唇呈樱桃红色，咽红，双肺（—），心音低钝，腹稍胀，肠鸣音2次/分，四肢稍凉，膝腱反射减弱。血钠120mmol/L，血钾3.0mmol/L，CO_2CP 12mmol/L。临床诊断为腹泻病。该患儿的主要护理诊断是什么？患儿静脉补液的护理措施有哪些？你应该给患儿及家长提供哪些健康指导？

【概述】

腹泻病（diarrhea）是一组由多病原、多因素引起的以大便次数增多和大便性状改变为特点的消化道综合征，严重者可伴有脱水、酸碱失衡和电解质紊乱。是我国婴幼儿最常见的疾病之一。腹泻病多发生于6个月～2岁婴幼儿，1岁以内占半数，是造成儿童营养不良、生长发育障碍甚至死亡的主要原因之一。

临床上根据腹泻的病因分为感染性腹泻和非感染性腹泻；根据病程分为急性腹泻（病程＜2周，最多见）、迁延性腹泻（病程在2周～2个月）和慢性腹泻（病程＞2个月）；根据病情分为轻型腹泻和重型腹泻。

【病因与发病机制】

1. 易感因素

（1）婴幼儿消化系统发育尚不完善　胃酸和消化酶分泌少、酶活性低，不能适应食物质和量的较大变化；儿童生长发育又较快，需要营养物质相对较多，消化道负担重，因而容易发生消化道功能紊乱。婴幼儿水代谢旺盛，一旦失水容易发生体液紊乱。

（2）胃肠道防御功能较差　婴幼儿胃酸偏低，胃排空较快，对进入胃内的细菌杀灭能力较弱；体液及细胞免疫功能差，血清免疫球蛋白（尤其是 IgM、IgA）和胃肠道分泌型 IgA 均较低；正常肠道菌群建立不完善，对入侵的致病微生物的拮抗作用弱，或由于使用抗生素等引起肠道菌群失调，均易患肠道感染。

（3）人工喂养　母乳中含有的大量体液因子（分泌型 IgA、乳铁蛋白）和巨噬细胞及粒细胞等有很强的抗肠道感染作用；牛乳中虽可含有上述成分，但在加热过程中被破坏，而且人工喂养的食物和食具易受污染，故人工喂养儿肠道感染发生率明显高于母乳喂养儿。

2. 感染因素

（1）肠道内感染　可由病毒、细菌（不包括法定传染病）、寄生虫、真菌等引起，以轮状病毒和致腹泻大肠埃希菌最常见。病原微生物多随污染的食物或饮水进入消化道，亦可通过污染的日用品、手、玩具或带菌者传播。在机体防御功能下降时，病原微生物侵入并大量繁殖、产生毒素，引起腹泻。

（2）肠道外感染　如上呼吸道感染、中耳炎、肺炎、肾盂肾炎、皮肤感染以及急性传染病等，多因发热和病原体毒素作用使消化道功能紊乱，有时肠道外感染的病原体可同时感染肠道。

3. 非感染因素

（1）饮食因素　喂养不当，多发生于人工喂养儿，由于喂养不定时、饮食过量或过少，食物成分不适宜或突然改变食物的质和量所致。个别婴儿对牛奶过敏或某种食物过敏或不耐受等。

（2）气候变化　天气变冷，腹部受凉，使肠蠕动增加；天气过热使消化液分泌减少，天热口渴吃奶过多等，增加消化道负担，均易诱发腹泻。

（3）其他因素　精神过度紧张、过度哭吵、饮水水质过硬等可使肠道功能紊乱，引起腹泻。

【临床表现】

1. 轻型腹泻　多由肠道外感染和非感染因素引起，以胃肠道症状为主。

大便次数 5～10 次/日，大便黄色、黄绿色或蛋花汤样，常见白色或黄白色奶瓣，少量黏液和泡沫，有酸臭味。食欲减退，伴有轻度恶心、呕吐、溢乳、腹痛等症状。无脱水及全身中毒症状，多在数日内痊愈。

2. 重型腹泻 多因肠道内感染所致，除有较重的消化道症状外，还有明显的脱水、电解质紊乱及全身中毒症状，如发热或体温不升、精神烦躁或委靡、嗜睡、面色苍白、意识模糊甚至惊厥、昏迷、休克等。

大便次数＞10 次/日甚至每日达数十次，大便水样、量多、少量黏液、腥臭。厌食、呕吐，严重者可吐咖啡渣样液体。由于频繁大便刺激，肛周皮肤可发红或糜烂。有明显的水、电解质和酸碱平衡紊乱症状。

3. 水、电解质及酸碱平衡紊乱症状 主要表现为脱水，代谢性酸中毒，低血钾和低钙、低镁血症。

4. 几种常见急性感染性肠炎的表现特点

（1）轮状病毒肠炎 好发于秋季，又称秋季腹泻，见于 6 个月～2 岁的婴幼儿。潜伏期 1～3 天，起病急，常伴有发热和上呼吸道感染症状，病初即可发生呕吐，大便次数多，每日可几次至几十次、量多，黄色水样或蛋花汤样，无腥臭味，常并发脱水、酸中毒。本病为自限性疾病，数日后呕吐渐停，腹泻减轻，不喂乳类的患儿恢复更快，3～8 天自行恢复。大便镜检偶有少量白细胞，血清抗体多在感染后 3 周上升。

（2）大肠埃希菌肠炎 多发生在气温较高季节，可在新生儿室、托儿所甚至病房内流行。营养不良、人工喂养或更换饮食时更易发病。

（3）空肠弯曲菌肠炎 多发生于夏季，可散发或暴发流行，6 个月～2 岁婴幼儿多见，为人畜共患病，以侵袭性感染为主。发病急，症状与细菌性痢疾相似，可有剧烈腹痛，可有发热、头痛，大便次数增多，排黏液便、脓血便，有腥臭味，大便镜检有大量白细胞及数量不等的红细胞。

（4）鼠伤寒沙门菌小肠结肠炎 夏季发病率高，多见于 2 岁以下婴幼儿，尤其是新生儿和婴儿，易在新生儿室流行。发病急，发热，腹泻，大便性状多样易变，为黄绿色或深绿色，水样、黏液样或脓血样，镜检有大量白细胞和数量不等的红细胞。

（5）抗生素诱发的肠炎 多继发于长期使用广谱抗生素使肠道正常菌群被抑制，而继发肠道内耐药金黄色葡萄球菌、变形杆菌、梭状芽孢杆菌或白念珠菌等大量繁殖引起的肠炎。多发生在持续用药 2～3 周后，也有在用药数日内发病。病情与耐药菌株的不同以及菌群失调的程度有关，婴幼儿病情多较重。

5. 迁延性腹泻和慢性腹泻 病因复杂，感染、食物过敏、酶缺陷、免疫缺陷、药物因素、先天性畸形等均可引起。以急性腹泻未彻底治疗或治疗不当，迁延不愈最为常见。以营养不良儿患病率高。表现为腹泻迁延不愈，病情时轻时重，大便次数和性质不稳定，严重时可出现水、电解质紊乱。多伴有消瘦、贫血、多种维生素缺乏及继发感染等。

【辅助检查】

1. 大便常规和培养　轻型腹泻患儿粪便镜检可见大量脂肪球；细菌性肠炎患儿粪便镜检可见大量白细胞、不同数量的红细胞；细菌感染引起的腹泻可培养出病原菌。

2. 血生化检查　可有血清钾、钙下降；二氧化碳结合力降低；血钠根据脱水性质而异。

【治疗原则】

治疗原则为：调整饮食，加强护理，合理用药，预防和纠正水、电解质紊乱，预防并发症。

【护理评估】

1. 健康史　评估患儿的喂养史，包括喂养方式、喂何种乳品、冲调浓度、喂哺次数及量；转乳期食物添加及断奶情况，是否近日添加了新食物或进食量增大，有无不洁饮食史。既往有无腹泻情况，是否长期使用抗生素、激素，是否对牛奶蛋白、大豆蛋白等食物过敏。了解患儿的消化道症状，包括腹泻开始的时间，大便次数、颜色、性状、量、气味，有无呕吐、腹痛、腹胀等。

2. 身体评估

（1）轻型腹泻　多由肠道外感染和非感染因素引起，以胃肠道症状为主。

大便次数 5～10 次／日，大便黄色、黄绿色或蛋花汤样，常见白色或黄白色奶瓣，少量黏液和泡沫，有酸臭味。食欲减退，伴有轻度恶心、呕吐、溢乳、腹痛等症状。无脱水及全身中毒症状，多在数日内痊愈。

（2）重型腹泻　多因肠道内感染所致，除有较重的消化道症状外，还有明显的脱水、电解质紊乱及全身中毒症状，如发热或体温不升、精神烦躁或委靡、嗜睡、面色苍白、意识模糊甚至惊厥、昏迷、休克等。大便次数 > 10 次／日甚至每日达数十次，大便水样、量多、少量黏液、腥臭。厌食、呕吐，严重者可吐咖啡渣样液体。由于频繁大便刺激，肛周皮肤可发红或糜烂。有明显的水、电解质和酸碱平衡紊乱症状。

（3）水、电解质及酸碱平衡紊乱症状　主要表现为脱水、代谢性酸中毒、低血钾和低钙、低镁血症。

3. 辅助检查　采集大便标本做常规、大便培养，及时送检；采集血液标本，做血生化检查，分析化验结果；观察记录大便的排便量、颜色、气味和次数；观察记录尿量；全面了解患儿病情，观察疾病进展情况。

4. 心理－社会评估　评估家长是否缺乏儿童喂养、饮食卫生、疾病护理等方面的知识。重症患儿常需住院治疗，由于对医院环境感到陌生、害怕打针等原因而产生恐惧；家长因担心危重患儿的预后而焦虑。

【护理诊断】

1. 腹泻　与感染、喂养不当等导致消化道功能紊乱有关。

2. 体液不足　与腹泻、呕吐丢失体液过多和摄入不足有关。

3. 有皮肤完整性受损的危险　与大便次数增多刺激臀部皮肤有关。

4. 营养失调：低于机体需要量　与摄入减少及腹泻呕吐丢失营养物质过多有关。

5. 知识缺乏　家长缺乏饮食卫生及腹泻患儿护理知识。

【护理目标】

1. 患儿腹泻次数逐渐减少，大便性状恢复正常。

2. 脱水表现消失，电解质正常，尿量正常。

3. 皮肤保持完好，未发生尿布皮炎。

【护理措施】

1. 一般护理

（1）调整饮食　腹泻患儿存在消化功能紊乱，应根据病情合理安排饮食，以达到减轻消化道负担，恢复消化功能的目的。除严重呕吐者暂禁食4～6小时（不禁水）外，均应继续进食，暂停辅食。母乳喂养儿可减少哺乳次数或缩短哺乳时间，暂停喂不易消化和脂肪类等辅食；人工喂养者，可喂以等量米汤或稀释的牛奶，或喂以发酵奶、去脂奶；病毒性肠炎不宜用蔗糖，暂停乳类，改为豆制代乳品或发酵乳，以减轻腹泻，缩短病程。已断奶者喂以稠粥、面条加一些熟植物油、蔬菜末、精肉末等，少量多餐。根据患儿病情及医嘱合理安排饮食。恢复饮食时，应由少到多，由稀到稠，逐步过渡到正常饮食。同时，观察记录患儿进食后的反应，以评估对喂养的耐受情况并及时调整。

（2）纠正水、电解质紊乱及酸碱失衡　通过恢复血容量，纠正水、电解质紊乱和酸碱平衡紊乱，排泄毒素，补充部分热量及静脉给药，以恢复机体的生理功能。

2. 病情观察及并发症的监测

（1）严密观察病情

1）监测体温变化：体温过高者应采取适当的降温措施，做好皮肤、口腔护理，鼓励患儿增加口服补液盐的摄入，提供患儿喜爱的饮料，尤其是含钾、钠高的饮料。

2）注意消化系统症状的变化：观察记录大便的次数、颜色、性状，若出现脓血便，伴有里急后重的症状，考虑是否有细菌性痢疾的可能，应立即送检大便等，为治疗提供可靠的依据。观察呕吐、腹痛、腹胀、食欲等情况变化。

3）判断脱水程度：通过观察患儿的神志、精神、皮肤弹性、前囟及眼眶有无凹陷、尿量等表现，估计患儿脱水程度。观察经过补液后脱水症状是否得到改善。

4）观察低钾血症表现：低血钾常发生在输液治疗脱水、酸中毒纠正时，当患儿出现精神委靡、吃奶乏力、腹胀、肌张力低、心音弱、呼吸频率不规则等表现，及时报告医生，做血生化测定及心电图检查。

5）观察代谢性酸中毒：当患儿呼吸深快、精神委靡、口唇樱红、血 pH 下降时积极准备碱性液体，配合医生抢救。

（2）防止交叉感染　严格做好消化道分室和床边隔离，排泄物应按规定处理后再排放。护理患儿前后认真洗手。患儿的食具、衣物、尿布应专用，并进行适当消毒处理，防止患儿的手和物品被污染。对传染性较强的腹泻患儿最好用一次性尿布，用后焚烧，防止交叉感染。

（3）维持皮肤黏膜完整性

1）口腔黏膜干燥的患儿，每日至少 2 次口腔护理，以保持口腔黏膜的湿润和清洁。

2）保持床单位清洁、干燥、平整，及时更换衣裤。每次便后及时更换尿布，用温水冲洗臀部并擦干，保持肛周皮肤清洁、干燥。

3. 心理护理　关心爱护患儿，做好家长基本知识宣教，加强护患之间的沟通，提高家长对腹泻病的防护知识，促进患儿的康复，消除家长的紧张、焦虑情绪。对慢性腹泻患儿的家长，采取以家庭为中心的护理模式。

4. 健康指导

（1）指导家长及时清除患儿口腔中的呕吐物，勤饮水、漱口，保持口腔卫生，必要时进行口腔护理。指导家长正确洗手，并做好污染尿布及衣物的处理、出入量的监测以及脱水表现的观察。讲解臀部皮肤护理的意义及方法。

（2）说明调整饮食的重要性，指导家长 ORS 溶液的配制和使用。

（3）告知家长遵照医嘱正确用药。如微生态制剂应温水冲服，水温 < 37℃，以免杀伤有关的活菌。肠黏膜保护剂如蒙脱石散最好在空腹时服用，以免服用该药呕吐误吸入气道，每次至少用 30 ～ 50mL 温开水冲服有利于药物更好地覆盖肠黏膜。

（4）为患儿提供安静舒适的休息环境。随身携带玩具等安慰性物品，与患儿交谈，尽可能触摸、拥抱患儿，鼓励家庭成员参与护理，以减少分离性焦虑。对需要静脉穿刺的患儿，操作前先告之操作会引起疼痛，给予鼓励，同时对患儿采取治疗性游戏，如允许患儿触摸仪器等以减轻恐惧。主动与患儿及家长进行交谈，允许他们提出问题，鼓励患儿将生气、害怕和疼痛等表达出来，以减轻压力，促进相互信任。

（5）宣传预防腹泻的相关知识。宣传母乳喂养的优点，指导合理喂养，避免在夏季气温高时断奶，按时按序进行转乳期食物引入，防止过食、偏食及饮食结构突然改变。适当户外活动，加强体格锻炼。气候变化时防止受凉或过热。及时治疗营养不良、佝偻病、贫血等。避免长期滥用广谱抗生素和激素。口服轮状病毒疫苗，于每年 8～10 月给婴幼儿接种 1 次。

（6）向家庭成员宣传防止感染传播的措施。教育儿童饭前、便后洗手，勤剪指甲，注意食物新鲜、清洁和食具消毒，注意饮食和饮用水卫生。

项目四　小儿液体疗法

【学习目标】

1. 掌握腹泻病的液体疗法。

2. 熟悉几种特殊情况的液体疗法。

3. 学会按照护理程序对液体疗法患儿实施整体护理。

案例导入

患儿，女，10 个月，体重 8kg，入院诊断为婴儿腹泻（重型），中度等渗性脱水，中度酸中毒，根据"三定、三先、二补"的原则，拟定第一天输液计划。计算所需液体总量和 5% 碳酸氢钠量。选用的混合溶液是什么？按照"定速"的原则拟定第一天输液计划。

液体疗法是儿科临床医学的重要组成部分，其目的是纠正水、电解质和酸碱平衡紊乱，通过恢复血容量，排泄毒素，补充部分热量及静脉给药，以恢复机体的生理功能。

一、小儿体液平衡特点

体液是人体的重要组成部分，保持体液的生理平衡是维持生命的重要条件。体液动态平衡依赖于神经、内分泌、肺，特别是肾脏等系统的正常调节。由于小儿这些系统的功能极易受疾病和外界环境的影响而失调，因此水、电解质和酸碱平衡紊乱在儿科临床中极为常见。

1. 体液的总量和分布　体液分布于血浆、间质及细胞内，前两者合称为细胞外液。细胞内液和血浆液量相对稳定，间质液量变化较大。年龄愈小，体液总量相对愈多，间质液量所占的比例也越大，而血浆和细胞内液量的比例则与成人相近（表9-5）。当小儿发生急性脱水时，由于细胞外液首先丢失，故脱水症状可在短期内立即出现。

表9-5　不同年龄儿童的体液分布（占体重的%）

年龄	体液总量	细胞内液	细胞外液	
			血浆	间质液
新生儿	78	35	6	37
1岁	70	40	5	25
2～14岁	65	40	5	20
成人	55～60	40～45	5	10～15

　　2. 体液的电解质组成　儿童体液电解质成分与成人相似，仅新生儿生后数日内血钾、氯、磷偏高，血钠、钙和碳酸氢盐偏低，体液略偏酸。细胞外液的电解质以 Na^+、Cl^-、HCO_3^- 等离子为主，其中 Na^+ 占90%以上，对维持细胞外液的渗透压起主导作用。细胞内液电解质以 K^+、Mg^{2+}、HPO_4^{2-} 和蛋白质为主，其中 K^+ 占78%，大部分处于离解状态，维持着细胞内液的渗透压。

　　3. 水代谢的特点　正常人体内水的出入量与体液保持动态平衡。每日所需水量与新陈代谢、摄入热量、不显性失水和活动量成正比。由于儿童生长发育快，新陈代谢旺盛，摄入热量和蛋白质均较高，体表面积相对较大，呼吸频率快，活动量大，不显性失水相对多，故按体重计算，年龄愈小，每日需水量相对愈大（表9-6）。正常婴儿水的交换率为成人的3～4倍，每日体内外水的交换量约等于细胞外液的1/2，而成人仅为1/7。因此婴儿对缺水的耐受力差，容易发生脱水。

表9-6　不同年龄儿童每日水的需要量

年龄（岁）	<1	1～3	4～9	10～14
需水量（mL/kg）	120～160	100～140	70～110	50～90

　　4. 体液调节的特点　儿童时期肾功能发育尚不成熟，肾脏浓缩功能差，当摄入水量不足或失水量增加时易发生代谢产物潴留和高渗性脱水。由于肾小球滤过率低，水的排泄速度较慢，当摄入水量过多时易导致水肿和低钠血症。年龄越小，肾脏排钠、排酸、产氨能力也越差，容易发生高钠血症和酸中毒。

二、临床常用溶液

　　1. 非电解质溶液　常用5%和10%葡萄糖溶液，前者为等渗溶液，后者为高渗溶液。葡萄糖输入体内后逐渐被氧化成水和二氧化碳，同时提供能量或转变为糖原储存，不能起到维持血浆渗透压的作用，因此5%、10%的葡萄糖液被视为无张力溶液，主要用于补充水分和提供部分热量。

2.电解质溶液　用于补充所丢失的体液、所需的电解质，纠正体液的渗透压和酸碱平衡失调。

（1）生理盐水（0.9% 氯化钠溶液、NS 液）　Na^+ 和 Cl^- 各为 154mmol/L，与血浆离子渗透压近似，为等渗液，氯含量比血浆含量（103mmol/L）高 1/3，若大量或长期应用，可造成高氯性酸中毒。

（2）5%、10% 葡萄糖氯化钠溶液（葡萄糖生理盐水）　葡萄糖生理盐水是指每 100 毫升生理盐水中含 5g、10g 的葡萄糖，该溶液的效用与生理盐水完全相同，并能补充热能。仍视为等渗溶液，为 1 张力溶液。

（3）复方氯化钠溶液（林格溶液）　除含氯化钠外，尚有与血浆含量相同的钾离子和钙离子，其作用和缺点与生理盐水基本相同，但大量输入不会发生低血钾和低血钙。

（4）碱性溶液　主要是用于纠正酸中毒。常用的有：

1）1.4% 碳酸氢钠溶液：为等渗含钠碱性溶液，常用于纠正酸中毒。市售成品 5% 碳酸氢钠溶液为高渗溶液，可用 5% 或 10% 葡萄糖溶液稀释 3.5 倍，即为等渗液。在抢救重度酸中毒时，可不稀释而直接静脉推注，但不宜多用，以免引起细胞外液高渗状态。

2）1.87% 乳酸钠溶液：为等渗含钠碱性溶液。市售成品 11.2% 乳酸钠溶液为高渗溶液，可用 5% 或 10% 葡萄糖溶液稀释 6 倍，配成等渗液后使用。在肝功能不全、缺氧、休克、新生儿期以及乳酸潴留性酸中毒时，不宜使用。

（5）氯化钾溶液　市售成品浓度为 10% 或 15% 两种。用于补充钾离子。使用时需见尿补钾；严格掌握稀释浓度，一般静脉滴注浓度为 0.2%，最高浓度不超过 0.3%；总量不宜过大；速度不宜过快，每日总钾溶液补给的时间不得少于 6～8 小时；不可直接静脉推注，以免发生心肌抑制、心脏骤停。

3.混合溶液　将各种溶液按不同比例配成混合溶液，可减少或避免各自的缺点，更加适合于不同情况补液的需要。常用混合溶液的组成见表 9-7。

表9-7　常用混合溶液的组成

溶液名称	5% 葡萄糖或 10% 葡萄糖（份）	0.9% 氯化钠或 5% 葡萄糖生理盐水（份）	1.4% 碳酸氢钠或 1.87% 乳酸钠（份）	电解质渗透压（张力）
2:1 溶液	—	2	1	等张
3:2:1 溶液	3	2	1	1/2 张
3:4:2 溶液	3	4	2	2/3 张
6:2:1 溶液	6	2	1	1/3 张
1:1 溶液	1	1	—	1/2 张

续表

溶液名称	5%葡萄糖或10%葡萄糖（份）	0.9%氯化钠或5%葡萄糖生理盐水（份）	1.4%碳酸氢钠或1.87%乳酸钠（份）	电解质渗透压（张力）
1：2溶液	2	1	—	1/3张
1：4溶液	4	1	—	1/5张

2：1溶液又称2：1等渗含钠液，是由2份0.9%氯化钠溶液和1份等渗碱性溶液（即1份1.4%碳酸氢钠或1.87%乳酸钠溶液）配制而成。其Na^+与Cl^-之比为3：2，与血浆相仿，为等渗液。常用于低渗性脱水或重度脱水伴循环不良及休克的患儿，以快速扩充血容量。

临床上也可采用常用混合液的简便配制法方法（表9-8）。

表9-8　常用混合液的简便配制

溶液种类	溶液性质	加入溶液（mL）			
		5%或10%葡萄糖	10%氯化钠	5%碳酸氢钠（11.2%乳酸钠）	10%氯化钾
2：1液	等张	500	30	47（30）	—
1：1液	1/2张	500	20	—	—
1：4液	1/5液	500	10	—	—
3：2：1液	1/2张	500	15	24（15）	—
3：4：2液	2/3张	500	20	33（20）	—
维持液	1/5	500	10	—	7.5

4. 口服补液盐（ORS）溶液　ORS是世界卫生组织推荐用于治疗急性腹泻合并脱水的一种口服溶液，适用于轻、中度脱水而无呕吐、腹胀患儿。其ORS Ⅰ的配方为：氯化钠3.5g，碳酸氢钠2.5g（或枸橼酸钠2.9g），氯化钾1.5g，葡萄糖20g，加温开水1000mL制成，其张力为2/3张。如作为维持补液或高渗性脱水补液可采用ORS Ⅰ"2：1轮流法"，即每2份ORS Ⅰ后，再给1份白开水或米汤交替服用，使其张力降为1/2张。

三、婴儿腹泻的液体疗法

婴儿腹泻的液体补充包括累积损失量、继续丢失量和生理需要量三部分。补充液体的方法包括口服补液法和静脉补液法两种。

1. 口服补液　ORS是通过葡萄糖在小肠内主动吸收的同时伴随着钠、水和氯的被动吸收，从而起到纠正脱水的作用。适用于轻、中度脱水而无明显呕吐、腹胀和周围循环障碍，能口服的急性腹泻患儿。

（1）补液量及方法　补充累积损失量，轻度脱水 50～80mL/kg，中度脱水 80～100mL/kg，每 5～10 分钟一次，每次 10～20mL，于 8～12 小时内少量分次喂完；继续损失量根据排便次数和量而定，一般可按估计排便量的 1/2 喂给，鼓励患儿少量多次口服 ORS，并多饮水，防止高钠血症的发生。对于无脱水者的腹泻患儿，可将 ORS 加等量水或米汤稀释，每天 40～60mL/kg，少量频服，以预防脱水。

（2）口服补液的护理　服用 ORS 液期间应密切观察病情，如患儿出现眼睑水肿，应停止服用 ORS 液，改用白开水或母乳；在口服补液过程中，如呕吐频繁或腹泻、脱水加重，应改为静脉补液。

2.静脉补液　静脉补液适用于严重呕吐、腹泻，伴中、重度脱水的患儿，主要用以快速纠正水、电解质平衡紊乱。在静脉补液的实施过程中要正确掌握"三定"（定量、定性、定速）、"三先"（先盐后糖、先浓后淡、先快后慢）及"二补"（见尿补钾、防惊补钙）的原则。

（1）第一天补液

1）补液的"三定"和"三先"（表 9-9）。

表 9-9　儿童补液的"三定"和"三先"

定量（mL/kg.d）				定性（张力）			定速（h）
	轻度脱水	中度脱水	重度脱水	等渗性脱水	低渗性脱水	高渗性脱水	前 8~12h 内输完（约为总量的 1/2）8～10mL/（kg.h）。伴休克时，先用 2∶1 等渗含钠液，按 20mL/kg（总量≥300mL）于 0.5～1h 内输完，以改善微循环（扩容）
累积损失	50	50～100	100～120	1/2	2/3	1/3	
继续损失	10～30			1/2～1/3			后 12～16h 内输完（约为总量的 1/2）5mL/（kg.h）
生理需要	60～80			1/3～1/5			
总量	轻度脱水 90～120	中度脱水 120～150	重度脱水 150～180	24 小时补液总量，学龄前儿童总量减少 1/4，学龄儿童减少 1/3。临床上判断脱水性质有困难时，可按等渗性脱水补给			

低渗性脱水和重度脱水时，补液速度应快些；高渗性脱水输液速度应适当减慢，以免在过多的钠尚未排出之前进入神经细胞内的水量过多，而引起脑细胞水肿。补充生理需要量时，加 0.15% 氯化钾。

2）纠正酸中毒：因输入的混合溶液中已有一部分碱性溶液，输液后循环和肾脏功能改善，轻度酸中毒可随着补液而纠正。当 pH < 7.3 时，结合血气分析，进行补碱。碳酸氢钠常作为首选药物来纠正酸中毒，其用量计算：

5% 碳酸氢钠量（mL）＝剩余碱（-BE）×0.5×体重（kg）

5% 碳酸氢钠量（mL）=（22 —测量得的 CO_2CP）mmol/L×1× 体重（kg）

一般稀释成 1.4% 的等渗碳酸氢钠溶液输入，并先给计算量的 1/2，再根据病情变化、治疗后的反应及复查血气分析后调整剂量。严重酸中毒患儿，可先用 5% 碳酸氢钠 5mL/kg，可提高二氧化碳结合力约 4.5mmol/L。纠正酸中毒后要注意补钾和补钙。

3）纠正低血钾：有尿或补液前 6 小时内排过尿者应及时补钾。轻度低钾患儿可口服氯化钾每日 200～300mg/kg，重度低钾血症需静脉补钾，全日总量一般为 100～300mg/kg（即 10% 氯化钾 1～3mL/kg）。输入时稀释成 0.2%～0.3%（新生儿 0.15%），每日补钾总量输入时间不应少于 6～8 小时，补钾的时间一般要持续 4～6 天。静脉滴注含钾液体局部有刺激反应，尽量避免溶液外渗。

4）纠正低血钙或低血镁：对于原有营养不良、佝偻病或腹泻较重的患儿，在补充液体后尿量较多时，应及时给予 10% 葡萄糖酸钙溶液 5～10mL，加葡萄糖溶液稀释后，缓慢（10 分钟以上）静脉推注，防止低钙惊厥的发生。低镁血症者可给予 25% 硫酸镁每次 0.1～0.2mL/kg，深部肌内注射，每 6 小时 1 次，每日 3～4 次，症状缓解后停用。

5）供给热能：静脉输入葡萄糖以维持基础代谢所需。正常情况下，机体每小时可代谢葡萄糖 1g/kg，若输入葡萄糖速度过快及浓度过高，可使血浆中葡萄糖浓度上升，渗透压增高，故输入葡萄糖时浓度不宜过高（不超过 15%），速度不宜过快（每小时不超过 1g/kg）。必要时可应用部分或全静脉营养。

（2）入院第二天及以后的补液 经第一天补液后，脱水和电解质紊乱已基本纠正，第二天及以后主要是补充生理需要量和继续损失量，继续补钾，供给热量。一般可改为口服补液，若腹泻仍频繁或口服量不足者，仍需静脉补充。补液量需根据吐泻和进食情况估算，一般继续损失量是丢多少补多少，用 1/2～1/3 张含钠液，生理需要量按每日 60～80mL/kg，可用 1/5 张含钠液；这两部分总量每日 100～120mL/kg，于 12～24 小时内均匀静滴，仍需注意继续补钾和纠正酸中毒。

四、几种特殊情况的液体疗法

1. 新生儿时期的液体疗法 新生儿体液总量多，血清钾、氯、磷酸盐、乳酸、有机酸等含量稍高，对水、电解质、酸碱平衡的调节功能不完善。补液总量与速度均应控制，出生后 1～2 天，如无明显失水，一般不需补液，生后 3～5 天每日液量为 40～80mL/kg；电解质含量应适当减少，以 1/5 张含钠液为宜；速度应缓慢，除急需扩充血容量外，全日量应在 24 小时内匀速滴注；新生儿肝功能较差，酸中毒时应选用碳酸氢钠。新生儿生后 10 天之内，由于红细胞破坏过多，一般不补钾，如有明显缺钾而需静脉补充时，应少量、慢速，浓度不超过 0.15%，必须见尿补钾。新生儿易发生低钙血症、低镁血症，应及时予以补充。

2. **婴幼儿肺炎的液体疗法** 重症肺炎患儿，因发热、进食少、呼吸增快，失水较失钠多；因肺部炎症，肺循环阻力加大，心脏负担较重，常伴有呼吸性、代谢性酸中毒和心功能不全。补液总量不能过多，一般按每日生理需要量为 60 ～ 80mL/kg 补充；电解质浓度不能过高，以 1/5 张为宜；补液速度宜慢，一般控制在每小时 5mL/kg。对伴有呼吸性酸中毒者，以改善肺的通换气功能为主，尽量少用碱性溶液，随着通气、换气功能的改善，酸中毒将得到纠正。如肺炎合并腹泻伴脱水、电解质紊乱必须静脉补液时，按腹泻病补液量来计算，输液总量和钠量要相应减少 1/3，速度宜慢。输液过程中，要注意变换患儿体位。有烦躁不安者，于输液前最好注射镇静剂使之安静，以减轻心脏负担及氧的消耗量。

3. **营养不良伴腹泻的液体疗法** 营养不良伴腹泻时，多为低渗性脱水，且脱水程度容易估计过重，故补液总量按现有体重计算后应减少 1/3，以 2/3 张溶液为宜，葡萄糖浓度以 15% 为佳，输液速度宜慢，以在 24 小时内匀速输完为妥，一般每小时为 3 ～ 5mL/kg。

4. **急性感染的补液** 急性感染时，常致高渗性脱水和代谢性酸中毒。补液量可按生理需要量每日 70 ～ 90mL/kg 给予补充，用 1/4 ～ 1/5 张含钠液，并供给一定热量，速度均匀滴入。休克患儿按休克进行快速补液。

五、小儿静脉输液护理

1. 向年长儿及家长讲解补液的目的和意义，对患儿做好鼓励和解释工作，对年幼儿可用语言、玩具、图片等安慰，以消除恐惧，取得配合。对不合作的患儿可给予适当床旁约束或按医嘱给予镇静剂，以保证输液的顺利进行。

2. 补液前全面了解患儿病情，熟悉所输液体的组成、性质、用途、配制及配伍禁忌；严格查对患儿姓名、床号及药物（药名、剂量、浓度、有效期）后，按照无菌操作规则在治疗间内行静脉穿刺。护理人员要具备熟练的静脉穿刺技术，尽量避免多次重复穿刺，做好固定后，返回病室。

3. 根据脱水程度和脱水性质，按医嘱要求全面计划 24 小时输液量，遵循补液原则，分期分批输入液体，做到个体化，灵活掌握。

4. 准确记录 24 小时液体出入量。液体入量包括静脉输液量、口服液体量及食物中含水量；液体出量包括尿量、呕吐量、大便量和不显性失水量。婴幼儿大小便不易收集，可用 "称尿布法" 计算液体排出量。此外，呼吸增快时，不显性失水增加 4 ～ 5 倍；体温每升高 1℃，不显性失水每小时增加 0.5mL/kg。

5. 严格掌握输液速度，新生儿及伴心、肺疾病的患儿最好使用输液泵，以便更精确控制 24 小时输液速度。每小时巡回记录输液量，随时检查液路是否通畅、针头有无滑脱、局部有无红肿及液体外渗、有无输液反应等情况。

6.首次补钾应见排尿后根据输液瓶中所剩液体的量进行补充，浓度应小于0.3%，每日补钾静脉滴入时间应不短于6～8小时，严禁直接静脉推注；静脉补钙应缓慢注射，不得少于10分钟，避免药液外渗。镁剂需深部肌内注射。

7.密切观察病情

（1）观察生命体征 注意观察体温、脉搏、呼吸、血压、精神状况，如出现烦躁不安、呼吸脉率增快等，应警惕是否输液量过多或输液速度过快而发生肺水肿、心力衰竭或输液反应等情况。

（2）观察脱水及补液情况 注意患儿腹泻、呕吐的次数及量的变化，观察患儿的意识状态以及口皮肤黏膜干燥程度、眼窝及前囟凹陷程度、眼泪、尿量等情况变化。比较补液后脱水是否纠正，若补液方案合理，患儿一般于补液后3～4小时开始排尿（说明血容量已恢复）；补液后8～12小时口唇樱红、呼吸深大改善（说明酸中毒基本纠正）；补液后12～24小时皮肤弹性恢复，眼窝凹陷消失，口舌湿润、饮水正常，无口渴（表明脱水已被纠正）。补液后眼睑水肿，可能是钠盐输入过多；补液后尿量多而脱水未纠正，可能是输入液体张力过低，应报告医生及时进行计划输液调整。

（3）观察有无酸中毒、低钾血症、低钙血症、低镁血症、面色异常及末梢循环减低等情况发生，并随时报告医生，给予适当处理。

复习思考

1.唾液腺发育，唾液分泌逐渐增多，能产生较多淀粉酶的年龄是（　　　）

    A. 1～2个月　　　　　　B. 3～4个月　　　　　　C. 5～6个月

    D. 3～5岁　　　　　　　E. 6岁以上

2.判断腹泻患儿脱水程度的指标除外（　　　）

    A. 精神状态　　　　　　B. 尿量　　　　　　C. 摄入量

    D. 皮肤弹性　　　　　　E. 前囟情况

（3～5题共用题干）

患儿，女，1岁半，因腹泻伴发热3天入院。大便每日10多次，黏液状，带脓血，伴恶心、呕吐、高热和腹痛。查体：体温39.5°C，精神极差，意识模糊，呼吸深快，有烂苹果味，面色苍灰，前囟眼窝明显凹陷，哭无泪，口唇干燥，皮肤弹性差，脉细弱，尿少，四肢冰冷，心音低钝，可闻及早搏。实验室检查：大便常规见较多的红细胞和白细胞；血钠135mmol/L，血钾3.4mmol/L，CO_2CP 9mmol/L。

3.该患儿的临床诊断可能为（　　　）

    A. 病毒性肠炎、重度脱水伴酸中毒

B. 致病性大肠埃希菌性肠炎，重度脱水伴酸中毒

C. 产毒性大肠埃希菌性肠炎伴重度脱水伴酸中毒

D. 侵袭性大肠埃希菌性肠炎伴重度脱水伴酸中毒

E. 出血性大肠埃希菌性肠炎伴重度脱水伴酸中毒

4. 第一天的补液总量为（　　　）

A. 50mL/kg　　　　B. 60～90mL/kg　　　　C. 90～120mL/kg

D. 120～150mL/kg　　E. 150～180mL/kg

5. 入院后经治疗患儿的呕吐和腹泻减轻，第二天体温正常，但输液过程中突然出现惊厥，应首先考虑合并（　　　）

A. 低血糖　　　　B. 低钠血症　　　　C. 低钙血症

D. 低镁血症　　　　E. 低钾血症加重

扫一扫，知答案

实践十　腹泻病患儿的护理

【目的】

通过临床见习腹泻病患儿的身心状况及护理或病例讨论，练习腹泻患儿液体疗法。掌握腹泻患儿的护理评估和护理措施，掌握腹泻患儿液体疗法的护理及常用混合液的配制方法。能对腹泻患儿及家长进行有效的健康教育。

【准备】

1. 医院见习　学校附属医院儿科病房或儿科消化内科病房、社区卫生服务中心。

（1）患儿　提前与所见习的医疗机构联系好消化系统常见疾病的患儿（如腹泻病、口炎等），并向患儿及其家长做好解释工作，取得配合。

（2）学生　预习消化系统常见疾病相关知识，按护士标准着装整齐，准备好见习必备物品。

2. 示教室情景模拟

（1）物品准备　血压计、听诊器、温度计、体重计、大便标本采集用物（一次性清洁便杯、无菌试管、清洁便器、外阴消毒用物、防腐剂等）、血标本采集用物（静脉注射盘、一次性无菌注射器、干燥试管或抗凝试管、手消毒液、医疗废物桶等）等。

（2）示教室准备　多功能模拟病房、多媒体教学设备、典型案例等。

（3）患儿准备　学生模拟。

【方法与过程】

1. 医院见习　学校附属医院儿科病房或儿科消化泌尿内科病房、社区卫生服务中心。

（1）由带教老师组织去见习医疗机构收集泌尿系统常见病的病例，每5～6名学生为一小组，每组1名患儿，进行床旁对患儿护理评估及心理护理。

（2）课后分小组讨论患儿的护理问题及护理措施。

（3）带教老师集中讲解几种疾病的护理评估、护理问题及护理措施，并进行相关临床操作。

2. 示教室情景模拟

（1）临床病案

病案1：患儿，男，8个月，因腹泻伴发热2天入院，2天前无明显诱因出现腹泻，呈蛋花汤样便，每日10余次，伴发热、呕吐、咳嗽、流涕。入院前4小时排尿1次，量少。查体：体温39℃，精神委靡，皮肤干，弹性差，前囟和眼眶明显凹陷，口腔黏膜干燥，口唇呈樱桃红色，咽红，双肺（—），心音低钝，腹稍胀，肠鸣音2次/分，四肢稍凉，膝腱反射减弱。血钠120mmol/L，血钾3.0mmol/L，CO_2CP 12mmol/L。临床诊断为腹泻病。

病案2：患儿，女，10个月，体重8kg，入院诊断为婴儿腹泻（重型），中度等渗性脱水，中度酸中毒，根据"三定、三先、二补"的原则，拟定第一天输液计划：

1）所需液体总量和5%碳酸氢钠量

2）选用混合溶液

3）按照"定速"的原则做出第一天输液安排

（2）其中一小组情景模拟对该患儿的整体护理。包括对该患儿的护理评估，尿标本的采集、血标本的采集、生命体征的测量、心理护理、日常护理、病情观察及健康教育等。

（3）分组讨论　针对情景模拟评论模拟病人对疾病描述是否准确、全面，护士对患儿的护理评估是否完善，护理措施是否得当，并提出自己的建议。

（4）带教老师总结，纠正错误，补充不足，回答疑问。

【小结】

1. 带教老师将各组的见习结果及学生提出的共性问题汇总、小结。

2. 评价学生见习对疾病的认识情况、对患儿的态度及参与病例讨论等情况。

3. 布置作业：制订腹泻患儿的护理计划，填写护理计划单。

4. 带教老师填写《儿科护理》综合技能考核评分表。

扫一扫，看课件

模块十

呼吸系统疾病患儿的护理

项目一 小儿呼吸系统的特点

【学习目标】
1. 掌握小儿呼吸系统解剖和生理特点。
2. 熟悉小儿呼吸系统免疫特点。

案例导入

护士小刘，在某市一家综合医院儿科上班，她发现上呼吸道感染的患儿大多会出现呼吸困难和吸吮困难，影响吮乳，请你从小儿解剖学的特点分析其形成的原因。

【解剖特点】

呼吸系统以环状软骨为界划分为上、下呼吸道。上呼吸道包括鼻、鼻窦、咽、咽鼓管、会厌及喉；下呼吸道包括气管、支气管、毛细支气管、呼吸性毛细支气管、肺泡管及肺泡。

1. 上呼吸道

（1）鼻　婴幼儿鼻腔相对短小，无鼻毛，后鼻道狭窄，黏膜柔嫩，血管丰富，因而易受感染，感染后鼻腔黏膜易充血、肿胀，引起鼻塞而致呼吸困难，影响吮乳。婴儿鼻腔黏膜与鼻窦黏膜相连续，且鼻窦口相对较大，故急性鼻炎时易致鼻窦炎，其中以上颌窦及筛窦最易感染。小儿鼻泪管短，开口瓣膜发育不全，上呼吸道感染时易引起结膜炎。

（2）咽　小儿的咽部相对狭小和垂直，咽鼓管较宽短、直，呈水平位，故鼻咽炎时易致中耳炎。扁桃体在4～10岁时发育达高峰，14～15岁逐渐退化，故扁桃体炎常见于年长儿，婴幼儿少见。

（3）喉 小儿喉部相对较成人长，喉腔较窄，呈漏斗形，软骨柔软，黏膜柔嫩而富有血管及淋巴组织，轻微炎症即可引起局部水肿，引起喉头狭窄，导致声音嘶哑和呼吸困难甚至窒息。

2.下呼吸道

（1）气管、支气管 婴幼儿气管、支气管相对狭窄；黏膜血管丰富；软骨柔软，缺乏弹力组织，支撑作用弱；黏液腺分泌不足，气道较干燥，纤毛运动差，不能有效地清除吸入的微生物，故易发生感染并易致呼吸道阻塞。由于右支气管粗短，为气管直接延伸，因此异物易进入右支气管，引起右侧肺不张或肺气肿。

（2）肺 小儿肺的弹力纤维发育差，血管丰富，间质发育旺盛，肺泡小而且数量少，致肺含血量相对多而含气量少，故易发生肺部感染，并易引起间质性炎症、肺不张、肺气肿等。肺门处有大量的淋巴结与肺脏各部分相联系，包括支气管、血管和几组淋巴结（支气管淋巴结、支气管分叉部淋巴结和气管旁淋巴结），当肺部有炎症时可引起肺部淋巴结炎症反应。

3.胸廓 婴幼儿胸廓较短，呈桶状，肋骨呈水平位，膈肌位置较高，使心脏呈横位；胸腔较小而肺相对较大，呼吸肌发育差，呼吸时胸廓运动不充分，肺的扩张受到限制，不能充分通气、换气，易因缺氧和二氧化碳潴留而出现青紫。小儿纵隔相对较大，周围组织松软、富于弹性，胸腔积液或积气时易导致纵隔移位。

【生理特点】

1.呼吸节律与频率 小儿大脑皮质发育未成熟，呼吸调节功能不完善。所以，新生儿尤其是未成熟儿，以及出生后数月的婴儿，呼吸极不稳定，易出现呼吸节律不齐，甚至呼吸暂停。小儿代谢旺盛，需氧量高，但因呼吸系统发育不够完善，呼吸运动较弱，只能通过加快呼吸频率以满足生理需要，故小儿呼吸频率较快，且年龄越小呼吸频率越快，各年龄呼吸频率见表12-1。

表 10-1 各年龄小儿呼吸、脉搏频率（次/分）

年龄	呼吸	脉搏	呼吸:脉搏
新生儿	40～45	120～140	1:3
<1岁	30～40	110～130	1:4～1:3
2～3岁	25～30	100～120	1:3～4
4～7岁	20～25	80～100	1:4
8～14岁	18～20	70～90	1:4

2. **呼吸类型**　婴幼儿呼吸肌发育不全，呼吸时胸廓活动范围小而膈肌活动明显，呈腹膈式呼吸；随着年龄增长，呼吸肌逐渐发育，膈肌和腹腔脏器下降，肋骨由水平位逐渐倾斜，胸廓前后径和横径增大，出现胸腹式呼吸。

3. **呼吸功能的特点**　小儿肺活量、潮气量、气体弥散量均较成人小，而气道阻力较成人大，显示小儿各项呼吸功能的储备能力均较低，当患呼吸道疾病时，易发生呼吸功能不全甚至呼吸衰竭。

4. **血气分析**　婴幼儿的肺活量不易检查，但可通过血气分析了解血氧饱和度水平及血液酸碱平衡状态。小儿动脉血气分析正常值见表8-2。

表10-2　小儿动脉血气分析正常值

项目	新生儿	2岁以内	＞2岁
氢离子浓度（mmol/L）	35～50	35～50	35～50
PaO（kPa）	8～12	10.6～13.3	10.6～13.3
$PaCO_2$（kPa）	4～4.67	4～4.67	4.67～6.0
HCO^-（mmol/L）	20～22	20～22	22～24
BE（mmol/L）	–6～+2	–6～+2	–4～+2
SaO_2（mmol/L）	0.90～0.965	0.95～0.97	0.956～0.97

【免疫特点】

小儿呼吸道的非特异性和特异性免疫功能均较差。新生儿、婴幼儿体内免疫球蛋白含量低，尤以分泌型 IgA 为低，同时体内其他免疫球蛋白（IgA、IgG）含量也较低，肺泡巨噬细胞功能不足，乳铁蛋白、溶菌酶、干扰素、补体等的数量和活性不足，故婴幼儿易患呼吸道感染。

复习思考

1. 婴幼儿易患呼吸道感染的主要原因是缺乏（　　　）

　　A. 血清型 IgA 　　　　　　B. 分泌型 IgG 　　　　　　C. 血清型 IgG

　　D. 血清型 IgM 　　　　　　E. 分泌型 IgA

2. 健康新生儿的呼吸频率是每分钟（　　　）

　　A. 15～20 次 　　　　　　B. 25～30 次 　　　　　　C. 45～50 次

　　D. 35～40 次 　　　　　　E. 40～45 次

3. 婴幼儿上呼吸道感染易发生中耳炎的原因是（　　　）

　　A. 耳咽鼓管短、宽，呈水平位

  B.缺少分泌型 IgA

  C.鼻道狭窄

  D.鼻窦发育差

  E.扁桃体炎症扩散

4.小儿右支气管的特点是（ ）

  A.较长、狭窄，呈漏斗型

  B.粗、短、直

  C.宽、短、直，呈水平位

  D.黏膜柔嫩，纤毛运动好

  E.纤毛较多

5.小儿肺部易发生感染的主要原因是（ ）

  A.呼吸中枢不完善   B.胸腔小而肺相对较大   C.纤毛运动差

  D.肋骨呈水平位   E.肺含血量多而含气量少

项目二　急性上呼吸道感染

【学习目标】

  1.掌握急性上呼吸道感染患儿的临床表现、护理诊断及护理措施。

  2.熟悉急性上呼吸道感染的病因及治疗原则。

  3.了解急性上呼吸道感染的发病机制及辅助检查。

  4.学会按照护理程序对上呼吸道感染患儿实施整体护理。

案例导入

  患儿，女，2岁，发热，鼻塞，体温39.8℃，咽部充血。因频繁咳嗽、发热3天入院。该患儿最可能患什么疾病？入院后应立即对患儿采取哪些护理措施？在入院评估中，应重点询问哪些健康史？护理体检时，应重点进行哪些检查？

【概述】

  急性上呼吸道感染（ acute upper respiratory infection，AURI ）简称"上感"，俗称"感冒"，是小儿时期最常见的疾病，主要指鼻、鼻咽和咽部的急性感染。该病一年四季均可发病，以冬春季节和气候骤变时为多见，大多为散发，偶见流行，主要通过空气飞沫

传播。

【病因与发病机制】

由病毒引起者占90%以上，主要有呼吸道合胞病毒、流感病毒、副流感病毒、腺病毒、鼻病毒、柯萨奇病毒、单纯疱疹病毒、EB病毒等。病毒感染后也可继发细菌感染，常见为溶血性链球菌、肺炎球菌、葡萄球菌及流感嗜血杆菌等。亦可为病毒与细菌混合感染。

婴幼儿时期上呼吸道的解剖生理特点和免疫特点，是易患上呼吸道感染的主要原因；若患有维生素D缺乏性佝偻病、营养不良、贫血等则易致反复感染使病程迁延，出现严重症状；气候改变、环境因素及护理不当易诱发本病。

【临床表现】

症状轻重不一，与年龄、病原体和机体抵抗力不同有关。年长儿症状较轻，以局部症状为主；婴幼儿大多病情较重，以全身症状为主。

1. 一般类型上呼吸道感染　常于受凉后1～3天出现症状。

（1）全身症状　大多数患儿有发热，体温可高可低，持续1～2天或10余天不等。重症患儿可出现畏寒、头痛、食欲减退、乏力。婴幼儿多有高热，常伴有呕吐、拒乳、腹泻、腹痛，烦躁不安，严重者甚至高热惊厥。部分患儿发病早期可有阵发性腹痛，有的类似急腹症，与发热所致的阵发性肠痉挛或肠系膜淋巴结炎有关。

（2）局部症状与体征　主要是鼻咽部症状，如鼻塞、流涕、喷嚏、流泪、咽部不适、发痒、咽痛等，亦可伴轻咳及声音嘶哑。新生儿和小婴儿可因鼻塞而出现张口呼吸或拒乳。体检可见咽部充血、扁桃体充血或肿大，颌下淋巴结肿大、触痛。肠病毒感染患儿可出现不同形态的皮疹。肺部体征阴性。

2. 特殊类型上呼吸道感染

（1）疱疹性咽峡炎　由柯萨奇A组病毒引起，好发于夏秋季。表现为起病急，高热、咽痛、厌食、呕吐、流涎等，体检可见咽部充血，咽腭弓、悬雍垂、软腭等处有疱疹，周围有红晕，疱疹破溃后形成小溃疡。患儿因疼痛而影响吞咽和进食。病程约1周。

（2）咽结合膜热　由腺病毒引起，好发于春、秋季。临床以发热、咽炎、结合膜炎为特征，可在集体儿童机构中流行。临床表现为高热、咽痛、一侧或双侧眼结膜炎，体检颈部、耳后淋巴结肿大。病程1～2周。

3. 流行性感冒（流感）　由流感病毒引起，可致大流行。感染中毒症状严重，表现为持续高热、寒战、头痛、乏力、呕吐、全身肌肉和关节酸痛等，可伴惊厥，甚至昏迷、休克等。易继发肺炎、心肌炎等，病程多超过7天。

4.急性喉炎　大多数患儿可出现发热、咳嗽，重者畏寒、发热等全身症状较重。声音嘶哑是急性喉炎的主要症状，初期声音嘶哑多不严重，但很快严重甚至可失音。早期干咳无痰，晚期则有稠厚的黏浓痰咳出。小儿患者炎症累及声门下区时，出现"空空"样的咳嗽，且夜间加重，是小儿喉炎的重要特征之一。

小儿急性喉炎吸气性呼吸困难最为明显。初期哭闹时喘息，较重者可有吸气性喉喘鸣，并出现胸骨上窝、锁骨上窝、肋间及上腹部软组织吸气期内陷等喉梗阻症状。因其呼吸功能差，喉及气管内分泌物不易排出，更易加剧呼吸困难。严重者面色苍白、呼吸无力，甚至窒息死亡。

5.并发症　常见于婴幼儿，上呼吸道炎症可引起中耳炎、鼻窦炎、咽后壁脓肿、颈淋巴结炎、喉炎、支气管炎、肺炎等。年长儿若患链球菌性上呼吸道感染可引起急性肾炎、风湿热和心肌炎等疾病。

有些常见的急性传染病，如幼儿急疹、麻疹、猩红热、流行性脑脊髓膜炎等，起病时症状与急性上呼吸道感染相似，故应注意当地流行情况，以便鉴别。

【辅助检查】

1.血液检查　病毒感染者白细胞计数偏低或在正常范围内，病毒分离和血清反应可明确病原菌；但在早期白细胞总数和中性粒细胞百分数可较高；细菌感染者则白细胞总数大多增高，严重病例有时也可减低，但中性粒细胞百分数仍增高。

2.病原学检查　咽拭子培养可有病原菌生长。链球菌引起者血中抗链球菌溶血素"O"（ASO）滴度可增高。

3.喉镜检查　喉炎行直接喉镜检查时见喉黏膜充血、肿胀，还可见声门下黏膜显著肿胀，向中间突出而形成一狭窄腔隙。

【治疗原则】

以支持疗法及对症治疗为主，预防并发症。病毒感染者可选用利巴韦林（病毒唑）或中药，如病情较重有继发细菌感染或发生并发症者，可选用抗生素，如青霉素、头孢菌素类。如为溶血性链球菌感染或既往有肾炎或风湿热病史者，应用青霉素10～14天。

【护理评估】

1.健康史　详细询问发病原因、发热程度、伴随症状、用药史及传染病接触史。
2.身体状况　观察患儿精神状态。测量体温，检查皮肤状况。咽部、口腔黏膜有无充血及疱疹。有无淋巴结肿大。有无腹痛及支气管、肺的受累症状。特殊类型的上呼吸道感染，还应注意评估流行病学情况。

3. 辅助检查　采集血及咽拭子等标本及时送检，分析化验结果，全面了解患儿病情，观察疾病进展情况。

4. 心理－社会因素　患儿常因鼻塞或发热等不适感而烦躁、哭闹。注意评估家长是否有焦虑、抱怨等情绪及对本病的发病、预防及护理等知识的了解程度。

【护理诊断】

1. 体温过高　与上呼吸道感染有关。

2. 舒适的改变　与咽痛、鼻塞等有关。

3. 潜在并发症　高热惊厥有关。

【护理目标】

1. 患儿感染逐渐控制，体温逐渐下降并维持在正常范围。

2. 患儿口腔湿润，呼吸道通畅，呼吸平稳。

3. 患儿不发生支气管肺炎等各种并发症。

【护理措施】

1. 一般护理

（1）休息　保持病室空气新鲜，注意通风换气，一般室温18～22℃，湿度50%～60%；注意卧床休息，减少活动。做好呼吸道隔离，患儿与其他患儿分室居住，接触者应戴口罩。

（2）饮食护理　少食多餐，鼓励患儿多喝温开水，给予高维生素，高热量，清淡易消化的流质、半流质饮食，不宜进食过烫、辛辣食物。

2. 病情观察及并发症的监测

（1）密切观察病情变化　保持安静，预防高热惊厥的发生，密切观察体温变化，加强巡视，发现患儿有兴奋、烦躁、惊跳等症状时立即报告医生并及时处理。对有可能发生惊厥的患儿应床边设置床档，以防患儿坠床，备好急救物品和药品；注意咳嗽的性质、神经系统症状、口腔黏膜改变及皮肤有无皮疹等，以便早期发现麻疹、猩红热、百日咳、流行性脑脊髓膜炎等急性传染病。

（2）观察相关症状，做好对症护理　①鼻塞严重时应及时用消毒棉签蘸生理盐水清除鼻腔分泌物，用0.5%麻黄碱液滴鼻，每日2～3次，每日1～2滴，对因鼻塞而妨碍吸吮的婴儿，宜在哺乳前15分钟滴鼻，使鼻腔通畅，保证吸吮。②发热的患儿，每4小时测体温1次，并准确记录，同时给予物理降温或遵医嘱药物降温。③加强口腔护理，婴幼儿可用消毒棉签蘸生理盐水清洗口腔；年长儿可用淡盐水或复方硼酸溶液漱口，注意观察咽部充血、水肿、化脓情况，疑有咽后壁脓肿时，应立即报告医生，同时注意防止脓肿破溃后脓液流入气管引起窒息。④保持皮肤清洁，可用温热水擦浴，衣服被褥厚薄合适，以免影响机体散热，及时更换汗湿的衣被。

（3）观察用药效果和不良反应　使用青霉素等抗生素前应皮试，使用过程中注意观察有无过敏反应；麻黄碱滴鼻时应使患儿头部偏向一侧并稍仰，以免药物直接流入咽喉；使用退热剂时，应多饮水，以免大量出汗引起虚脱；热性惊厥的患儿使用镇静剂后，应观察止惊效果和药物的不良反应；抗病毒的中成药注射剂容易发生过敏反应，在输液中要密切观察。

3. 心理护理　多关心患儿的饮食起居，多与年长儿沟通，态度和蔼，动作轻柔，消除患儿的恐惧心理。多与家长沟通交流，解释该病的病程和预后，取得家长的配合。

4. 健康指导　指导家长掌握上呼吸道感染的预防知识和护理要点；在呼吸道疾病流行期间，经常开窗通风，避免去人多拥挤的公共场所；鼓励儿童加强体格锻炼，多进行户外活动；随气候变化及时添减衣服；鼓励母乳喂养，及时添加辅食；积极防治各种慢性病，按时预防接种。在集体儿童机构中，如有急性上呼吸道感染流行趋势，应早期隔离患儿，如有流行趋势，在室内用食醋熏蒸法消毒。

复习思考

1. 急性上呼吸道感染时，婴幼儿的主要表现是（　　　）

  A. 呼吸道局部症状 　　　B. 皮肤出疹 　　　　C. 鼻塞、流涕

  D. 咽痒、痛 　　　　　　E. 全身症状重

2. 婴幼儿急性上呼吸道感染时，体温过高者常出现（　　　）

  A. 呼吸道症状 　　　　　B. 皮肤出疹 　　　　C. 食欲低下

  D. 惊厥 　　　　　　　　E. 拒乳

（3～5题共用题干）

患儿，男，2岁，因发热、流涕1天来就诊。查体：体温39.1℃，精神可，咽充血，心、肺、腹无异常发现。血象：WBC $8×10^9$/L，分类 N45%、L55%。诊断为急性上呼吸道感染。

3. 以下处理哪项不妥（　　　）

  A. 卧床休息

  B. 多饮水

  C. 采用冷敷、温水擦浴等物理降温

D. 观察体温变化

E. 建议医生联合应用两种抗生素，以控制感染

4. 患儿突然出现惊厥，提示可能合并（　　　）

    A. 化脓性脑膜炎　　　　　B. 中毒性脑膜炎　　　　　C. 低钙血症

    D. 高热惊厥　　　　　　　E. 病毒性脑膜炎

5. 患儿在门诊处理后需在家治疗，以下健康指导哪项不妥（　　　）

    A. 给予营养丰富、易消化流质或半流质饮食

    B. 多进行室外活动，以增强机体抵抗力

    C. 按医嘱用药

    D. 注意观察病情变化

    E. 保持房间空气新鲜及合适的温湿度

项目三　急性支气管炎

【学习目标】

    1. 掌握急性支气管炎患儿的临床表现、护理诊断及护理措施。

    2. 熟悉急性支气管炎的病因及治疗原则。

    3. 了解急性支气管炎的发病机制及辅助检查。

    4. 学会按照护理程序对急性支气管炎患儿实施整体护理。

案例导入

    患儿，男，3岁，咳嗽1周，气促，精神正常，食欲减退。查体：体温37.8℃，脉搏100次/分，呼吸频率24次/分，双肺呼吸音粗糙，有不固定的粗中湿罗音。胸部X线检查，显示肺纹理增粗。该患儿最可能患什么疾病？入院后应立即对患儿采取哪些护理措施？在入院评估中，应重点询问哪些健康史？护理体检时，应重点进行哪些检查？

【概述】

急性支气管炎（acute bronchitis）是指各种病原体引起的气管、支气管黏膜的急性炎症，常继发于呼吸道感染后，也常为肺炎的早期表现，或为一些急性传染病（麻疹、百日咳、伤寒、猩红热等）的一种临床表现。本病婴幼儿多见，且症状较重。

【病因与发病机制】

凡能引起上呼吸道感染的病原体皆可引起支气管炎，但多数是在病毒感染的基础上继发细菌感染，常为病毒与细菌混合感染。较常见的致病菌有肺炎链球菌、溶血性链球菌、葡萄球菌和流感杆菌等。营养不良、特异性体质、免疫功能失调、佝偻病、慢性鼻窦炎等患儿常易反复发生支气管炎。气候变化、空气污染、化学因素和"三手烟"的刺激为本病的发病因素。

【临床表现】

发病急缓不一。大多先有上呼吸道感染症状，以咳嗽为主，初为刺激性干咳，逐渐咳痰且有时带血。婴幼儿全身症状较明显，常有发热、乏力、食欲减退、呕吐、腹胀、腹泻等。肺部呼吸音粗糙，可闻及易变的散在干、湿罗音，一般无气促和发绀。

婴幼儿可发生一种特殊类型的支气管炎，称为哮喘性支气管炎，也称喘息性支气管炎。系指婴幼儿时期以喘息为突出表现的支气管炎，患儿除有上述临床表现外，主要特点为：①多见于 3 岁以下，有湿疹或其他过敏史。②咳嗽较频繁，喉中痰鸣，并有呼气性呼吸困难伴喘息，夜间或清晨较重，听诊两肺布满哮鸣音及少量湿罗音。③有反复发作倾向，但大多数患儿随年龄增长而发作减少，至学龄期痊愈，但有少数患儿可发展为支气管哮喘。

【辅助检查】

1.血液检查　病毒感染者末梢血白细胞计数正常或偏低，细菌感染者白细胞计数增高。

2.胸部 X 线检查　大多无异常改变，或有肺纹理增粗，肺门阴影增深。

【治疗原则】

1.控制感染　年幼体弱儿或有发热、痰多而黄，考虑为细菌感染时使用抗生素。如青霉素类、大环内酯类等。

2.对症治疗　一般不用镇咳剂或镇静剂。可服用止咳糖浆和祛痰剂，对于刺激性咳嗽可用复方甘草合剂、急支糖浆等；有哮喘症状者可口服氨茶碱止喘，伴有烦躁不安时，可与镇静剂合用；也可行超声雾化吸入，常用药物有庆大霉素、利巴韦林、维生素 K_1、糜蛋白酶等，雾化吸入 2 次 / 天，每次 20 分钟；喘息严重者可短期使用糖皮质激素，如口服泼尼松 3 ～ 5 天。

【护理评估】

1.健康史　询问平时健康状况，有无湿疹、过敏史等；发病后诊疗经过及效果如何；

目前所用药物及疗效；既往有无类似疾病及治疗情况等。

2. 身体评估 观察患儿目前神志、精神状态，测量患儿生命体征及体重，观察呼吸、咳嗽、咳痰情况，注意肺部听诊，体检有无佝偻病体征、营养不良等。

3. 辅助检查 采集血标本及时送检，及时了解周围血象和胸部X线检查结果及其意义，必要时采集动脉血检查血气分析。分析化验结果，全面了解患儿病情，观察疾病进展情况。

4. 心理－社会评估 本病易反复发生，迁延不愈，少数可发展为支气管哮喘。注意评估家长对本病发生、发展、预防、护理等知识的掌握程度，是否焦虑等；评估患儿家长对疾病的认识、家庭经济情况及心理状况。

【护理诊断】

1. 清理呼吸道无效 与痰液黏稠不易咳出，气道分泌物堆积有关。
2. 体温过高 与细菌或病毒感染有关。
3. 潜在并发症 支气管肺炎。

【护理目标】

1. 患儿呼吸道通畅，呼吸平稳。
2. 患儿感染逐渐控制，体温逐渐下降并维持在正常范围。
3. 患儿不发生支气管肺炎等并发症。

【护理措施】

1. 一般护理

（1）休息 保持病室空气新鲜，温湿度适宜，患儿要适当休息，减少活动，增加休息时间，注意保暖；卧床时须经常更换体位，使呼吸道分泌物易于排出。

（2）饮食护理 保证充足的水分及营养供给。给予易消化、营养丰富的饮食，发热期间进食流质或半流质饮食为宜，多饮水。婴幼儿可在进食后喂适量白开水，以清洁口腔；年长儿应在晨起、餐后、睡前漱口，保持口腔清洁。

2. 病情观察及并发症的监测

（1）观察咳嗽、咳痰的情况 指导并鼓励患儿有效咳嗽；对咳嗽无力的患儿，经常更换体位，拍击背部，促使呼吸道分泌物排出，促进炎症消散，方法是五指并拢稍向内合掌，由下向上、由外向内地轻拍背部，边拍边鼓励患儿咳嗽；给予超声雾化吸入或蒸汽吸入，以湿化气道，消除炎症，促进排痰；若分泌物较多，可用吸痰器吸痰，及时清除痰液，保持呼吸道通畅。

（2）生命体征、神志等变化　按时测量生命体征，定时巡视病房，及时发现并处理并发症。密切观察体温和呼吸变化，若体温超过 38.5℃时，给予物理降温或遵医嘱给予药物降温，防止发生惊厥；若有体温升高，咳嗽加重，气促甚至出现呼吸困难、发绀等，应考虑是否病情加重发展为肺炎，应立即报告医生，按医嘱及时采取相应措施；对哮喘性支气管炎患儿，密切观察有无缺氧症状，若有呼吸困难、发绀，应给予氧气吸入，并协助医生积极处理。

（3）观察用药效果和不良反应　使用抗生素类药物如青霉素、红霉素等，注意观察药物的疗效及不良反应；口服复方新诺明后，应多喝水，利于药物排泄，减轻对肾脏的损害；口服止咳糖浆后不要立即饮水，以使药物更好地发挥疗效；由于茶碱类药物的吸收和排泄有较大的个体差异，用药过程中应注意监测血药浓度，密切观察临床反应，以免过量或不足。

3. 心理护理　护理人员要接受患儿的焦虑反应，应态度和蔼，多同患儿交流，安慰患儿及家长，消除其恐惧心理；适当解释病情和预后，根据治疗情况说明操作目的，取得患儿和家长的配合；帮助其减轻焦虑，提高其心理上的安全感。

4. 健康指导

（1）向家长讲解本病的病因和护理要点，指导家长及患儿适当参加户外活动，进行体格锻炼，增强机体对气温变化适应的能力。

（2）强调根据季节、气温变化增减衣服，避免受凉或过热，以防感冒。

（3）强调在呼吸道疾病流行期间，避免到人多拥挤的公共场所，以免交叉感染。

（4）积极预防营养不良、佝偻病、贫血和各种传染病，按时预防接种，增强机体的免疫能力。

复习思考

1. 小儿患支气管炎时室内湿度宜维持（　　　）

　　A. 20%～30%　　　　　　B. 30%～40%　　　　　　C. 40%～50%

　　D. 50%～60%　　　　　　E. 60%～70%

2. 小儿支气管炎的临床特点应除外（　　　）

　　A. 发热

　　B. 不固定的干、湿罗音

　　C. 固定湿罗音

　　D. 胸部 X 线肺纹理增粗

E. 咳嗽

（3～5题共用题干）

患儿，男，2岁，体温38.4℃，以发热、咳嗽就诊，听诊双肺有干性和不固定性湿罗音。

3. 该患儿可能患了（　　　）

　　A. 上呼吸道感染　　　　　B. 支气管肺炎　　　　　C. 急性支气管炎

　　D. 轻症肺炎　　　　　　　E. 重症肺炎

4. 该患儿痰液黏稠，不易咳出。应采取的护理措施是（　　　）

　　A. 物理降温　　　　　　　B. 给予止咳药　　　　　C. 多饮水

　　D. 吸痰　　　　　　　　　E. 雾化吸入

5. 该患儿住院期间的治疗原则，错误的是（　　　）

　　A. 控制感染　　　　　　　B. 止咳、化痰、平喘　　C. 口服祛痰剂以止咳化痰

　　D. 行超声雾化吸入　　　　E. 可反复使用镇咳剂

项目四　支气管哮喘

【学习目标】

　　1. 掌握支气管哮喘患儿的临床表现、护理诊断及护理措施。

　　2. 熟悉支气管哮喘的病因及治疗原则。

　　3. 了解支气管哮喘的发病机制及辅助检查。

　　4. 学会按照护理程序对支气管哮喘患儿实施整体护理。

案例导入

　　患儿，女，2岁，因"咳嗽、咳痰1天、喘息2小时"入院。1天前无明显诱因出现打喷嚏、流眼泪、咳嗽、咳白色黏痰。2小时前在咳嗽后出现喘息，到医院就诊。患儿婴儿期有湿疹史；既往有反复咳嗽、喘息史，以冬、春季节多发。查体：体温36.9℃，脉搏110次/分，呼吸36次/分。患儿精神状态尚可，胸廓饱满，叩诊呈鼓音，听诊两肺呼吸音减弱，可闻及广泛哮鸣音。胸片X线显示：双肺透亮度增加。该患儿最可能患什么疾病？如何对患儿进行一般护理？该患儿入院2天合理应用常规缓解药物治疗后，仍不能缓解，该患儿可能发生了什么并发症？如何进行护理？

【概述】

支气管哮喘（bronchial asthma），简称哮喘，是由多种细胞（嗜酸性粒细胞、肥大细胞和 T 淋巴细胞）和细胞组参与的气道慢性炎症性疾病。这种慢性炎症导致易感个体气道高反应性，引起反复发作的喘息、咳嗽、气促、胸闷等症状。是儿童时期最常见的慢性呼吸道疾病，常在夜间或清晨发作或加剧，多数经治疗迅速缓解或自行缓解。近年来患病率有明显上升趋势。

【病因与发病机制】

病因尚未完全清楚，发病机制复杂。与免疫、神经、精神、内分泌因素和遗传学背景密切相关。主要为慢性气道炎症、气流受限及气道高反应性。遗传过敏体质与本病有密切的关系，大多为多基因遗传病，70%～80%患儿发病于 5 岁以前，20%的患儿有家族史，多数患儿有婴儿湿疹、过敏性鼻炎和（或）食物（药物）过敏史；环境因素（呼吸道感染、过敏原接触、吸入或食入、气候变化等）为诱发性因素，气道对多种刺激因素，如过敏原、理化因素、运动和药物等呈现高度敏感状态，出现哮喘发作。

【临床表现】

咳嗽、胸闷、喘息及呼吸困难，呈阵发性发作，以夜间和晨起为重。

1.咳嗽和喘息　婴幼儿起病较缓，发病前 1～2 天常有上呼吸道感染；年长儿大多起病较急，且多在夜间发作。发作前常有刺激性干咳、喷嚏、流泪、胸闷等先兆症状，随后出现咳嗽、喘息，接着咳大量白色黏痰，伴有呼气性呼吸困难和喘鸣声。重者烦躁不安、面色苍白、鼻翼扇动、口唇及指甲发绀、呼吸困难，甚至大汗淋漓，被迫采取端坐位。

2.哮喘危重状态　哮喘发作在合理应用常规缓解药物治疗后，仍不能在 24 小时内缓解，仍有严重或进行性的呼吸困难者，称为哮喘危重状态。

3.体征　可见桶状胸、三凹征，听诊全肺可闻哮鸣音。哮喘严重时通气量减少，两肺几乎听不到呼吸音，称"闭锁肺"，是支气管哮喘最危险的体征。

【辅助检查】

1.胸部 X 线检查　急性期胸片正常或呈间质性改变，可有肺气肿或肺不张。

2.肺功能测定　适用于 5 岁以上患儿。是诊断支气管哮喘的有利依据。表现为肺活量及第1秒用力呼气量均降低。

3.过敏原测试　用变应原做皮肤试验有助于明确过敏原，是诊断变态反应的首要手段。血清特异性 IgE 测定可了解患儿过敏状态。

【治疗原则】

坚持长期、持续、规范、个体化的治疗原则。

1.去除病因　避免接触过敏原，去除各种诱发因素，积极治疗和清除感染病灶。

2.控制发作　使用拟肾上腺素、茶碱类等支气管扩张剂及糖皮质激素解除支气管痉挛，达到控制哮喘发作的目的。吸入治疗为首选的方法。

3.哮喘危重状态的治疗　给氧、补液、纠正酸中毒。早期、较大剂量全身应用糖皮质激素，严重的持续性呼吸困难者可给予机械呼吸。

4.哮喘慢性持续期治疗　局部长期规范吸入糖皮质激素是目前控制哮喘最有效的首选药，常用的有布地奈德、丙酸倍氯米松等。全身性糖皮质激素可短期使用。

5.预防复发　应避免接触过敏原，积极治疗和清除感染灶，去除各种诱发因素，吸入维持量糖皮质激素。控制气道反应性炎症是预防复发的关键。

【护理评估】

1.健康史　询问平时健康状况；详细询问家族中是否有类似疾病及有无过敏病史；询问本次哮喘发作的时间、次数和持续时间；是否有喘息、呼吸困难或被迫端坐呼吸；是否烦躁不安、大汗淋漓等。

2.身体评估　观察患儿目前神志、精神状态，评估生命体征和精神状态；观察呼吸频率和脉率；有无发绀、桶状胸、三凹征等。

3.辅助检查　及时协助医生为患儿进行辅助检查，收集结果，分析胸部X线和肺功能等检查结果，全面了解患儿病情，观察疾病进展情况，达到全面了解患儿病情之目的。

4.心理－社会评估　评估患儿及家长是否掌握与本病有关的知识；家庭经济及环境状况；了解患儿及家长是否因反复哮喘产生焦虑或恐惧。

【护理诊断】

1.低效性呼吸型态　与支气管痉挛、气道阻力增加有关。

2.清理呼吸道无效　与呼吸道分泌物黏稠且无力排痰有关。

3.潜在并发症　酸碱平衡失调、呼吸衰竭等。

4.睡眠紊乱　与严重喘息、缺氧及焦虑有关。

5.焦虑　与哮喘反复发作有关。

【护理目标】

1.患儿能够呼吸平稳，血气分析指标恢复正常。

2. 患儿呼吸道分泌物减少，能有效排出痰液。

3. 患儿住院期间不发生并发症或发生时能被及时发现和处理。

4. 患儿哮喘缓解、控制，睡眠状态改善。

5. 患儿精神放松，情绪稳定。

【护理措施】

1. 一般护理

（1）休息　保持室内空气清新，温湿度适宜，避免有害气味及强光的刺激。给患儿提供一个安静、舒适的环境以利于休息，取舒适体位。护理操作应尽可能集中进行，以保证患儿的休息。

（2）饮食护理　宜清淡，给予高热量、富含维生素及易消化食物。避免摄入海鲜类及辛辣的刺激性食物。不能进食者给予静脉补充营养。

2. 病情观察及并发症的监测

（1）哮喘发作情况　观察患儿有无咳嗽和喘息，维持呼吸道通畅，缓解呼吸困难，采取坐位或半卧位，给予鼻导管或面罩吸氧，及时调整氧流量；遵医嘱做好各项治疗和护理。

（2）生命体征、神志等变化　按时测量生命体征，定时巡视病房，及时发现并处理并发症。遵医嘱给予雾化吸入、支气管扩张剂和糖皮质激素；教会并鼓励患儿做深而慢的呼吸运动。如果患儿出现烦躁不安、端坐呼吸、哮喘危重状态等，应立即报告医生，按医嘱及时采取相应措施。

（3）观察用药效果和不良反应　教会患儿及家长选用长期预防与快速缓解的药物，正确、安全用药（特别是吸入技术），掌握不良反应的预防和处理对策；在适当时候及时就医，以控制哮喘严重发作。

3. 心理护理　护理人员要态度和蔼，多同患儿交流，哮喘发作时，守护并安抚患儿，鼓励患儿将不适及时告诉医护人员，尽量满足患儿合理的要求。允许患儿及家长表达感情；并发挥患儿的主观能动性。采取措施缓解患儿的恐惧心理。消除父母和患儿的焦虑。

4. 健康指导

（1）向患儿家长讲解支气管哮喘相关知识，指导他们以正确的态度对待患儿，指导呼吸运动。

（2）指导家长给患儿增加营养，增强体质，预防呼吸道感染。

（3）指导患儿及家长确认哮喘发作的诱因，避免接触可能的过敏原，去除各种诱发因素。

（4）教会患儿及家长对病情进行监测，辨认哮喘发作的早期征象、发作表现及掌握适当的处理方法，达到哮喘良好控制的目标。

复习思考

1. 支气管哮喘的临床表现下列哪项除外（　　　）

    A. 咳嗽　　　　　　　　　　B. 喘息　　　　　　　　　　C. 阵发性发作

    D. 咳大量白色黏痰　　　　　E. 肺部满布固定干湿性罗音

2. 支气管哮喘患儿经常发作的时间（　　　）

    A. 夜间和上午　　　　　　　B. 咳嗽时　　　　　　　　　C. 夜间和（或）清晨

    D. 咳嗽流涕后　　　　　　　E. 使用肾上腺糖皮质激素后

（3～5题共用题干）

    患儿，男，2岁半，因"流涕、咳嗽1天、喘息2小时"入院。1天前无明显诱因出现打喷嚏、流眼泪、咳嗽、咳白色黏痰。2小时前在咳嗽后出现喘息、呼吸困难，到医院就诊。患儿既往有反复咳嗽、喘息史，以春季多发。查体：体温36.8℃，脉搏100次/分，呼吸45次/分。患儿呼气性呼吸困难，听诊两肺满布广泛哮鸣音及粗湿罗音。

3. 该患儿最可能的诊断为（　　　）

    A. 急性支气管炎　　　　　　B. 哮喘性支气管炎　　　　　C. 支气管肺炎

    D. 上呼吸道感染　　　　　　E. 支气管哮喘

4. 该患儿现存的首优护理诊断是（　　　）

    A. 体温升高　　　　　　　　B. 低效性呼吸型态　　　　　C. 焦虑

    D. 清理呼吸道无效　　　　　E. 气体交换受阻

5. 以下哪项护理措施最适用于该患儿（　　　）

    A. 定时拍背　　　　　　　　B. 少量多次饮水　　　　　　C. 体位引流

    D. 定时负压吸痰　　　　　　E. 使用支气管扩张剂

项目五　肺　炎

【学习目标】

    1. 掌握肺炎的临床表现、护理诊断及护理措施。

    2. 熟悉肺炎的病因及治疗原则。

    3. 了解肺炎的发病机制及辅助检查。

    4. 学会按照护理程序对肺炎患儿实施整体护理。

案例导入

患儿，男，1岁，因发热、咳嗽4天伴气促2天入院。查体：体温39.5℃，脉搏142次/分，呼吸48次/分，鼻翼翕动，口唇青紫，两肺可闻及中细湿罗音。血常规：WBC 18×10^9/L，N 0.92，胸部X线检查示两肺散在斑片状阴影。该患儿最可能患什么疾病？如何对患儿进行一般护理？该患儿入院后出现烦躁不安，呼吸困难，发绀，听诊心音低钝，心律奔马律，双肺细湿罗音密集，肝肋下3cm。该患儿可能发生了什么并发症？如何进行护理？

【概述】

肺炎（pneumonia）是指各种病原体或其他因素所致的肺部炎症。临床上以发热、咳嗽、气促、呼吸困难和肺部固定的中细湿罗音为主要表现。一年四季均可发生，以冬春季及气候骤变时发病率为高。肺炎是婴幼儿时期的常见病，多由急性上呼吸道感染或支气管炎向下蔓延所致。

【分类】

1.病理分类　可分为支气管肺炎、大叶性肺炎、间质性肺炎等。小儿以支气管肺炎多见。

2.病因分类　感染性肺炎，如病毒性肺炎、细菌性肺炎、支原体肺炎、衣原体肺炎、真菌性肺炎、原虫性肺炎等。非感染因素引起的肺炎如吸入性肺炎、坠积性肺炎等。

3.病程分类　急性肺炎（<1个月）、迁延性肺炎（1～3个月）、慢性肺炎（>3个月）。

4.病情分类　轻症肺炎、重症肺炎。

临床上若病因明确，则按病因分类，否则按病理分类。

【病因与发病机制】

引起肺炎的病原体主要为病毒和细菌。最常见的病毒为呼吸道合胞病毒，其次为腺病毒、流感病毒等；细菌以肺炎链球菌多见。低出生体重、营养不良、冷暖失调、维生素D缺乏、先天性心脏病者易患本病。

病原体多由呼吸道入侵，也可经血行入肺。病原体入肺后，引起支气管黏膜水肿，管腔变窄，肺泡壁充血、水肿，肺泡腔内充满炎症渗出物，影响肺的通气和换气功能，导致低氧血症及二氧化碳潴留。由于缺氧，患儿呼吸与心率加快，出现鼻翼扇动和三凹征，严重时可产生呼吸衰竭。缺氧、二氧化碳潴留及病原体毒素和炎症产物吸收产生的毒血症，可导致循环系统、消化系统、神经系统的一系列改变以及酸碱平衡失调和电解质紊乱，严重时可发生呼吸衰竭。

【临床表现】

1. 支气管肺炎

支气管肺炎为小儿最常见的肺炎，多见于 2 岁以下婴幼儿。

（1）轻症肺炎　以呼吸系统症状为主，大多起病较急。①发热：热型不一，发热程度不定，多为不规则发热，小婴儿及重度营养不良儿可不发热，甚至体温不升。②咳嗽：次数较频，初为刺激性干咳，以后咳嗽有痰；新生儿可表现为口吐白沫。③气促：多发生在发热和咳嗽之后，呼吸加快，每分钟 40～80 次，鼻翼扇动。重症者呈点头状呼吸、三凹征、唇周发绀。④肺部体征：早期呼吸音粗糙，典型病例肺部可听到较固定的中细湿罗音，以肺底和脊柱旁为多，病灶较大者可出现肺实变体征，提示呼吸道内有分泌物，需要护理协助排出，保持呼吸道通畅。新生儿、小婴儿症状可不典型。

（2）重症肺炎　常有全身中毒症状及循环、神经、消化系统受累的临床表现。①循环系统：常见心肌炎、心力衰竭及微循环障碍。心肌炎可见面色苍白、心动过速、心音低钝、心律不齐，心电图显示 ST 段下移和 T 波低平、倒置。心力衰竭表现为呼吸突然加快（> 60 次 / 分），烦躁不安，面色苍白或明显发绀；心率增快（> 180 次 / 分），心音低钝，有奔马律；颈静脉怒张，肝脏迅速增大，尿少或无尿，颜面或下肢水肿等。②中枢神经系统：表现为烦躁或嗜睡、精神委靡；严重时出现颅内压增高，表现为呕吐、前囟膨隆、意识障碍、惊厥、脑膜刺激征阳性等，呼吸不规则，瞳孔对光反射迟钝或消失。③消化系统：常见腹胀、纳差、呕吐、腹泻。中毒性肠麻痹时腹胀严重，肠鸣音消失。有消化道出血时，可吐咖啡色内容物，大便潜血实验阳性或柏油样便。④并发症：若延误诊断或病原体致病力强，可引起脓胸、脓气胸、肺大泡等并发症，还可发生肺脓肿、化脓性心包炎等。

2. 几种不同病原体所致肺炎的特点（表 10-3）

表 10-3　几种不同病原体所致肺炎的临床特点

病原体	呼吸道合胞病毒	腺病毒	金黄色葡萄球菌	肺炎支原体
种类	呼吸道合胞病毒肺炎	腺病毒肺炎	金黄色葡萄球菌肺炎	肺炎支原体肺炎
好发年龄	2 岁以内，尤以 2～6 个月多见	6 个月～2 岁的婴幼儿多见	新生儿、婴幼儿	年长儿
临床特点	起病急，很快出现呼吸困难和缺氧症状。喘憋为突出表现	起病急，稽留高热，全身中毒症状出现较早，咳嗽剧烈，出现喘憋、发绀等	起病急、病情重、发展快。中毒症状严重，寒战、高热、胸痛、咳嗽、吐脓血痰，可有皮疹，易复发，易出现并发症	刺激性咳嗽为突出表现，似百日咳，咳黏稠痰，可带血丝。常有发热，可有全身多系统受累的表现

续表

病原体	呼吸道合胞病毒	腺病毒	金黄色葡萄球菌	肺炎支原体
肺部体征	出现早，以哮鸣音为主，肺部可听到中细湿罗音	体征出现较晚，发热4～5天后才出现湿罗音。可有肺实变体征	体征出现较早，两肺均可闻及中细湿罗音	年长儿体征多不明显，婴幼儿呼吸困难、喘憋和哮鸣音突出
X线检查	小点片状、致密阴影。可有肺气肿和支气管周围炎影像	出现早，片状阴影，可融合成大病灶，吸收较缓慢	变化快，小片状浸润影，可见多发性小脓肿、脓胸等	肺门阴影增浓；支气管肺炎、间质性肺炎改变；均一的实变影
实验室检查	白细胞数偏低或正常	白细胞数正常或偏低	白细胞数明显增加，核左移	白细胞数多正常，少数增加

【辅助检查】

1.血液检查　细菌性肺炎白细胞总数及中性粒细胞常增高，并有核左移，胞质中可见中毒颗粒。病毒性肺炎白细胞总数大多正常或降低，有时可见异型淋巴细胞。

2.病原学检查　鼻咽拭子、气管分泌物、痰液、气管吸出物、胸水、脓液及血液等做细菌培养和涂片，可明确病原菌。

3.胸部X线　支气管肺炎早期肺纹理增粗，以后出现大小不等的斑片状阴影，可融合成片，可伴有肺不张或肺气肿。若并发脓胸，早期肋膈角变钝，积液较多时，呈片状致密阴影，肋间隙增大，纵隔、心脏向健侧移位。

【治疗原则】

应采取综合措施，积极控制感染，改善肺功能，防治并发症。

1.控制感染　使用原则为：早期、联合、足量、足疗程。重症宜静脉给药。根据不同病原体选用敏感抗生素，积极控制感染，其中青霉素为首选药物。抗病毒治疗目前尚无理想的药物，利巴韦林、干扰素及中药有一定疗效。

2.对症治疗　止咳、平喘、保持呼吸道畅通；纠正低氧血症、水电解质与酸碱平衡紊乱；对于中毒性肠麻痹者，应禁食、胃肠减压，皮下注射新斯的明。对有心力衰竭、感染性休克、脑水肿、呼吸衰竭者，采取相应的治疗措施。若中毒症状明显，或严重喘憋，或伴有脑水肿、中毒性脑病、感染性休克、呼吸衰竭以及胸膜有渗出者，可应用肾上腺皮质激素等。

3.防治并发症　对并发脓胸、脓气胸者及时抽脓、抽气；对年龄小、中毒症状明显、脓液黏稠经反复穿刺抽脓不畅者，以及有张力性气胸者进行胸腔闭式引流。

【护理评估】

1. 健康史　询问平时健康状况。既往有无发热、咳嗽、气促等,有无反复呼吸道感染史。了解发病前有无传染病接触史,出生时是否有早产及窒息史,家庭成员有无呼吸道疾病史,以及患儿的生长发育情况,目前所用药物及疗效,既往有无类似疾病及治疗情况等。

2. 身体评估　观察患儿目前神志、精神状态,有无气促,呼吸困难、鼻翼扇动、三凹症及唇周发绀等症状和体征,有无发热、咳嗽、咳痰、心跳过速、肺部啰音,以及有无循环、神经、消化系统受累的临床表现。

3. 辅助检查　了解胸部 X 线、病原学及血标本检查结果。分析化验结果,全面了解患儿病情,观察疾病进展情况。

4. 心理 - 社会评估　评估患儿及家长的心理情况,对疾病的病因和预防知识的了解程度,有无焦虑和恐惧及家庭经济状况。

【护理诊断】

1. 气体交换受阻　与肺部炎症有关。

2. 清理呼吸道无效　与呼吸道分泌物过多、黏稠、不易排出有关。

3. 体温过高　与肺部感染有关。

4. 潜在并发症　心力衰竭、中毒性脑病、脓胸。

5. 营养失调:低于机体需要量　与摄入不足、消耗增加有关。

【护理目标】

1. 患儿憋喘、呼吸困难症状逐渐改善以至消失,缺氧症状解除,呼吸平稳。

2. 能及时清除痰液,呼吸道通畅。

3. 患儿体温恢复正常。

4. 住院期间不发生并发症或发生时能被及时发现和处理。

5. 患儿及家长了解饮食的意义及调整的方法,配合治疗及护理,摄入充足,体重稳定。

【护理措施】

1. 一般护理

（1）休息　保持病室空气新鲜,温湿度适宜,嘱患儿卧床休息,减少活动。根据病情患儿可取半卧位,或床头抬高 30°～ 60°,以减少肺部瘀血和防止肺不张。被褥要轻暖,内衣宽松，穿衣不宜过多；勤换尿布，保持皮肤清洁。

（2）饮食护理　给予易消化、营养丰富的流质、半流质饮食，多饮水，少食多餐，以保证足够的营养，促进疾病恢复；避免油炸食品及易产气的食物，以免引起腹胀；避免过饱影响呼吸；哺乳喂食时防止呛咳引起窒息；重症不能进食者，给予静脉营养。

2. 病情观察及并发症的监测

（1）咳嗽及呼吸困难　及时指导和鼓励患儿进行有效咳嗽，根据病情采取合适体位并经常更换，翻身拍背，以利痰液排出；有呼吸困难、喘憋、口唇发绀、面色灰白等情况立即给氧，以改善低氧血症。一般用鼻导管法，氧流量为 0.5 ～ 1L/ 分，氧浓度为 40%；缺氧明显者宜用面罩给氧，氧流量为 2 ～ 4L/ 分，氧浓度 50% ～ 60%。发现异常及时处理。若出现呼吸衰竭，则使用人工呼吸器。

（2）颅内压增高情况　观察意识、瞳孔及肌张力等变化，若患儿出现烦躁或嗜睡、惊厥、昏迷、呼吸不规则、肌张力增高等颅内压增高表现时，立即报告医师，协助抢救。

（3）高热情况　对高热者给予降温措施，观察意识、瞳孔及肌张力等变化，若患儿出现烦躁或嗜睡、惊厥、昏迷、呼吸不规则、肌张力增高等颅内压增高表现时，立即报告医师，协助抢救。

（4）肺水肿情况　如果患儿出现口吐粉红色泡沫痰时，提示肺水肿，立即给患儿吸入经 20% ～ 30% 乙醇湿化的氧气，吸入时间控制在 20 分钟内。立即报告医生，按医嘱及时采取相应措施。

（5）心力衰竭情况　若患儿出现烦躁不安、面色苍白、气喘加剧、心率加速（幼儿＞160 次/分，婴儿＞180 次/分）、肝脏在短时间内急剧增大为心力衰竭的表现。应立即报告医师，给予氧气吸入并减慢输液速度，遵医嘱准备强心、利尿、镇静药物以备急用，以增强心肌收缩力，减慢心率，增加心搏出量，减轻体内水钠潴留，从而减轻心脏负荷。

（6）脓胸或脓气胸情况　若病情突然加重，出现剧烈咳嗽、烦躁不安、呼吸困难、胸痛、面色青紫、患侧呼吸运动受限等，提示并发脓胸或脓气胸，应立即配合医生进行胸穿或胸腔闭式引流。

（7）中毒性肠麻痹及胃肠道出血情况　观察患儿有无腹胀、肠鸣音是否减弱或消失、呕吐物的性状、是否有便血等，以及时发现中毒性肠麻痹及胃肠道出血，立即报告医生并共同抢救。

（8）观察用药效果和不良反应　正确留取痰液等标本，以指导临床用药；遵医嘱正确使用抗生素治疗，严格控制剂量，注意青霉素皮试和过敏反应的观察；做好静脉输液的相应护理；复方磺胺甲恶唑应饭后服用，多喂开水，观察尿液颜色、尿量，注意有无少尿、血尿，以免引起肾损害；喘憋患儿应用茶碱类药物时吸收和排泄有较大个体差异，应密切观察临床反应，以免过量或不足。

3.心理护理 鼓励家长耐心陪伴劝导患儿，多同患儿交流；接纳患儿焦虑的反应，利用玩具、图书、电视等转移其注意力；向年长患儿解释治疗、检查的目的和过程，安慰患儿，增加其信心，以解除其恐惧心理，消除父母和患儿的焦虑。

4.健康指导

（1）向患儿家长讲解疾病的有关知识和护理要点，指导家长合理喂养，合理添加辅食。适当开展户外活动，加强体格锻炼。积极预防佝偻病、贫血和各种传染病，按时预防接种肺炎球菌结合疫苗，增强机体的免疫能力。

（2）对易患呼吸道感染的患儿，在寒冷季节或气候骤变时，应注意保暖，避免着凉。在呼吸道疾病流行期间，减少外出，避免到人多拥挤的公共场所，以免交叉感染。

（3）向家长解释给患儿翻身、变换体位、拍背的意义，并为患儿家长示范拍背的方法，使家长能与护理人员配合。

（4）告知家长正确用药、坚持用药的重要性。在治疗过程中应按剂量用药、按时用药、按疗程用药才能保证疾病的彻底治愈。

- -

复习思考

1.支气管肺炎患儿宜采取的体位是（　　　　）

    A.头高位或半卧位　　　　B.左侧卧位　　　　C.去枕平卧位

    D.右侧卧位　　　　E.头侧平卧位

2.按病理分类婴幼儿最常见的肺炎是（　　　　）

    A.大叶性肺炎　　　　B.支气管肺炎　　　　C.间质性肺炎

    D.干酪性肺炎　　　　E.毛细支气管炎

（3～5题共用题干）

患儿10个月女婴，以发热、咳嗽、气促就诊，查体：体温39.7℃，脉搏158次/分，呼吸50次/分，口周发绀，两肺有细湿罗音，诊断为肺炎。

3.应对该患儿立即采取的护理措施是（　　　　）

    A.取平卧位　　　　B.给予易消化、营养丰富的饮食　　　　C.吸痰

    D.雾化吸入　　　　E.物理降温

4.该患儿入院时，对其家长的健康指导特殊的是（　　　　）

    A.介绍肺炎的病因

    B.指导合理喂养

    C.说明保持患儿安静的重要性

D. 示范帮助患儿翻身的操作

E. 讲解肺炎的预防

5. 该患儿住院期间护士应重点观察（　　　）

扫一扫，知答案

A. 睡眠状况　　　　　B. 进食多少　　　　　C. 大小便次数

D. 咳嗽频率及轻重　　E. 脉搏、呼吸的改变

实践十一　肺炎患儿的护理

【目的】

通过实训、情景模拟和临床见习，熟练掌握肺炎患儿的身体评估、护理诊断及护理措施，学会按照护理程序对肺炎患儿实施整体护理。

【准备】

1. 医院见习　学校附属医院儿科病房或儿科呼吸内科病房、社区卫生服务中心。

（1）患儿　提前与所见习的医疗机构联系好肺炎患儿，并向患儿及其家长做好解释工作，取得配合。

（2）学生　预习肺炎相关知识，按护士标准着装整齐，准备好见习必备物品。

2. 示教室情景模拟

（1）物品准备　血压计、听诊器、温度计、体重计、血标本采集用物（静脉注射盘、一次性无菌注射器、干燥试管或抗凝试管、手消毒液、医疗废物桶等）等。

（2）示教室准备　多功能模拟病房、多媒体教学设备、典型案例等。

（3）患儿准备　学生模拟。

【方法与过程】

1. 医院见习　学校附属医院儿科病房或呼吸内科病房、社区卫生服务中心。

（1）由带教老师组织去见习医疗机构收集肺炎的病例，每5～6名学生为一小组，每组1名患儿，进行床旁对患儿护理评估及心理护理。

（2）课后分小组讨论患儿的护理问题及护理措施。

（3）带教老师集中讲解肺炎的护理评估、护理问题及护理措施，并进行相关临床操作。

2. 示教室情景模拟

（1）临床病历　患儿，男，3岁，因发热、咳嗽、呼吸困难入院。患儿烦躁不安，面

色苍白，气促，口周青紫，不能平卧。入院查体：体温38.5℃，呼吸52次/分，脉搏180次/分，呼吸三凹征明显，两肺可闻及痰鸣音和细湿罗音，心率180次/分，心音弱，无心律不齐。肝右肋下2.5cm，质软。实验室检查：血WBC $13×10^9$/L。临床诊断为支气管肺炎。

（2）其中一小组情景模拟对该患儿的整体护理。包括对该患儿的护理评估、尿标本的采集、血标本的采集、生命体征的测量、心理护理、日常护理、病情观察及健康教育等。

（3）分组讨论 针对情景模拟评论模拟病人对疾病描述是否准确、全面，护士对患儿的护理评估是否完善、护理措施是否得当，并提出自己的建议。

（4）带教老师总结，纠正错误，补充不足，回答疑问。

【小结】

1. 带教老师对本次实践课进行汇总和小结。

2. 评估学生医院见习情况及情景模拟的表现，评价学生对知识的掌握程度及处理问题的能力。

3. 布置作业：写出该临床病例护理计划。

4. 带教老师填写《儿科护理》综合技能考核评分表。

扫一扫，看课件

模块十一

循环系统疾病患儿的护理

项目一　小儿循环系统解剖生理特点

【学习目标】

1. 掌握小儿循环系统解剖和生理特点。

2. 熟悉小儿心率和血压的特点。

3. 了解胎儿出生后血液循环的改变。

案例导入

　　小刘是刚从医学院毕业的护士，在内科工作了半年后调入小儿心脏外科，在给患儿测量生命体征时，她感到和内科操作有很大的差异，她应该了解哪些基础知识才能更好地胜任工作？

【心脏胚胎发育】

胚胎第 2 周形成原始心脏，分成心房、心室和心球三部分。在胚胎第 8 周房、室中隔完全形成，心脏成为四腔。所以心脏胚胎发育的关键时期是胚胎第 2～8 周，在此期间若受到不利因素的影响，容易形成先天性心脏病。

【小儿心脏、心率、血压的特点】

1. 心脏　小儿心脏相对比成人大，随着年龄的增加，心脏重量与体重的比值下降。小儿心脏在胸腔的位置随年龄增长而变化。新生儿和 2 岁以下婴幼儿心脏多呈横位，心尖搏动在左侧第 4 肋间隙锁骨中线外 1～2cm。2 岁以后心脏由横位逐渐转为斜位，3～7 岁时心尖搏动在第 5 肋间隙左锁骨中线处，7 岁以后心尖搏动移到第 5 肋间隙锁骨中线内

0.5～1.0cm。

2. 心率 小儿的心率较快，是由于小儿新陈代谢和交感神经兴奋性较高所致，年龄愈小，心率愈快。哭闹、体力活动、进食、发热或精神紧张心率可明显加速。一般体温每增高1℃，心率每分钟增加10～15次。新生儿每分钟平均心率120～140次，婴儿110～130次，2～3岁100～120次，4～7岁80～100次，8～14岁70～90次。

3. 血压 小儿年龄越小，血压越低。是由于小儿心搏出量较少，动脉壁的弹性好和血管管径相对较大所致。新生儿收缩压60～70mmHg（8.0～9.3kPa），1岁时70～80mmHg（9.3～10.7kPa）。2岁以上收缩压可按公式计算：

收缩压 = 年龄 ×2+80mmHg（年龄 ×0.26 + 10.7kPa）

舒张压为收缩压的2/3。

收缩压高于此标准20mmHg（2.6kPa）为高血压，低于此标准20mmHg（2.6kPa）为低血压。正常下肢血压比上肢高20～40mmHg（2.6～5.3kPa）。

小儿血压容易受外界因素的影响，如哭叫、体位变动、情绪紧张等可使血压暂时升高。故测血压时应让儿童保持安静，上臂与心脏处于同一水平。血压计袖带宽度以该小儿上臂长度的2/3为宜，过窄测得的血压偏高，过宽测得的血压偏低。

复习思考

1. 新生儿正常心率范围是（　　　　）

  A. 120～140/分   B. 110～130/分   C. 100～120/分

  D. 80～100/分   E. 70～90/分

2. 小儿收缩压推算采用的公式是（　　　　）

  A. 年龄 ×2+60mmHg B. 年龄 ×2+70mmHg C. 年龄 ×2+80mmHg

  D. 年龄 ×2+90mmHg E. 年龄 ×2+100mmHg

3. 小儿易形成先天性心脏病的时期是（　　　　）

  A. 胚胎第2～8周   B. 胚胎第8～10周 C. 胚胎第2～4周

  D. 胚胎第2～3周   E. 胚胎第2～5周

4. 4～7岁小儿正常心率范围是（　　　　）

  A. 110～120/分   B. 110～130/分   C. 90～100/分

  D. 80～100/分   E. 70～90/分

5. 小儿高血压的标准是（　　　　）

  A. 舒张压高于标准血压20mmHg

B. 收缩压高于标准血压 20mmHg

C. 收缩压高于标准血压 30mmHg

D. 收缩压高于标准血压 10mmHg

E. 舒张压高于标准血压 40mmHg

项目二　先天性心脏病

【学习目标】

1. 掌握先天性心脏病患儿的临床表现、护理诊断及护理措施。

2. 熟悉先天性心脏病的病因及治疗原则。

3. 了解先天性心脏病的发病机制及辅助检查。

4. 学会按照护理程序对先天性心脏病患儿实施整体护理。

案例导入

患儿，女，3 岁，因发热、咳嗽、气促 2 天入院。查体：体温 39.1℃，呼吸 61 次 / 分，心率 163 次 / 分，体重 10kg，嘴唇青紫，颈软，双肺呼吸音粗糙，闻及广泛的中细湿罗音，心音低钝，胸骨左缘 3、4 肋间闻及Ⅳ级收缩期杂音，向四周广泛传导，腹软，肝肋下 3cm，下肢轻度水肿。患儿平素爱安静，活动后有气促、多汗。经常患上呼吸道感染。血常规：WBC19×10^9/L，N60%。胸片：左右心室肥大，肺门血管搏动增强，肺纹理增粗，有点片状阴影。该患儿最可能患什么疾病？如何对患儿进行一般护理？该患儿入院 2 天后出现面色苍白，烦躁不安，呼吸、脉搏明显加快，伴呼吸困难，紫绀，该患儿可能发生了什么并发症？如何进行护理？

【概述】

先天性心脏病（congenital heart disease）是胎儿时期心脏及大血管发育异常导致的心血管先天畸形，是儿童最常见的心脏病。发病率为活产婴儿的 6‰～ 10‰。临床主要表现为青紫、气促、呼吸困难，反复呼吸道感染、生长发育缓慢。可并发心力衰竭、亚急性感染性心内膜炎等。

【病因与发病机制】

先天性心脏病的病因尚未完全明了。目前主要认为是由遗传和环境因素相互作用引起的。

1. **遗传因素** 染色体异位与畸变、单一基因突变、多基因突变和先天性代谢紊乱等。

2. **环境因素** 早期尤其是妊娠前 3 个月宫内感染、孕母接受大剂量放射线和服用药物史、宫内慢性缺氧、妊娠早期酗酒或吸食毒品等。

【临床表现】

1. **室间隔缺损** 室间隔缺损（ventricular septal defect，VSD）是最常见的先天性心脏病。我国约占小儿先心病的 50%。可单独存在，也可与其他心脏畸形同时存在。根据缺损大小分为三型：①小型缺损，缺损直径＜ 0.5cm；②中型缺损，缺损直径为 0.5cm ～ 1cm；③大型缺损，缺损直径＞ 1cm。（图 11-1）

临床表现取决于缺损大小和肺循环的阻力。小型缺损无明显症状，生长发育不受影响，临床上多是体检时发现杂音。中、大型缺损者：①影响生长发育，患儿消瘦、乏力、多汗、喂养困难；面色苍白，活动后心慌、气急，易患肺部感染和心力衰竭；②当哭闹、活动过度时，肺动脉高压出现右向左分流，出现持续性青紫；③肺动脉压迫喉返神经，引起声音嘶哑；④并发症：易并发支气管炎、支气管肺炎、充血性心力衰竭和亚急性细菌性心内膜炎。

2. **房间隔缺损** 房间隔缺损（atrial septal defect，ASD）是小儿时期常见的先天性心脏病，女性较多见。（图 11-2）

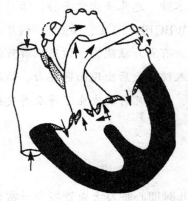 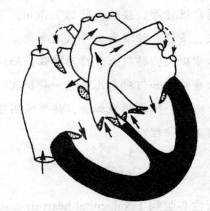

图 11-1 室间隔缺损血液循环示意图　　　图 11-2 房间隔缺损血液循环示意图

缺损小者可无症状，仅在体格检查时发现胸骨左缘有收缩期杂音。缺损大者：①体形瘦长、面色苍白、乏力、多汗、活动后气促和生长发育迟缓；②当哭闹、患肺炎或心力衰竭时，出现暂时性青紫；③易反复呼吸道感染，严重者早期发生心力衰竭。

3. **动脉导管未闭** 动脉导管未闭（patent ductus arteriosus，PDA）占先天性心脏病发病总数的 15% ～ 20%。胎儿期动脉导管被动开放，是血液循环的重要通道，出生后逐渐

闭合。若1岁后持续开放引起分流，称为动脉导管未闭。（图11-3）

分流量小可无症状，仅在体检时发现心脏杂音。分流量大者：①有喂养困难、消瘦、乏力、多汗、心悸、生长发育落后等表现；②易患呼吸道感染、充血性心力衰竭；③扩张的肺动脉压迫喉返神经引起声音嘶哑；④易并发充血性心力衰竭、心内膜炎、肺血管病变等。

4. 法洛四联症

法洛四联症（tetralogy of Fallot，TOF）是存活婴儿中最常见的青紫型先天性心脏病。由肺动脉狭窄、室间隔缺损、主动脉骑跨、右心室肥厚4种畸形组成。以肺动脉狭窄最重要。（图11-4）

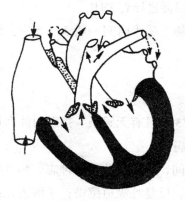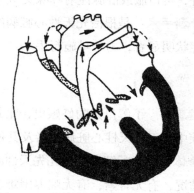

图11-3 动脉导管未闭血液循环示意图　　图11-4 法洛四联症血液循环示意图

临床表现：

（1）青紫　是本病的主要表现，常见于毛细血管丰富的部位，如唇、指（趾）甲、球结膜等。哭闹、哺乳及活动后可出现气促及青紫加重。

（2）蹲踞现象　患儿在行走、活动时因气急而主动下蹲片刻后再行走或活动。

（3）杵状指（趾）　由长期缺氧，导致指、趾末端毛细血管增生扩张，局部软组织及骨组织增生肥大所致。

（4）缺氧发作　婴幼儿在吃奶、哭闹、情绪激动、贫血、感染时出现阵发性呼吸困难，严重者可引起突然昏厥、抽搐，甚至死亡。年长儿常诉头晕、头痛。

（5）并发症　脑血栓、脑脓肿及感染性心内膜炎。

【辅助检查】

1. 胸部X线检查　室间隔缺损时，左右心室、左心房增大，以左心室增大为主；房间隔缺损时，右心房、右心室增大；动脉导管未闭时，左心房和左心室增大；法洛四联症时，右心室增大，呈"靴形"，即心尖圆钝上翘，肺动脉凹陷，肺野清晰。

2. 心电图　提示心房、心室增大或改变情况。

3. 超声心动图　既能明确诊断又无创伤的检查方法，反映心脏内部结构图像及分流量大小。

4. 其他　如心导管检查、心血管造影等，可以明确诊断，为决定手术方案提供依据，但有创伤。

【治疗原则】

1. 内科治疗　维持正常活动，对症治疗，防治并发症，维持至手术年龄。缺损小者有自然愈合的可能，一般直径 < 3mm 的房间隔缺损可于 18 个月内自然闭合。早产儿动脉导管未闭者，可口服或静脉注射吲哚美辛（消炎痛）以促进导管关闭。

2. 外科手术　是根治先天性心脏病的最有效措施。手术时间一般 3 ~ 5 岁。但对分流量大、症状明显者，力争早施行手术。

【护理评估】

1. 健康史　了解母亲的妊娠史，尤其是妊娠前 3 个月有无感染、接触射线和用药等病史，家族中有无先天性心脏病患者及其他先天性疾病。。

2. 身体评估　了解发现患儿先天性心脏病的时间，观察患儿目前神志、精神状态及生长发育情况，有无青紫，有无喂养困难、声音嘶哑、反复呼吸道感染；了解患儿的活动情况，有无蹲踞，有无阵发性呼吸困难或突然晕厥等；有无杵状指（趾）、胸廓畸形，心脏杂音性质及程度等。

3. 辅助检查　了解 X 线胸片、心电图、超声心动图等辅助检查的结果。分析化验结果，全面了解患儿病情，观察疾病进展情况。

4. 心理 – 社会评估　评估患儿能否按时入托、入学，有无因活动受限而情绪紧张或低落。家长有无焦虑、自卑、抑郁、恐惧心理。评估患儿家长对疾病的认识、家庭经济情况及心理状况。

【护理诊断】

1. 活动无耐力　与体循环血量减少或血氧饱和度下降、组织缺氧有关。

2. 有感染的危险　与长期肺充血和心内膜损伤及机体免疫力下降有关。

3. 营养失调：低于机体需要量　与喂养困难、组织缺氧有关。

4. 潜在并发症　心力衰竭、感染性心内膜炎、脑血栓。

5. 焦虑　与疾病威胁、经济负担加重、预后难以预料有关。

【护理目标】

1. 家长了解相关知识，能控制日常活动量，活动时无明显气促、心悸等表现。

2. 不发生感染。

3. 获得足够的营养，满足生长发育的需要。

4. 不发生心衰、亚急性感染性心内膜炎、脑血栓等并发症，或能及时发现并发症。

5. 患儿及家长能获得本病的有关知识和心理支持，能配合检查和手术治疗。

【护理措施】

1. 一般护理

（1）休息　室内要空气新鲜，阳光充足，安静，温湿度适宜。适当活动，以不出现气促、明显乏力为度。避免患儿情绪激动和剧烈哭闹。病情严重者应卧床休息。法洛四联症的患儿出现蹲踞现象时，应让其自然蹲踞和起立，不能强行拉起。

（2）饮食护理　给予高热量、高蛋白和高维生素饮食，保证营养的需要。对喂养困难的患儿要耐心喂养，注意食物的搭配，可少量多餐。心功能不全有水肿者，适当限制钠盐的摄入。

2. 病情观察及并发症的监测

（1）防治心力衰竭　监测患儿生命体征及心脏杂音的变化。出现心率增快、呼吸困难、端坐呼吸、吐泡沫样痰、浮肿、肝大等心力衰竭表现时，立即置患儿于半坐卧位，给予吸氧，及时报告医生，进行治疗护理。

（2）防治脑缺氧发作　法洛四联症患儿应加强护理，减少对患儿的刺激，避免患儿剧烈活动、哭闹，保持粪便通畅。一旦出现缺氧发作，应立即给予胸膝卧位，吸氧，遵医嘱注射吗啡、普萘洛尔和碳酸氢钠等。

（3）防止脑血栓形成　青紫型先天性心脏病因代偿性红细胞增多，血液黏稠度增高，易形成血栓。要多饮水，保证液体的摄入。发热、多汗、吐泻时应注意增加液体摄入量，避免脱水。

（4）观察用药效果和不良反应　服用强心苷类药物后，须仔细复核药物剂量，密切观察药物的作用及有无毒性反应。毒性反应常为食欲减退、恶心、呕吐等消化系统表现和心动过缓或过速等心律失常表现及视力模糊等神经系统表现等。钙剂与洋地黄有协同作用，应避免同时使用。服用利尿剂后要观察患儿尿量的变化。预防感染，如做小手术时，应给予抗生素，防止心内膜炎的发生。

3. 心理护理　关爱患儿，态度和蔼，建立良好的护患关系。向家长及年长儿介绍病情和检查治疗经过，消除家长及患儿的焦虑、恐惧，树立信心，取得他们的理解和配合。

4. 健康指导

（1）向患儿家长讲解先天性心脏病的日常护理，合理安排生活，避免劳累。

（2）强调合理安排患儿的饮食，保证营养的需要，多食蔬菜水果，保持大便通畅。

（3）合理用药，定期复查。

（4）预防感染和其他并发症，维持心功能正常，使患儿能安全达到手术年龄。取得患儿和家属的配合。

复习思考

1. 先天性心脏病发生下半身青紫应考虑下列哪项疾病（   ）

  A. 法洛四联症   B. 动脉导管未闭   C. 室间隔缺损

  D. 房间隔缺损   E. 右位心

2. 最易导致发生脑缺氧发作的先天性心脏病是（   ）

  A. 法洛四联症   B. 动脉导管未闭   C. 室间隔缺损

  D. 房间隔缺损   E. 右位心

（3～5题共用题干）

  患儿女，2岁半。自1岁出现口唇青紫，活动后加剧，喜坐少动，胸骨左缘2、3肋间可闻及Ⅱ～Ⅲ级收缩期杂音，肺动脉瓣区第二音减弱。胸部X线片显示两肺野肺纹理减少。

3. 哪一种先天性心脏病的可能性最大（   ）

  A. 房间隔缺损   B. 室间隔缺损   C. 动脉导管未闭

  D. 法洛四联症   E. 肺动脉狭窄

4. 该患儿每当哭闹后出现呼吸困难、抽搐等缺氧发作的表现，引起缺氧发作的原因是（   ）

  A. 右心室肥大   B. 心力衰竭   C. 呼吸衰竭

  D. 脑水肿

  E. 肺动脉漏斗部狭窄的基础上，突然发生该处肌肉的痉挛。

5. 出现缺氧发作时立即采用哪种体位（   ）

  A. 平卧位   B. 侧卧位   C. 胸膝位

  D. 头高脚低位   E. 头低脚高位

项目三 病毒性心肌炎

【学习目标】

1. 掌握病毒性心肌炎患儿的临床表现、护理诊断及护理措施。
2. 熟悉病毒性心肌炎的病因及治疗原则。
3. 了解病毒性心肌炎的发病机制及辅助检查。
4. 学会按照护理程序对病毒性心肌炎患儿实施整体护理。

案例导入

患儿，女，8岁，因感冒后自觉乏力、气促和心前区隐痛入院。该患儿平时食欲差，不喜好运动，好便秘。查体：体温35.7℃，脉搏66次/分，呼吸22次/分，有室性期前收缩，心尖区有收缩期吹风样杂音或舒张期杂音，心电图异常。查血：白细胞总数增高，以中性粒细胞为主，血沉轻度增快。血清磷酸肌酶（CPK）及其同工酶（CK–MB）升高，乳酸脱氢酶（LDH）及其同工酶增高。该患儿最可能患什么疾病？如何对患儿进行一般护理？该患儿入院2天后出现心动过速，伴呼吸困难，该患儿可能发生了什么并发症？如何进行护理？

【概述】

病毒性心肌炎（viral myocarditis）是病毒侵犯心脏所引起的以心肌炎性病变为主的疾病。病变可累计心包或心内膜。可出现局灶性或弥漫性心肌间质炎性渗出，心肌变性或坏死，或导致不同程度的心功能障碍，是小儿较常见的心脏病之一。

【病因与发病机制】

任何病毒感染均可引起心肌炎，能引起心肌炎的病毒有很多种，肠道病毒是引起病毒性心肌炎的最常见病毒，尤其是柯萨奇B组病毒感染最多见，其他还有腺病毒、脊髓灰质炎病毒、流感病毒、EB病毒、传染性单核细胞增多症病毒等。

本病的发病机理尚不完全清楚。一般认为，与病毒及其毒素早期经血液循环直接侵犯心肌细胞有关，病毒感染后的变态反应和自身免疫也与发病有关。

【临床表现】

轻重不一。病毒性心肌炎典型病例多在出现心脏症状前2～3周内有上呼吸道感染或其他系统病毒感染症状。主要为发热、周身不适、咽痛、肌肉疼痛、腹泻及皮疹等。

轻症患儿一般无明显症状，心肌受累明显时，以乏力、活动受限、心悸为主，有心前区不适、面色苍白、胸闷、气短、多汗、头晕、食欲不振等。重症患儿起病急，可出现心力衰竭或突发心源性休克，死亡率高。部分患儿呈慢性过程，可逐渐演变成心肌病。体检可见心脏轻度增大、心率过速（或过缓）、第一心音低钝、奔马律、各种心律失常、心尖部轻度收缩期杂音。

【辅助检查】

1.心电图检查　可见严重的心律失常，包括各种期前收缩、心动过速、房颤或室颤、房室传导阻滞等。急性期常见 ST 段偏移，T 波低平、双向或倒置。心电图检查无特异性，动态观察临床意义较大。

2.心肌酶检查　磷酸肌酶（CPK）及其同工酶（CK–MB）升高、乳酸脱氢酶（LDH）及其同工酶增高对心肌炎的早期诊断有提示意义。心肌肌钙蛋白的变化对心肌炎诊断的特异性更强，且比心肌酶更加敏感。

3.病原学检查　可自咽拭子、咽冲洗液、粪便、血液中分离出病毒。从恢复期血清中检测到相应抗体。

4.超声心动图　可显示房室扩大、心室收缩功能受损程度，探查有无心包积液以及了解瓣膜功能。

5.胸部 X 线检查　心影正常或普遍扩大。

6.心肌活体组织检查　仍被认为是诊断的金标准，但由于取样部位的局限性以及患者的依从性不高，应用仍有限。

【治疗原则】

目前无特效疗法。

1.急性期卧床休息，一般应至热退后 3～4 周。

2.药物治疗。若患儿处于病毒血症阶段，选用抗病毒药物治疗，如利巴韦林。改善心肌营养：给予大量维生素 C、辅酶 Q_{10}、能量合剂治疗，保护心肌，改善心肌功能。应用 1，6- 二磷酸果糖（FDP）改善心肌细胞代谢，增加心肌能量。黄芪口服液对柯萨奇病毒有抑制作用，能增强心肌收缩力和改善心肌供血。抗心衰：应用地高辛，注意补充氯化钾，以避免洋地黄中毒。

【护理评估】

1.健康史　询问患儿近期是否有呼吸道或消化道感染史，是否有胸闷、心悸、气促、心前区不适、乏力等表现，是否伴有咳嗽、呼吸困难、发绀等。

2. **身体评估** 检查患儿生命体征，评估有无心律失常、心率增快与体温升高等，有无心尖区第一心音减弱、舒张期奔马律、心包摩擦音及心脏扩大。

3. **辅助检查** 采集血等标本及时送检并收集结果，分析患儿心电图、超声心动图和病原学等检查结果，达到全面了解患儿病情之目的。

4. **心理－社会评估** 评估患儿及家长对本病的认知程度及护理需求。由于担心疾病的预后和经济负担，易产生焦虑、恐惧，应进行动态的心理评估。

【护理诊断】

1. **活动无耐力** 与心肌炎导致心肌受损，心搏出量减少和组织供氧不足有关。
2. **潜在并发症** 心律失常、心力衰竭和心源性休克。

【护理目标】

1. 患儿活动量能得到适当控制，满足基本生活所需。
2. 患儿住院期间不发生并发症，一旦发生能及时发现，配合医生处理。

【护理措施】

1. **一般护理**

（1）**休息** 给患儿提供安静、温暖舒适的环境，卧床休息至热退后 3～4 周，病情稳定后，逐渐增加活动量。心脏扩大或心功能不全的患儿，休息时间应至少 6 个月。待心功能改善、心脏恢复，再逐渐恢复运动量，以不出现心悸、气促为宜。婴儿避免剧烈的哭闹。

（2）**饮食护理** 宜高热量、高蛋白、高维生素、易消化、营养丰富的饮食，少量多餐，不要暴饮暴食。心力衰竭的患儿给予低盐饮食。

2. **病情观察及并发症的监测**

（1）**生命体征、神志等变化** 密切观察呼吸频率、节律的变化，心率、脉搏强度、节律和频率，血压等的变化。胸闷、气促时遵医嘱吸氧。患儿出现脉搏频率比正常超过 50% 以上，或脉率不齐，及时报告医生并遵医嘱处理。

（2）**发现并处理并发症** 按时测量生命体征，定时巡视病房。观察记录尿量、血压变化，及早判断有无心源性休克的发生。如有胸部不适、胸闷、烦躁不安等症状时，应及时处理。

（3）**观察用药效果和不良反应** 心力衰竭的患儿，应控制输液速度和输液量；心源性休克者，遵医嘱及时补充血容量。应用洋地黄药物时要注意观察，若有恶心、呕吐、黄绿视等症状，应暂停用药，避免洋地黄中毒。

3. 心理护理　保持情绪稳定，安慰患儿，消除其紧张和焦虑情绪，使其保持最佳心理状态。

4. 健康教育

（1）向患儿和家长介绍本病的相关知识，使其认识到大多数患儿及时诊断并经过适当治疗，可完全治愈。使家长和患儿消除焦虑及恐惧心理。

（2）强调不要过于劳累，适当限制体力活动。

（3）增强体质，适量体格锻炼，积极预防上呼吸道感染和消化道感染。

（4）定期到医院复查，监测病情变化。

复习思考

1. 引起病毒性心肌炎的最常见病毒是（　　　）

　　A. 柯萨奇病毒　　　　　　B. 埃可病毒　　　　　　C. 腺病毒

　　D. 流感病毒　　　　　　　E. 副流感病毒

2. 病毒性心肌炎急性期应至少休息到（　　　）

　　A. 热退后 1～2 周　　　　B. 热退后 2～3 周　　　　C. 热退后 3～4 周

　　D. 热退后 5～6 周　　　　E. 热退后 6～8 周

（3～5 题共用题干）

患儿，男，6 岁，2 周前患呼吸道感染，近 3 天因乏力、胸闷、气短收住入院。查体：面色苍白，第一心音低钝，心律不齐。查血：血清磷酸肌酶（CPK）及其同工酶（CK-MB）升高，乳酸脱氢酶（LDH）及其同工酶增高。

3. 该患儿最可能的诊断为（　　　）

　　A. 室间隔缺损　　　　　　B. 房间隔缺损　　　　　　C. 病毒性心肌炎

　　D. 法洛四联症　　　　　　E. 动脉导管未闭

4. 与本病关系密切的病史为（　　　）

　　A. 2 周前患呼吸道感染　　B. 2 周前外伤　　　　　　C. 2 周前扁桃体炎

　　D. 1 天来腹泻　　　　　　E. 2 个月前尿路感染

5. 有关该患儿的饮食管理，正确的是（　　　）

　　A. 低糖、低热量饮食

　　B. 高热量、低脂肪、低糖饮食

C. 高热量、高蛋白饮食

D. 高热量、低蛋白、高维生素的饮食

E. 高热量、高蛋白、高维生素、易消化、营养丰富的饮食

扫一扫，知答案

实践十二 循环系统疾病患儿的护理

【目的】

通过实训、情景模拟和临床见习，熟练掌握循环系统疾病患儿的身体评估、护理诊断及护理措施，学会按照护理程序对循环系统疾病患儿实施整体护理。

【准备】

1. 医院见习　学校附属医院儿科病房或小儿外科病房、社区卫生服务中心。

（1）患儿　提前与所见习的医疗机构联系好循环系统常见疾病的患儿（如病毒性心肌炎、先天性心脏病等），并向患儿及其家长做好解释工作，取得配合。

（2）学生　预习循环系统常见疾病相关知识，按护士标准着装整齐，准备好见习必备物品。

2. 示教室情景模拟

（1）物品准备　血压计、听诊器、温度计、体重计、血标本采集用物（静脉注射盘、一次性无菌注射器、干燥试管或抗凝试管、手消毒液、医疗废物桶等）等。

（2）示教室准备　多功能模拟病房、多媒体教学设备、典型案例等。

（3）患儿准备　学生模拟。

【方法与过程】

1. 医院见习　学校附属医院儿科病房或小儿外科病房、社区卫生服务中心。

（1）由带教老师组织去见习医疗机构收集循环系统常见病的病例，每 5 ～ 6 名学生为一小组，每组 1 名患儿，进行床旁对患儿护理评估及心理护理。

（2）课后分小组讨论患儿的护理问题及护理措施。

（3）带教老师集中讲解几种疾病的护理评估、护理问题及护理措施，并进行相关临床操作。

2. 示教室情景模拟

（1）临床病例　患儿，男，7 岁，因 10 天前患上呼吸道感染后自觉乏力、气促和心慌入院。查体：体温 36.1℃，脉搏 110 次 / 分，呼吸 25 次 / 分，心脏扩大，安静时心动

过速，第一心音低钝。实验室检查：血清磷酸肌酶（CPK）及其同工酶（CK-MB）升高，乳酸脱氢酶（LDH）及其同工酶增高，心肌肌钙蛋白升高。心电图检查：持续性心动过速，多导联 ST 段偏移和 T 波低平。临床诊断为病毒性心肌炎。

（2）情景模拟对该患儿的整体护理。包括对该患儿的护理评估、心电图的采集、血标本的采集、生命体征的测量、心理护理、日常护理、病情观察及健康教育等。

（3）分组讨论　针对情景模拟评价模拟病人对疾病描述是否准确、全面，护士对患儿的护理评估是否完善、护理措施是否得当，并提出自己的建议。

（4）带教老师总结，纠正错误，补充不足，回答疑问。

【 小结 】

1.带教老师对本次实践课进行汇总和小结。

2.评估学生医院见习情况及情景模拟的表现，评价学生对知识的掌握程度及处理问题的能力。

3.布置作业：写出该临床病例护理计划。

4.带教老师填写《儿科护理》综合技能考核评分表。

扫一扫，看课件

模块十二

泌尿系统疾病患儿的护理

项目一　小儿泌尿系统解剖生理特点

【学习目标】

1. 掌握不同年龄儿童的尿量。

2. 熟悉小儿尿液检查特点。

3. 了解小儿泌尿系统解剖、生理特点。

一、解剖特点

1. **肾脏**　小儿年龄越小，肾脏相对越大。小儿肾脏位置较低，2岁以内健康小儿腹部触诊时易触及，尤其是右肾。婴儿肾表面呈分叶状，至2～4岁时分叶将完全消失。

2. **输尿管**　婴幼儿输尿管长而弯曲，管壁肌肉及弹力纤维发育不全，易受压、扩张、扭曲，造成排尿不畅，诱发感染。

3. **膀胱**　婴儿膀胱位置较高，充盈时可进入腹腔，腹部触诊时易在耻骨联合上触及。随年龄增长膀胱逐渐降入盆腔内。

4. **尿道**　女婴尿道较短，仅1～3cm，尿道口外露，接近肛门；男婴尿道虽较长，但常有包茎，易积聚污垢，故小儿易患上行尿路感染。

二、生理特点

1. **肾功能**　新生儿出生时肾单位数量已达成人水平，但生理功能尚不完善，一般在生后12～18个月接近成人水平。

2. **小儿排尿特点**

（1）排尿次数　新生儿多数生后24小时内排尿。出生后最初几天，摄入量少，每日排尿仅 4 ～ 5 次；1 周后，排尿突增至每日 20 ～ 25 次；1 岁时每日排尿 15 ～ 16 次，学龄前和学龄期每日排尿 6 ～ 7 次。

（2）尿量　儿童尿量个体差异较大，一般正常每日尿量（mL）约为（年龄 –1）×100+400。不同年龄儿童尿量见表 12-1。

表 12-1　不同年龄儿童尿量

年龄段	正常尿量（mL/24h）	少尿（mL/24h）	无尿（mL/24h）
婴儿期	400 ～ 500	< 200	< 50
幼儿期	500 ～ 600		
学龄前期	600 ～ 800	< 300	
学龄期	800 ～ 1400	< 400	

3. 尿液的性质

（1）尿色　小儿生后 2 ～ 3 天尿色较深，稍混浊，放置后有红褐色的尿酸盐结晶沉淀，数日后尿色变为正常的淡黄色，清晰透明。婴幼儿尿液在寒冷季节放置后可有盐类结晶析出，呈乳白色，属生理现象，加热后溶解，可与乳糜尿和脓尿鉴别。

（2）酸碱度　小儿出生后最初几天尿内含尿酸盐多，呈酸性，以后接近中性或弱酸性。

（3）尿比重　新生儿尿比重 1.006 ～ 1.008，随辅食的添加而逐渐增高，1 岁后接近成人水平，尿比重范围通常为 1.011 ～ 1.025。

（4）尿蛋白　正常小儿尿中仅含微量蛋白，定性为阴性。

（5）细胞及管型　正常新鲜尿液离心后尿沉渣镜检，红细胞 < 3 个 /HP，白细胞 < 5 个 /HP，一般无管型。可疑者做 12 小时尿沉渣计数（Addis count，阿迪计数）：红细胞 < 50 万、白细胞 < 100 万、管型 < 5000 个为正常。

复习思考

1. 小儿肾功能达到成人水平的年龄为（　　　）

A. 6 个月　　　　　　　B. 1.5 岁　　　　　　　C. 2 岁

D. 2.5 岁　　　　　　　E. 3 岁

2. 4 岁小儿的膀胱容量约为（　　　）

A. 100mL　　　　　　　B. 140mL　　　　　　　C. 180mL

D. 220mL　　　　　　　E. 250mL

3.学龄期儿童少尿的标准是（　　　）

A. < 50mL　　　　　　B. < 100mL　　　　　　C. < 200mL

D. < 300mL　　　　　　E. < 400mL

项目二　急性肾小球肾炎

【学习目标】

1.掌握急性肾小球肾炎患儿的临床表现、护理诊断及护理措施。

2.熟悉急性肾小球肾炎的病因及治疗原则。

3.了解急性肾小球肾炎的发病机制及辅助检查。

4.学会按照护理程序对急性肾小球肾炎患儿实施整体护理。

案例导入

患儿，8岁，2周前曾患扁桃体炎，近日眼睑浮肿，尿少，有肉眼血尿，血压135/90mmHg，该患儿最可能患什么疾病？如何对患儿进行一般护理？该患儿入院2天后尿少、水肿加重，伴呼吸困难，两肺有湿性啰音，心律奔马律，肝脏增大，该患儿可能发生了什么并发症？如何进行护理？

【概述】

急性肾小球肾炎（acute glomerulonephritis，AGN）简称急性肾炎，是一组不同病因所致感染后免疫反应引起的急性弥漫性肾小球炎性病变。临床主要表现为急性起病，水肿、少尿、血尿、蛋白尿和高血压。急性肾小球肾炎为儿科常见病，四季均可发病，多见于5～14岁儿童，2岁以下少见。男女之比为2∶1，一般预后较好，有极少数转为慢性。

【病因与发病机制】

本病最常见的病因是A组β溶血性链球菌感染所致上呼吸道或皮肤感染。一般认为是感染后机体发生免疫复合物型变态反应，造成肾小球免疫损伤和炎症。免疫损伤使肾小球基底膜断裂，血浆蛋白、红细胞、白细胞通过肾小球毛细血管壁渗出到肾小囊内，尿中出现蛋白、红细胞、白细胞及各种管型。炎症造成细胞增生、肿胀，肾小球毛细血管管腔狭窄，甚至闭塞，肾小球血流量减少，滤过率降低，体内水、钠潴留，导致细胞外液和血容量增多，临床出现少尿、水肿、高血压等。

【临床表现】

急性肾小球肾炎临床表现轻重不一，轻者仅有镜下血尿，重者可在发病1～2周内出现严重循环充血、高血压脑病或急性肾功能不全而危及生命。

1. 前驱感染　本病发病前常有呼吸道或皮肤的链球菌感染史，夏秋季以皮肤感染多见，秋冬季以上呼吸道感染多见。发病年龄以5～10岁为多见，< 2岁者少见。男女性别比为2∶1。

2. 典型表现　急性期可有低热、疲倦、乏力、食欲减退等一般表现，部分患者仍可见呼吸道或皮肤感染。

（1）水肿、少尿　水肿为最常见和最早出现的症状，初起为眼睑及面部浮肿，重者渐波及全身，呈非凹陷性，少数可伴胸水、腹水。水肿一般在1～2周内随尿量增多而逐渐消退。

（2）血尿　起病时轻者仅为镜下血尿。肉眼血尿多在1～2周内逐渐消失；镜下血尿持续1～3个月或更长时间。尿的颜色与其酸碱度有关，酸性尿时呈浓茶色或烟灰水样，中性或弱碱性尿时呈鲜红色或洗肉水样。

（3）高血压　1/3～2/3的患儿在发病初期即可出现轻度至中度高血压。

3. 严重病例　少数患儿在发病的第1～2周内可出现下列严重症状。

（1）严重循环充血　轻者仅有轻度呼吸增快，肝大等；严重者明显气急，端坐呼吸，咳粉红色泡沫痰，双肺底湿罗音，心脏扩大，心率增快，有时还可出现奔马律等症状，病情急剧恶化，如不及时抢救，可于数小时内死亡。

（2）高血压脑病　剧烈头痛，烦躁不安，恶心呕吐，复视或一过性失明，严重者突然出现惊厥和昏迷。

（3）急性肾功能不全　病程早期患儿在尿量减少同时可出现暂时性氮质血症，严重少尿或无尿患儿可出现电解质紊乱、代谢性酸中毒及尿毒症症状。一般持续3～5日，在尿量逐渐增多后病情好转。

【辅助检查】

1. 血液检查　早期红细胞、血红蛋白轻度减少，白细胞计数增多或正常；血沉增快；血清总补体（CH50）及补体C_3早期降低，多数于病后6～8周恢复正常。抗链球菌溶血素"O"（ASO）滴度升高，提示近期有链球菌感染。

2. 尿液检查　尿蛋白（++～+++），红细胞增多，有少量白细胞，可见透明、颗粒或红细胞管型。

3. 肾功能检查　程度不等的肾小球率过滤下降，一过性氮质血症，少尿期血浆尿素氮、肌酐暂时升高。

【治疗原则】

本病为自限性疾病，主要是预防和治疗链球菌感染，限制活动（严格卧床休息），控制钠、水入量及利尿、降压等对症处理。

1. 控制链球菌感染和清除病灶　有感染灶时用青霉素 10 ～ 14 天；青霉素过敏者改用红霉素，避免使用肾毒性药物。

2. 对症治疗

（1）水肿　有明显水肿、少尿或有高血压及全身循环充血者，应用利尿剂，可选用呋塞米（速尿）。

（2）高血压　血压持续升高，当舒张压高于 90mmHg 时应给降压药，首选硝苯地平（心痛定）；高血压脑病时，首选硝普钠，同时给予地西泮（安定）止痉及呋塞米利尿脱水等。

（3）严重循环充血　限制活动（严格卧床休息），限制钠水入量，尽快降压、利尿。

（4）急性肾衰竭　及时处理水过多、高钾血症和低钠血症等，必要时采用透析治疗。

【护理评估】

1. 健康史　询问平时健康状况；病前 1 ～ 3 周有无上呼吸道或皮肤感染史；水肿发生的时间、部位、进展情况；排尿次数、尿量及颜色；既往有无类似疾病及治疗情况等。

2. 身体评估　观察患儿目前神志、精神状态、颜面水肿情况、尿色和尿量等；测量患儿生命体征及体重。

3. 辅助检查　采集尿、血标本及时送检并记录尿色和尿量，分析化验结果。

4. 心理 – 社会评估　评估患儿及家长因卧床休息、形象改变和不能上学等原因产生的紧张和焦虑心理；评估患儿家长对疾病的认识、家庭经济情况。

【护理诊断】

1. 体液过多　与肾小球滤过率下降，水、钠潴留有关。

2. 营养不足　与水肿导致消化功能下降及低盐无盐饮食有关。

3. 潜在并发症　急性循环充血、高血压脑病、急性肾功能衰竭。

4. 焦虑　与病程长、医疗性限制、疾病相关知识缺乏等有关。

【护理目标】

1. 患儿尿量增加，水肿减轻或消退。

2. 患儿肉眼血尿消失，血压维持在正常范围。

3. 患儿无严重循环充血、高血压脑病及急性肾衰竭发生或发生时能得到及时发现与处理。

4. 患儿及家长了解限制活动的意义及饮食调整的方法，配合治疗及护理。

【护理措施】

1. 一般护理

（1）休息　起病两周内应严格卧床休息，直到水肿减退、血压降至正常、肉眼血尿消失，可下床做轻微活动或户外散步；血沉正常可上学，但需避免体育活动；Addis 计数正常后，方可恢复体力活动，正常生活。

（2）饮食护理　给予高糖、高维生素、适量蛋白和脂肪的低盐饮食。水肿、少尿时，限制钠和水的摄入，每日钠盐以 60mg/kg 为宜。氮质血症者，应限制蛋白的摄入，每日给予优质动物蛋白 0.5g/kg。水肿消退、血压恢复正常后，逐渐由低盐饮食过渡到普通饮食。

2. 病情观察及并发症的监测

（1）尿量、尿色及水肿情况　每周测体重 2 次，水肿严重者，每天测体重 1 次，观察水肿的变化；每周留晨尿 2 次，进行尿常规检查；准确记录 24 小时液体出入量；尿量增加和肉眼血尿消失提示病情好转。如果持续少尿，甚至无尿，提示可能发生急性肾衰竭，应做好透析前护理。

（2）生命体征、神志等变化　监测生命体征，定时巡视病房，及时发现并处理并发症。如患儿出现头痛、呕吐、眼花或一过性失明、惊厥和血压突然升高等，提示高血压脑病；出现烦躁不安、端坐呼吸、心率增快，肺底闻及湿啰音、肝脏增大等，提示严重循环充血，应立即报告医生并配合救治。

（3）观察用药效果和不良反应　用利尿剂后观察患儿体重、水肿、尿量变化并做好记录，注意有无水、电解质紊乱的发生；应用硝普钠，需新鲜配制和严格避光，准确控制剂量和速度，严密监测血压和心率变化，注意有无呕吐、情绪激动、肌肉痉挛、头痛等不良反应。

3. 心理护理　护理人员要态度和蔼，多同患儿交流，告诉家长和患儿本病是自限性的，绝大多数预后良好。创造良好的休养环境，提供适合患儿的床上娱乐、学习用品，消除父母和患儿的焦虑。

4. 健康指导　指导家长防止链球菌感染的方法，如平时应加强锻炼、注意皮肤清洁卫生、预防呼吸道和皮肤感染。一旦感染应及早应用抗生素彻底清除感染灶。强调限制患儿活动是控制病情进展的重要措施。讲明控制患儿饮食的重要性，出院后 1～2 个月适当限制活动，定期查尿常规，按时随访。

复习思考

1.急性肾小球肾炎的疾病性质是（　　　）

　　A.感染后免疫性炎症　　　　B.病毒直接感染肾脏　　　　C.细菌直接感染肾脏

　　D.单侧肾脏化脓性炎症　　　E.双侧肾脏化脓性炎症

2.10 岁男孩因急性肾炎入院，突然头痛眼花，手足抽搐，血压 150/120mmHg。治疗应首先给予（　　　）

　　A.肌注安定　　　　　　　　B.肌注利血平　　　　　　　C.吸氧

　　D.使用硝普钠　　　　　　　E.使用脱水剂

（3～5 题共用题干）

患儿，男，8 岁。以少尿、深棕色尿，伴颜面部水肿 3 天就诊。查体：血压 140/86mmHg，水肿呈非凹陷性。实验室检查：尿蛋白（＋＋），镜检尿红细胞满视野。血红蛋白 100g/L，ASO 滴度升高，血清补体下降。

3.该患儿最可能的诊断为（　　　）

　　A.急性肾小球肾炎　　　　　B.慢性肾小球肾炎　　　　　C.单纯性肾病综合征

　　D.肾炎性肾病综合征　　　　E.急进性肾炎

4.与本病关系密切的病史为（　　　）

　　A.2 天来腹泻　　　　　　　B.2 周前腰部外伤　　　　　C.2 周前扁桃体炎

　　D.1 天来腹痛　　　　　　　E.2 个月前尿路感染

5.有关该患儿的饮食管理，正确的是（　　　）

　　A.供给低糖、低热量饮食

　　B.尿少时控制食盐摄入，每日不超过 9g

　　C.严重水肿时除限制盐的摄入外，还应限制水的摄入

　　D.氮质血症时控制蛋白质入量，每日 1.5g/kg

　　E.尿量增加、水肿消退、血压正常后，仍需坚持低蛋白饮食，以防病情反复

项目三　肾病综合征

【学习目标】

1.掌握肾病综合征患儿的临床表现、护理诊断及护理措施。

2.熟悉肾病综合征的病因及治疗原则。

3.了解肾病综合征的发病机制、辅助检查。

4.学会按照护理程序对肾病综合征患儿实施整体护理。

案例导入

患儿，男，5岁，因全身浮肿入院。查体：面部、腹壁及双下肢浮肿明显，阴囊水肿明显，囊壁变薄透亮。化验检查，尿蛋白（＋＋＋＋），胆固醇升高，血浆蛋白降低。患儿水肿的原因是什么？患儿的临床诊断可能是什么？为明确诊断患儿需要做哪些辅助检查？目前需要为患儿做哪些护理措施？

【概述】

肾病综合征（nephrotic syndrome NS）简称肾病，是由于多种原因引起的肾小球滤过膜通透性增高，大量血浆蛋白从尿中丢失引起的一种临床症候群。临床表现为"三高一低"的四大特征：大量蛋白尿、低白蛋白血症、高脂血症和水肿。肾病综合征按病因分为原发性、继发性和先天性三大类；原发性肾病又分为单纯性肾病和肾炎性肾病。小儿多见原发性肾病，又以单纯型肾病为主。

【病因与发病机制】

原发性肾病综合征的病因尚不十分清楚，可能与机体免疫功能紊乱有关。肾小球毛细血管通透性增高，大量血浆蛋白漏入尿中，引起大量蛋白尿。大量血浆蛋白由尿中丢失，肾小管对重吸收的白蛋白分解造成低白蛋白血症。低白蛋白血症促进肝脏代偿，合成蛋白增加，大分子脂蛋白合成增加又难以从肾排出，造成患儿血清总胆固醇和低密度脂蛋白、极低密度脂蛋白增高，形成高脂血症。低白蛋白血症使血浆胶体渗透压降低，水和电解质外渗到组织间隙而出现水肿；水和电解质外渗，使有效循环血量减少，肾素－血管紧张素－醛固酮系统激活，造成水钠潴留，水肿加重。

【临床表现】

1. 单纯性肾病　多在2～7岁起病，男孩居多。起病隐匿，水肿是最突出的表现，呈凹陷性，开始于眼睑、面部，逐渐遍及全身，严重者出现胸水、腹水和阴囊水肿，可伴少尿。一般无明显血尿和高血压。

2. 肾炎性肾病　发病年龄多在学龄期，无性别差异。除有单纯性肾病的四大特征外，还有明显血尿、高血压、血清补体下降和不同程度氮质血症。

3. 并发症

（1）感染　是最常见的并发症。常见于呼吸道、尿路、皮肤感染和原发性腹膜炎等，上呼吸道感染最多见。

（2）血栓及栓塞　肝脏合成凝血因子增加、尿中丢失抗凝物质、高脂血症等使患儿血液处于高凝状态，易自发形成血栓，多见于肾静脉、下肢静脉。肾静脉栓塞可出现突发腰痛或腹痛、血尿、少尿，严重者可发生急性肾衰竭。

（3）电解质紊乱 常见低钠、低钾和低钙血症。

（4）急性肾衰竭 多数为低血容量所致的肾前性肾衰竭。

（5）生长发育延迟 主要见于频繁复发和长期接受大剂量糖皮质激素治疗的患儿。

【辅助检查】

1. **血液检查** 血浆总蛋白及白蛋白明显降低，白、球比例（A/G）倒置；血沉增快；血清胆固醇及甘油三酯可升高；肾炎性肾病常有血清补体 C_3 降低。

2. **尿液检查** 尿蛋白定性多为（+++ ～ ++++），24 小时尿蛋白定量 > 50mg/kg，常见颗粒管型，患儿尿内红细胞增多。

3. **肾功能** 单纯性肾病一般正常，肾炎性肾病可有不同程度的肾功能减退。

【治疗原则】

1. **一般治疗** 注意休息、防止感染、补充维生素和钙剂。

2. **激素治疗** 糖皮质激素是治疗肾病综合征的首选药物，一定要遵从起始用量要足、减撤药物要慢、维持用药要长，服药半年至 1 年或更久的原则。

（1）初治病例确诊后应尽早采用泼尼松治疗。短程疗法（疗程为 8 ～ 12 周）易于复发，国内少用。目前国内多采用中程疗法（6 个月）和长程疗法（9 个月），可用于各种类型的肾病综合征。

（2）激素疗效判断 ①激素敏感：治疗 8 周，尿蛋白完全转阴。②部分敏感：治疗 8 周，尿蛋白减少至 + ～ ++。③激素耐药：治疗 8 周，尿蛋白仍 ≥ +++。④激素依赖：激素治疗后尿蛋白转阴，但停药或减量 2 周内复发，再次用药或恢复用量后尿蛋白又转阴，并重复 ≥ 2 次者（除外感染及其他因素）。⑤复发或反复：尿蛋白已转阴，停用激素 4 周以上，尿蛋白又 ≥ ++ 为复发；如在用激素过程中，出现上述变化为反复。⑥频繁复发和频繁反复：半年内复发或反复 ≥ 2 次，或 1 年内 ≥ 3 次。

3. **免疫抑制剂治疗** 适用于激素部分敏感、耐药、依赖及复发的病例，常用药物为环磷酰胺（CTX），不良反应有骨髓抑制、中毒性肝炎、出血性膀胱炎及脱发等。

【护理评估】

1. **健康史** 询问患儿有无感染、劳累、预防接种等诱因，是首次发病还是复发，是否为过敏体质。

2. **身体评估** 观察目前患儿的神志，测量生命体征、体重、腹围；关注是否发生感染、电解质紊乱、肾静脉血栓等并发症。

3. 辅助检查　采集尿、血标本及时送检，记录尿色和尿量，查阅、分析化验结果，全面了解患儿病情及病情变化。

4. 心理－社会评估　本病病程较长，易复发，对首次发病的患儿及家长应了解其对本病的认知程度。对复发的患儿应评估其对治疗有无信心。注意评估患儿及家长对长期使用激素所造成的体态改变是否产生焦虑情绪。

【护理诊断】

1. 体液过多　与低蛋白血症导致的血浆胶体渗透压下降有关。
2. 营养失调：低于机体需要量　与大量蛋白从尿中丢失、食欲下降有关。
3. 有感染危险　与抵抗力低下和使用免疫抑制剂有关。
4. 潜在并发症　药物副反应、电解质紊乱、血栓等。

【护理目标】

1. 患儿水肿减轻或消退，体重及尿量恢复正常。
2. 患儿营养状况达到正常，白蛋白测定在正常范围内。
3. 患儿皮肤无破损，住院期间不发生感染、电解质紊乱、静脉血栓等或发生时能及时发现并处理。

【护理措施】

1. 一般护理

（1）休息　一般不需严格限制活动。严重水肿和高血压患儿需卧床休息，减轻心脏和肾的负担；卧位时经常变换体位；病情缓解后可逐渐增加活动量，但不可过度劳累，以免病情复发。

（2）饮食护理　①一般患儿不需要特别限制饮食，但应注意减轻消化道负担，给易消化、少量脂肪、足量碳水化合物及高维生素饮食，及时补充各种维生素及微量元素。②明显水肿时适当限制钠、水的入量。③大量蛋白尿期间蛋白摄入量不宜过多，以控制在每日2g/kg 为宜，尿蛋白消失后长期用糖皮质激素治疗期间应多补充蛋白。

（3）皮肤护理　注意保持皮肤清洁、干燥，及时更换内衣；保持床铺清洁、平整、无皱褶，被褥松软。经常更换体位，每1～2 小时协助患儿翻身一次，避免托、拉、拽等动作；水肿严重时，臀部和四肢受压部位衬棉圈或用气垫床；阴囊水肿可用阴囊托或丁字带托起；严重水肿者应尽量避免肌内注射。

（4）预防感染　不去人多的公共场所；做好保护性隔离，加强消毒，减少探视；剪短指甲，避免抓破皮肤引起感染；做好会阴部清洁，预防尿路感染。

2. 病情观察及并发症的监测

（1）观察用药效果和不良反应　①激素治疗期间注意每日尿量、尿蛋白变化及血浆蛋白恢复情况等，注意观察激素的不良反应。②应用利尿剂时密切观察尿量，定期查血钾、血钠的变化，警惕低血容量性休克和血栓形成。③使用免疫抑制剂治疗期间注意有无白细胞数降低、脱发、胃肠道反应、肝功能损害、出血性膀胱炎等。用药期间多饮水，监测血象变化。④在抗凝治疗过程中注意监测凝血时间及凝血酶原时间。

（2）监测并发症的发生　检测体温和血象变化，及时发现感染灶和电解质紊乱，并给予相应护理。

3. 心理护理　指导家长多给患儿心理支持，使其保持良好情绪；创造良好的环境，组织适当的游戏或安排适当的学习，增加生活乐趣，增强患儿和家长的治疗信心，缓解因疾病影响学习和导致外在形象改变而引起的焦虑。

4. 健康指导　向患儿及家长讲解疾病的相关知识，患儿必须坚持计划用药，定期来院随访、复查，避免复发；感染是本病最常见的并发症及复发的诱因，教会患儿及家长预防感染的有效措施，避免受凉、感冒，避免劳累和剧烈体育运动；教会较大患儿或家长用试纸检测尿蛋白变化和识别肾静脉血栓的表现。

复习思考

1. 属于原发性肾病综合征的病理基础是（　　　）

A. 属于免疫反应性肾小球疾病

B. 肾小球毛细血管管腔狭窄

C. 肾小球滤过率降低

D. 水钠潴留，血容量增加

E. 肾小球滤过膜通透性增高

2. 患儿 8 岁。因高度水肿，尿蛋白（＋＋＋＋）入院，诊断为肾病综合征，治疗首选
（　　　）

A. 青霉素　　　　　　B. 肾上腺皮质激素　　　C. 环磷酰胺

D. 白蛋白　　　　　　E. 利尿剂

（3～5 题共用题干）

患儿 4 岁，全身严重凹陷性水肿，24 小时尿蛋白定量 0.15g/kg，血清蛋白（白蛋白）10g/L，血胆固醇 9.2mmol/L，诊断为单纯性肾病。

3. 该患儿当前最主要的护理诊断是（ ）

    A. 焦虑　　　　　　　　B. 排尿异常　　　　　　C. 体液过多

    D. 活动无耐力　　　　　E. 体温过高

4. 该患儿不会发生的并发症是（ ）

    A. 低钠血症　　　　　　B. 感染　　　　　　　　C. 心力衰竭

    D. 低钾血症　　　　　　E. 静脉血栓形成

5. 该患儿正确的治疗及护理是（ ）

    A. 适当户外活动　　　　B. 饮食不必限盐　　　　C. 禁用环磷酰胺

    D. 尽量避免皮下注射　　E. 口服泼尼松总疗程不超过 8 周

项目四　泌尿道感染

【学习目标】

1. 掌握泌尿道感染患儿的临床表现、护理诊断及护理措施。

2. 熟悉泌尿道感染的病因及治疗原则。

3. 了解泌尿道感染的发病机制及辅助检查。

4. 学会按照护理程序对泌尿道感染患儿实施整体护理。

案例导入

    患儿，7 岁，以"发热、寒战、腰痛"为由入院，主诉膀胱刺激征，查体患儿有明显的肾区叩击痛、肋脊角压痛。该患儿最可能患什么疾病？护理措施有哪些？如何对患儿进行健康宣教？

【概述】

泌尿道感染（urinary tract infection，UTI）指病原体侵入泌尿道并引起泌尿道黏膜或组织的损伤。感染可累及尿道、膀胱、肾盂和肾实质，任何年龄均可发病，女孩多于男孩，是儿科常见的感染性疾病。

【病因与发病机制】

各种病原体都可以引起泌尿道感染，但以大肠杆菌最常见，其次还有变形杆菌、克雷伯杆菌、肠杆菌等，少数为粪球菌和葡萄球菌。后尿道瓣膜、多囊肾、双套肾盂输尿管、膀胱憩室等先天畸形使尿液排出不畅而致感染；女孩尿道短，尿道口接近肛门，易受粪便污染；男孩常有包茎，易积聚污垢，加上局部防御功能和全身免疫功能差等，易引起上行感染。上行感染是最常见和主要的感染途径；血行感染常继发于新生儿和小婴儿的败血症和菌血症等。

【临床表现】

1.**急性感染** 病程在 6 个月以内者。临床表现因年龄而异。

（1）新生儿期 多由血行感染引起，局部尿路刺激症状不明显，以全身症状为主。症状轻重不一，可有发热或体温不升、面色苍白、拒奶、腹泻、体重不增等症状，部分患儿可出现嗜睡、烦躁或惊厥，呈严重的败血症表现。

（2）婴幼儿期 以全身症状为主，主要表现为发热、拒食、呕吐、腹泻等。部分患儿出现排尿时哭闹、尿有臭味和顽固性尿布疹。

（3）儿童期 年长儿与成人相似，上尿路感染以全身症状明显，多有发热、寒战、腰痛、肾区叩击痛、肋脊角压痛等；下尿路感染时以膀胱刺激征为主，即尿频、尿急、尿痛。

2.**慢性尿路感染** 指病程迁延、反复发作 6 个月以上者。表现为反复发作的尿路刺激症状、脓尿及细菌尿，可伴有贫血、消瘦、高血压和肾功能不全等。

3.**无症状性菌尿** 指尿细菌培养阳性而无任何感染症状，常伴有既往尿路感染史或尿路畸形。

【辅助检查】

1.**尿常规** 清晨首次中段尿离心沉淀后，白细胞＞5 个 /HP，即可考虑尿路感染。

2.**尿培养** 是诊断尿路感染的主要依据。有意义菌尿标准为：①有尿路感染症状，中段尿培养尿内细菌数 ≥ 10^5/mL 可确诊；②无尿路感染症状，要求 2 次培养为同一菌种，且细菌数 ≥ 10^5/mL；③导尿培养细菌数 ≥ 10^3/mL；④耻骨上膀胱穿刺尿培养只要有细菌生长即有诊断价值。尿培养同时应做药敏试验。

3.**尿液直接涂片法找细菌** 油镜下如每个视野都能找到一个细菌，表明尿内细菌数＞ 10^5/mL。

4.**影像学检查** 常用的有 B 超、静脉肾盂造影、排泄性膀胱尿道造影等，观察尿路有无畸形、梗阻和肾瘢痕等。

【治疗】

急性期卧床休息，多饮水，注意外阴清洁。根据尿培养及药敏试验结果，选择血、尿及肾组织浓度高、对肾脏毒性较小、不易产生耐药菌株的强效广谱杀菌药。合并尿路畸形或尿路梗阻时，应积极矫正畸形和梗阻，再配合抗菌治疗。

【护理评估】

1. 健康史　询问患儿的年龄、卫生习惯、排尿次数及排尿时的感觉（膀胱刺激征），既往有无尿路感染病史，有无尿路畸形，男孩有无包皮过长；有无引起机体抵抗力降低的诱因。

2. 身体评估　观察患儿神志，注意体温变化、腹胀和腹痛及肾区有无叩击痛等。

3. 辅助检查　采集尿、血标本及时送检，分析化验结果，全面了解患儿病情及病情变化。

4. 心理–社会评估　评估家长及患儿对本病的认知程度。面对疾病家长有哪些情绪变化，年长儿童出现尿床、尿裤子后是否有紧张、抑郁等心理变化。

【护理诊断】

1. 体温过高　与细菌感染有关。

2. 排尿异常　与尿路感染有关。

3. 知识缺乏　患儿及家长缺乏本病的护理及预防知识。

【护理目标】

1. 24 小时内体温降至正常。

2. 合理用药后，排尿异常症状消除。

3. 患儿或家长了解尿路感染的护理及预防知识。

【护理措施】

1. 一般护理

（1）休息　急性期需卧床休息，鼓励患儿多饮水，促进细菌和毒素的排出；便后洗净臀部，注意清洁；患儿有尿频和尿急，应提供适合的排尿环境。

（2）饮食　高热患儿及时给予物理降温或药物降温、流质或半流质饮食。

2. 病情观察及并发症的监测　监测体温变化，观察有无消化道症状、神经系统症状；观察每日排尿的次数、尿量、性状、排尿时的表情等；及时留取尿液标本送检，注意尿常规和尿培养的结果；观察药物疗效和不良反应。

3. 心理护理　护理人员要态度和蔼，多同患儿交流，安抚关心患儿，鼓励患儿说出心理感受，介绍成功病例，耐心向患儿及家长解释该病的治疗和愈后等方面的知识。为患儿创造安静舒适的环境，减少不良因素刺激，鼓励亲情支持，增强其战胜疾病的信心。

4. 健康指导

（1）向患儿和家长介绍本病的预防知识和护理要点。如婴儿应勤换尿布并烫洗、暴晒或高压灭菌；幼儿不穿开裆裤，女孩清洗会阴应从前向后，单独使用洁具。及时发现和处理男孩包茎、女孩处女膜伞等，根治蛲虫病，减少感染发生；及时矫治尿路畸形，防止尿路梗阻和肾瘢痕形成。

（2）定期复查。急性感染疗程结束后每月随诊 1 次，中段尿培养连续做 3 次，如无反复视为治愈；反复发作者每 3～6 个月复查 1 次，随访 2 年或更长时间。

复习思考

1. 小儿泌尿道感染最常见的感染途径是（　　　）

　　A. 血行感染　　　　　　B. 上行感染　　　　　　C. 下行感染

　　D. 直接蔓延　　　　　　E. 淋巴感染

2. 诊断尿路感染的主要辅助检查为（　　　）

　　A. 尿常规　　　　　　　B. 尿涂片　　　　　　　C. 尿培养

　　D. B 超检查　　　　　　E. 肾盂造影

3. 小儿急性尿路感染错误的预防措施是（　　　）

　　A. 婴儿勤换尿布

　　B. 幼儿不穿开裆裤

　　C. 女孩清洗外阴时从后向前擦洗

　　D. 及时处理男孩包茎

　　E. 根治蛲虫，减少导尿

扫一扫，知答案

实践十三　泌尿系统疾病患儿的护理

【目的】

通过实训、情景模拟和临床见习，熟练掌握泌尿系统疾病患儿的身体评估、护理诊断及护理措施，学会按照护理程序对泌尿系统疾病患儿实施整体护理。

【准备】

1. 医院见习　学校附属医院儿科病房或儿科泌尿内科病房、社区卫生服务中心。

（1）患儿　提前与所见习的医疗机构联系好泌尿系统常见疾病的患儿（如急性肾小球肾炎、肾病综合征、泌尿系感染等），并向患儿及其家长做好解释工作，取得配合。

（2）学生　预习泌尿系统常见疾病相关知识，按护士标准着装整齐，准备好见习必备物品。

2. 示教室情景模拟

（1）物品准备　血压计、听诊器、温度计、体重计、尿标本采集用物（一次性清洁尿杯、3000～5000mL 清洁带盖广口集尿瓶、无菌试管、清洁便器、外阴消毒用物、防腐剂等）、血标本采集用物（静脉注射盘、一次性无菌注射器、干燥试管或抗凝试管、手消毒液、医疗废物桶等）等。

（2）示教室准备　多功能模拟病房、多媒体教学设备、典型案例等。

（3）患儿准备　学生模拟。

【方法与过程】

1. 医院见习　学校附属医院儿科病房或儿科泌尿内科病房、社区卫生服务中心。

（1）由带教老师组织去见习医疗机构收集泌尿系统常见病的病例，每5～6名学生为一小组，每组1名患儿，进行床旁对患儿护理评估及心理护理。

（2）课后分小组讨论患儿的护理问题及护理措施。

（3）带教老师集中讲解几种疾病的护理评估、护理问题及护理措施，并进行相关临床操作。

2. 示教室情景模拟

（1）临床病例　王博，男，8岁。以少尿、深棕色尿，伴颜面部水肿3天就诊。患儿2周前曾患"上感"在当地社区医院治愈。3天前出现少尿，颜面部水肿，同时出现头痛。平素体健，饮食、睡眠良好，无药物过敏史及特殊家族史，既往无类似病史。入院查体：呼吸频率24次／分，血压140/86mmHg，水肿呈非凹陷性。生长发育正常。神志清楚，面色稍苍白，眼睑水肿，无皮疹，浅表淋巴结无肿大。心率80次／分，律齐，心音稍低钝，无杂音，双肺呼吸音清。腹软，肝右肋下可触及、质软，脾未触及，双肾区轻微叩击痛，双下肢非凹陷性水肿。实验室检查：尿蛋白＋＋，镜检尿红细胞满视野。血红蛋白100g/L，ASO 滴度升高，血清补体下降，余未见异常。临床诊断为急性肾小球肾炎。

（2）情景模拟对该患儿的整体护理。包括对该患儿的护理评估、尿标本的采集、血标本的采集、生命体征的测量、心理护理、日常护理、病情观察及健康教育等。

（3）分组讨论　针对情景模拟评论模拟病人对疾病描述是否准确、全面，护士对患儿的护理评估是否完善、护理措施是否得当，并提出自己的建议。

（4）带教老师总结，纠正错误，补充不足，回答疑问。

【小结】

1. 带教老师对本次实践课进行汇总和小结。

2. 评估学生医院见习情况及情景模拟的表现，评价学生对知识的掌握程度及处理问题的能力。

3. 布置作业：写出该临床病例护理计划。

4. 带教老师填写《儿科护理》综合技能考核评分表。

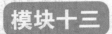

造血系统疾病患儿的护理

扫一扫，看课件

项目一 小儿造血和血液特点

【学习目标】
1. 掌握儿童生理性贫血的原因及表现。
2. 熟悉儿童胚胎期及生后的造血场所及造血时间。
3. 学会识别儿童血液中红细胞、血红蛋白、白细胞及分类随年龄增长的变化规律。

一、小儿造血特点

不同时期小儿造血特点见图 13-1。

1. **胚胎期造血** 约从胚胎第 3 周开始出现卵黄囊造血，在卵黄囊的中胚叶出现原始血细胞。肝造血约从胚胎第 8 周开始，第 5 个月达到高峰期，为胎儿中期的主要造血部位。6 个月后肝造血逐渐减退，于出生后 4～5 天完全停止。胎儿 4 个月时骨髓出现造血活动，直至出生 2～5 周后成为唯一的造血场所。

2. **生后造血**

（1）骨髓造血 骨髓是生后主要的造血器官。婴儿期所有的骨髓均为红髓，全部参与造血。5～7 岁后，黄髓逐渐增多，红髓逐渐减少。到 18 岁左右时，红髓仅限于椎骨、肋骨、胸骨、肩胛骨、骨盆及长骨近端等处。骨髓中的黄髓具有潜在的造血能力，当机体需要增加造血量时，黄髓可转变为红髓而恢复造血功能；但小儿在出生后头几年缺少黄髓，造血代偿潜力小，如需增加造血，就会出现骨髓外造血。

（2）骨髓外造血 婴幼儿期，当发生各种感染或贫血等需要增加造血时，肝、脾和淋巴结可恢复其胎儿期的造血功能，出现肝、脾、淋巴结肿大，同时外周血中可出现有核红细胞和（或）幼稚中性粒细胞，当病因去除后即恢复正常。

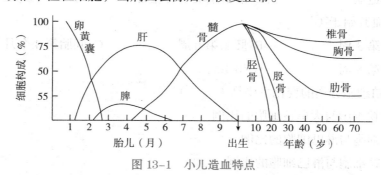

图 13-1　小儿造血特点

二、小儿血液特点

1.**红细胞数和血红蛋白量**　由于胎儿处于相对缺氧状态，故新生儿出生时红细胞计数和血红蛋白含量均较高，红细胞计数为（5～7）×10^{12}/L，血红蛋白量为150～220g/L。生后随着自主呼吸的建立，血氧含量增高，红细胞破坏较多（生理性溶血），加上小儿生长发育迅速，循环血量迅速增加，红细胞生成素分泌不足，暂时性骨髓造血功能低下等，红细胞和血红蛋白量逐渐降低，至2～3个月时红细胞数降至3.0×10^{12}/L左右，血红蛋白量降至110g/L左右，这一轻度贫血称"生理性贫血"。3个月后红细胞数和血红蛋白量缓慢增加，约12岁达成人水平。

2.**白细胞数及其分类**　小儿出生时白细胞计数为（15～20）×10^9/L，生后6～12小时可达（21～28）×10^9/L，然后逐渐下降，婴儿期白细胞计数维持在（10～12）×10^9/L，8岁后接近成人水平。出生时中性粒细胞多于淋巴细胞，中性粒细胞约占65%，淋巴细胞约占30%，之后随着白细胞总数的下降，中性粒细胞也下降，淋巴细胞比例上升，至生后4～6天两者比例相等（第一次交叉），以后整个婴幼儿期均以淋巴细胞占优势，约占60%，中性粒细胞降至35%，以后中性粒细胞比例上升，淋巴细胞比例下降，至4～6岁两者又相等（第二次交叉），7岁以后白细胞分类与成人相似。

3.**血小板**　小儿血小板与成人相似，为（150～250）×10^9/L。

4.**血容量**　小儿血容量相对成人较多，新生儿血容量约占小儿体重的10%，平均为300mL；儿童占体重的8%～10%。

复习思考

1.胎儿在胚胎第3周开始出现（　　　）

A.肝脏造血　　　　　　　B.骨髓造血　　　　　　　C.卵黄囊造血

　　D. 脾脏造血　　　　　　　E. 淋巴系统参与造血

2. 骨髓造血开始于（　　　　）

　　A. 胚胎第 3 周　　　　　　B. 胚胎第 6 周　　　　　　C. 胚胎第 4 个月

　　D. 胚胎第 8 周　　　　　　E. 出生后

3. 婴幼儿白细胞分类的变化主要是（　　　　）

　　A. 中性粒细胞与大单核细胞的比例

　　B. 单核细胞与淋巴细胞的比例

　　C. 中性粒细胞与淋巴细胞的比例

　　D. 中性粒细胞与嗜碱性粒细胞的比例

　　E. 嗜酸性粒细胞与淋巴细胞的比例

4. 易引起小儿骨髓外造血的原因是（　　　　）

　　A. 恶性贫血

　　B. 骨髓造血功能不完善

　　C. 骨髓造血器官功能活跃

　　D. 缺乏黄髓，造血代偿潜力很低

　　E. 红髓过多，造血代偿潜力过高

5. 正常小儿白细胞分类出现两次交叉的时间（或年龄）分别是（　　　　）

　　A. 出生后 2～4 天和 1～3 岁

　　B. 出生后 4～6 天和 4～6 岁

　　C. 出生后 6～8 天和 5～6 岁

　　D. 出生后 8～10 天和 8～10 岁

　　E. 出生后 12～14 天和 13～15 岁

项目二　小儿贫血的概述

【学习目标】

　　1. 掌握儿童贫血的诊断标准及分度。

　　2. 熟悉儿童贫血的分类。

　　3. 学会判断不同阶段儿童是否贫血及贫血的程度。

　　贫血是指末梢血中单位容积内红细胞数和（或）血红蛋白量低于正常。小儿红细胞

数和血红蛋白量随年龄不同而有差异，世界卫生组织指出：6 个月至 6 岁小儿血红蛋白 <
110g/L，6 ～ 14 岁小儿血红蛋白 < 120g/L 为诊断小儿贫血的标准。我国小儿血液病学会
对 6 个月以下婴儿暂定的贫血标准是：新生儿期血红蛋白 < 145g/L，1 ～ 4 个月婴儿血红
蛋白 < 90g/L，4 ～ 6 个月婴儿血红蛋白 < 100g/L 者为贫血。

1. 贫血分度　根据末梢血中血红蛋白量可将贫血分为四度：血红蛋白为 90 ～ 120g/L
属轻度；60 ～ 90g/L 为中度；30 ～ 60g/L 为重度；< 30g/L 为极重度。

2. 贫血分类　根据贫血产生的原因及发病机制可分为红细胞和血红蛋白生成不足所致
的贫血，如营养性贫血、再生障碍性贫血、感染性急慢性病引起的贫血等，以及红细胞破
坏或丢失过多所致的贫血，如溶血性贫血、遗传性球形红细胞增多症、红细胞葡萄糖 -6-
磷酸脱氢酶缺陷症、自身免疫性溶血性贫血等。根据形态学分类可依据红细胞平均容积
（MCV）、红细胞平均血红蛋白量（MCH）、红细胞平均血红蛋白浓度（MCHC），将贫血
分成大细胞性、正细胞性、单纯小细胞性和小细胞低色素性贫血四类。

....

复习思考

1. 我国小儿血液病学会将新生儿贫血标准定为（　　　）
   A. 血红蛋白 < 90g/L　　　　B. 血红蛋白 < 100g/L　　　　C. 血红蛋白 < 110g/L
   D. 血红蛋白 < 120g/L　　　　E. 血红蛋白 < 145g/L

2. 世界卫生组织建议，6 ～ 14 岁儿童贫血的标准为（　　　）
   A. 血红蛋白 < 90g/L　　　　B. 血红蛋白 < 100g/L　　　　C. 血红蛋白 < 110g/L
   D. 血红蛋白 < 120g/L　　　　E. 血红蛋白 < 145g/L

3. 我国 1 ～ 4 个月婴儿贫血的诊断标准为（　　　）
   A. 血红蛋白 < 90g/L　　　　B. 血红蛋白 < 100g/L　　　　C. 血红蛋白 < 110g/L
   D. 血红蛋白 < 120g/L　　　　E. 血红蛋白 < 145g/L

4. 世界卫生组织建议，6 个月至 6 岁儿童贫血的诊断标准为（　　　）
   A. 血红蛋白 < 90g/L　　　　B. 血红蛋白 < 100g/L　　　　C. 血红蛋白 < 110g/L
   D. 血红蛋白 < 120g/L　　　　E. 血红蛋白 < 145g/L

5. 5 岁小儿被诊断为缺铁性贫血，血红蛋白 70g/L，该小儿为（　　　）
   A. 正常血象　　　　B. 轻度贫血　　　　C. 中度贫血
   D. 重度贫血　　　　E. 极重度贫血

项目三 营养性贫血

【学习目标】

1. 掌握营养性贫血患儿的临床表现、护理诊断及护理措施。
2. 熟悉营养性贫血的病因及治疗原则。
3. 了解营养性贫血的发病机制及辅助检查。
4. 学会按照护理程序对营养性贫血患儿实施整体护理。

案例导入

患儿，1周岁，一直活泼爱动，笑声不断。可是近日来，时而哭闹烦躁，不爱吃奶，面色也渐渐发白。妈妈带宝宝到医院检查。医生发现宝宝口唇、结膜苍白，心音有力，肝肋下2.5cm，脾肋下1cm，其余检查未见异常。血常规检查红细胞及血红蛋白的数量均低于正常。经询问得知：宝宝一直母乳喂养，未添加任何辅食。请问，该患儿最可能患什么病？如何对患儿进行一般护理？

一、营养性缺铁性贫血

【概述】

营养性缺铁性贫血（nutritional iron deficiency anemia，NIDA）是由于体内铁缺乏导致血红蛋白合成减少而引起的一种贫血，在小儿贫血中最多见。临床上以小细胞低色素性贫血、血清铁蛋白减少和铁剂治疗有效为特点。任何年龄均可发病，以6个月～2岁婴幼儿发病率最高，是我国儿童保健重点防治的"四病"之一。

【病因与发病机制】

铁是合成血红蛋白的原料之一，当其缺乏时可使血红蛋白合成减少，而铁对细胞分裂、增殖影响较小，所以，营养性缺铁性贫血患儿的红细胞数量减少不如血红蛋白量减少明显。

1. 铁的储存不足　胎儿期最后3个月从母体获得的铁最多，足月新生儿体内的铁储量足够其生后4～5个月所需。而早产、双胎、胎儿失血和孕母缺铁等均可使胎儿储铁减少。

2. 铁摄入不足　食物铁供应不足是导致小儿缺铁性贫血的主要原因。人乳、牛乳、谷类等含铁量均低，单纯乳类喂养，不及时添加含铁丰富的辅食，或偏食，均可造成铁摄入不足。

3.**生长发育快**　婴儿期生长发育迅速，血容量增加较快，需铁量增加，如不相应添加含铁丰富的辅食就很容易造成缺铁。早产儿及低出生体重儿生长发育更快，更易发生缺铁。

4.**铁吸收、利用障碍**　某些疾病如消化道畸形、慢性腹泻及反复感染等可致铁吸收障碍，不合理的食物搭配也可减少铁的吸收，影响铁的利用，如维生素C、果糖、氨基酸等可促进铁的吸收，植物纤维、茶、牛乳、咖啡、钙剂等可妨碍铁的吸收。

5.**铁丢失过多**　肠息肉、膈疝、钩虫病等，可致慢性少量肠出血；服用未加热的鲜牛奶的婴儿，可因蛋白过敏而发生少量肠出血，致铁丢失过多。

【临床表现】

婴幼儿表现为烦躁不安、易激惹或委靡不振；年长儿可诉全身无力、头晕、眼前发黑、耳鸣，活动后出现气促、心悸、易疲乏。可出现注意力不集中，记忆力减退，理解力降低，学习成绩下降等情况。少数患儿可出现喜食泥土、墙皮、煤渣、纸屑等异食癖现象；亦可出现食欲减退、口腔炎、舌炎、舌乳头萎缩等消化系统症状。重者可出现呼吸加快、心率增快、心脏扩大甚至发生心衰。抵抗力低下，易发生感染。

皮肤黏膜苍白，以口唇、口腔黏膜、甲床最明显。指甲薄脆、不光滑甚至出现反甲。因骨髓外造血而出现肝、脾、淋巴结肿大，年龄小、病程长、贫血严重者，肿大明显。

【辅助检查】

1.**血象**　末梢血红细胞数、血红蛋白量均低于正常，血红蛋白降低比红细胞数减少明显。外周血涂片可见红细胞体积较小且大小不等，中央淡染区扩大，为小细胞、低色素性贫血。网织红细胞数正常或轻度减少。白细胞、血小板多正常。

2.**骨髓象**　可见红细胞增生活跃，以中、晚幼红细胞增生为主，各期红细胞体积均减小，胞质量少。粒细胞系及巨核细胞系一般无明显改变。

3.**铁代谢检查**　血清铁（SI）降低至500μg/L以下，总铁结合力（TIBC）增高至4500μg/L以上，血清铁蛋白降低至14μg/L以下，血清铁蛋白的检查可以准确反映体内储存铁的情况，可以作为判断缺铁的依据。

【治疗原则】

治疗原则为祛除病因和补充铁剂。口服补铁经济安全、副反应小，多选用硫酸亚铁、富马酸亚铁、葡萄糖酸亚铁等。不能口服者，可用右旋糖酐铁肌内注射。重症贫血并发心力衰竭或明显感染者可输血，以输入新鲜浓缩红细胞为宜，贫血越重每次输血量应越少。

【护理评估】

1. 健康史　重点评估母亲孕期有无贫血，是否早产、多胎。患儿年龄、生长发育情况、喂养方法或饮食习惯、辅食添加的时间和种类。患儿有无消化道畸形、慢性腹泻、钩虫病、肠息肉或反复感染等疾病以及用药情况。

2. 身体评估　观察患儿目前神志、精神状态，皮肤、黏膜的表现等；测量患儿生命体征及体重；检查患儿造血、消化、神经、循环系统情况。

3. 辅助检查　采集血标本及时送检并分析化验结果，全面了解患儿病情，观察疾病进展情况。

4. 心理－社会评估　评估患儿及家长因注意力不集中、记忆力减退、学习成绩下降等原因产生的紧张和焦虑心理；评估患儿家长对疾病的认识、家庭经济情况及心理状况。

【护理诊断】

1. 营养失调：低于机体需要量　与喂养不当，膳食不合理及胃肠疾病造成缺铁有关。
2. 活动无耐力　与患儿活动时氧供需失调有关。
3. 有感染的危险　与免疫功能下降有关。

【护理目标】

1. 患儿食欲恢复正常，铁代谢检查指标恢复正常。
2. 患儿红细胞计数和血红蛋白量恢复正常。
3. 患儿倦怠乏力感减轻，活动后无心慌、气短。
4. 患儿住院期间不发生感染。

【护理措施】

1. 一般护理

（1）休息　根据小儿活动耐力下降程度制订休息方式、活动强度及每次活动时间，随时调整活动强度。①轻、中度贫血患儿不必严格限制日常活动，故安排患儿喜欢且力所能及的活动，但要保证患儿充分休息，做适合个体的运动。②中度贫血患儿应卧床休息，给予吸氧，以减轻心脏负担，协助患儿日常生活，定时测量心率。③对易烦躁、激动的患儿，护理人员应耐心细致看护、抚慰，使其保持安静，各项护理操作应集中进行，避免因哭闹而加重缺氧。

（2）饮食护理　应给予高蛋白、高维生素、高铁质食品，动物食品的铁更易吸收。食用富含维生素 C 的食品有利于铁的吸收。提倡母乳喂养，及时添加含铁丰富的辅食，如动物的肝、肾、瘦肉、血及蛋黄、紫菜等。早产儿应于生后两个月开始补充铁剂预防。纠正不良的饮食习惯，避免挑食、偏食等。经常更换饮食品种，注意色、香、味的调配，增加患儿食欲，鼓励患儿进食。创造良好的进食环境，进食前不要安排过于剧烈的活动，不做引起疼痛、不愉快或不舒适的检查、治疗及护理。

（3）铁剂治疗　口服铁剂应从小剂量开始，逐渐加至全量，于两餐之间服用，减少胃肠道反应；可与稀盐酸和（或）维生素 C（如各种果汁）、果糖等同服促进铁的吸收，禁与影响铁吸收的食品（如牛乳、茶、咖啡、钙剂等）同服；口服液体铁剂时，病人要用吸管吸服，服后漱口，防止牙齿染黑；服用硫酸亚铁几乎都会出现黑便，要向病人说明以消除顾虑。铁剂服用时间为：至血红蛋白正常后两个月停药。不能口服者，可采用深层肌内注射，注射部位宜轮换，注射后 10 分钟至 6 小时要注意观察不良反应。注射铁剂可引起过敏如面红、荨麻疹、发热、关节痛、头痛或局部淋巴结肿大，个别可发生过敏性休克。治疗有效者在用药 3～4 天后，网织红细胞开始上升，7～10 天达到高峰，2～3 周后下降至正常；1～2 周后血红蛋白逐渐上升，临床症状逐渐好转；如服药 3 周内血红蛋白上升不足 20g/L，应查找原因。

2. 病情观察及并发症的监测

（1）密切观察病情，防治并发症　注意观察患儿心率、呼吸、尿量等病情变化。若出现烦躁不安、呼吸急促、呼吸增快、面色发绀、肝增大等心力衰竭的症状和体征时，及时通知医生，配合医生进行治疗。

（2）预防感染　①施行保护性隔离，与感染患儿分室居住，以免交互感染，避免到人群集中的公共场所。②做好口腔护理，一般每日 2 次，鼓励患儿多饮水，可起到清洁口腔的作用。③保持皮肤清洁，勤洗澡、勤换内衣，对重症贫血卧床的患儿，要注意勤翻身，更换体位，按摩受压部位，防止发生压疮。

3. 心理护理　护理人员要态度和蔼，多同患儿交流，告诉家长和患儿本病绝大多数预后良好，讲解相关知识，创造良好的休养环境，提供适合患儿的床上娱乐、学习用品，消除父母和患儿的焦虑。

4. 健康指导

（1）预防宣教　小儿缺铁性贫血预防的关键在于指导合理喂养，提倡母乳喂养。及时添加含铁丰富的辅食，如肝、肾、瘦肉、血、鱼、蛋黄及紫菜、木耳等。合理搭配食物品种，纠正挑食、偏食的不良习惯。早产儿出生后两个月开始补充铁剂预防。

（2）健康指导　加强孕期保健，孕期及哺乳期妇女多食含铁丰富的食物。指导家长掌握铁剂治疗的用药方法、服药时间、疗程观察等注意事项；对有异食癖的患儿应细心看护和耐心引导，避免训斥。年长儿学习成绩差者要多给予关怀、理解和鼓励。

复习思考

1. 婴幼儿最常见的贫血是（　　　）
   A. 再生障碍性贫血　　　　B. 失血性贫血　　　　　C. 溶血性贫血
   D. 营养性缺铁性贫血　　　E. 营养性巨幼红细胞性贫血

2. 口服铁剂治疗营养性缺铁性贫血时，哪项不妥（　　　）
   A. 宜在两餐之间服用
   B. 同时给含铁丰富的食物
   C. 用稀牛奶送服
   D. 饮食中可加蛋黄、瘦肉、紫菜、木耳等
   E. 贫血纠正需继续口服铁剂两个月

（3～5题共用题干）

患儿，8个月，一直母乳喂养，从未添加辅食，现面色苍白，精神差，肝肋下2cm，心前区可闻吹风样杂音，初诊为"缺铁性贫血"。

3. 口服铁剂时，以下哪项不正确（　　　）
   A. 最好于两餐间服用
   B. 与维生素C同服并且加服钙剂
   C. 不能与牛乳、茶水同服
   D. 不能同时饮用咖啡
   E. 观察服药后的副反应

4. 引起该患儿患缺铁性贫血的主要原因是（　　　）
   A. 体内贮铁不足
   B. 铁的摄入不足
   C. 某些疾病的影响
   D. 生长发育快，体内铁的需要量增加
   E. 铁丢失过多

5. 该患儿服用铁剂应服至（　　　）
   A. 血红蛋白正常后
   B. 贫血症状消失
   C. 红细胞数正常后再继续服用两个月
   D. 贫血症状消失后再继续服用两个月
   E. 血红蛋白正常后再继续服用两个月

二、营养性巨幼红细胞性贫血

【概述】

营养性巨幼红细胞性贫血（nutritional megaloblastic anemia）是由于缺乏维生素 B_{12} 和（或）叶酸引起的一种大细胞性贫血。除贫血的一般表现外，主要临床特点为神经精神症状；红细胞体积变大，骨髓中出现巨幼红细胞。用维生素 B_{12} 和（或）叶酸治疗有效。多见于 2 岁以下婴幼儿。

【病因与发病机制】

维生素 B_{12} 和叶酸是核酸及核蛋白合成代谢所需要的物质，缺乏时可致细胞体积变大，形成巨幼变，使机体患巨幼细胞性贫血。人体所需的维生素 B_{12} 主要来源于动物性食物，如鱼、蛋、奶及动物的肝脏、肾脏中，乳类制品在加工过程中叶酸被破坏，羊乳内叶酸明显不足。所以严格素食的孕妇、乳母可造成胎儿、婴儿出现维生素 B_{12} 和（或）叶酸的不足；婴幼儿未及时添加辅食、年长儿偏食、素食、均可引起维生素 B_{12} 和叶酸的缺乏。

1. 摄入量不足　妊娠期缺乏维生素 B_{12} 和叶酸可使胎儿获得维生素 B_{12} 和叶酸不足；生后单纯乳类（特别是羊乳）喂养，未及时添加辅食；年长儿挑食、偏食均可致缺乏。

2. 需要量增加　婴幼儿生长发育较快，尤其是早产儿、低出生体重儿生长发育迅速，对维生素 B_{12} 和叶酸的需要量增加；严重感染致维生素 B_{12} 消耗增加。

3. 吸收障碍　胃壁细胞分泌的糖蛋白（内因子）缺乏可引起维生素 B_{12} 吸收减少；慢性腹泻、小肠病变等可致叶酸吸收减少。

4. 疾病或药物因素　维生素 C 缺乏可使叶酸消耗增加；严重感染可致维生素 B_{12} 消耗增加；长期服用广谱抗生素、抗叶酸药物、抗癫痫药物等均可导致叶酸缺乏。

【临床表现】

1. 一般表现　起病缓慢，大多呈轻度或中度贫血，皮肤、面色苍黄，虚胖，头发稀疏、细黄；口唇、睑结膜、指甲苍白；常有厌食、恶心、呕吐、腹泻等，易患口炎。肝脾多轻度增大，严重病例可有心脏扩大，甚至发生心力衰竭。

2. 神经精神症状　患儿可出现烦躁不安、易怒等症状。维生素 B_{12} 缺乏者表情淡漠、目光呆滞、反应迟钝、少哭不笑，智力低下、动作发育落后，甚至出现行为倒退；重者肢体、躯干、头部或全身震颤，甚至出现抽搐、感觉异常、共济失调。精神神经症状是本病患儿的特征性表现。叶酸缺乏不发生神经系统症状，但可导致精神神经异常。

【辅助检查】

1.血常规检查　红细胞数和血红蛋白量均低于正常，但红细胞数减少比血红蛋白量降低更明显，血涂片可见红细胞大小不等，以大细胞多见，中央淡染区不明显。中性粒细胞呈分叶过多现象，网织红细胞、白细胞、血小板计数常减少。

2.骨髓象　红细胞系统增生明显活跃，粒、红细胞系统均出现巨幼变，表现为胞体变大、中性粒细胞呈分叶过多；巨核细胞的核有过度分叶现象。

3.血清维生素 B_{12} 和叶酸测定　血清维生素 B_{12} < 100μg/L（正常200 ~ 800μg/L），叶酸 < 3μg/L（正常 5 ~ 6μg/L）。

【治疗原则】

祛除病因，改善喂养方法，及时添加富含维生素 B_{12} 和（或）叶酸的食物，遵医嘱补充维生素 B_{12} 和（或）叶酸是治疗本病的关键。同时加服维生素 C，恢复期加服铁剂。

【护理评估】

1.健康史　评估母亲孕期营养状况、胎龄及乳母营养情况。患儿年龄、生长发育情况、喂养方法或饮食习惯、辅食添加的时间及种类。患儿有无疾病及用药史。

2.身体评估　观察患儿目前神志、精神状态，皮肤、黏膜及甲床的情况等；测量患儿生命体征及体重；检查患儿造血、循环、消化等系统情况。

3.辅助检查　采集血标本及时送检并分析化验结果，全面了解患儿病情，观察疾病进展情况。

4.心理－社会评估　评估患儿家长因患儿烦躁、易怒、哭闹甚至拒绝他人照顾等现象产生的紧张和焦虑心理；评估患儿家长对疾病的认识、家庭经济情况及心理状况。

【护理诊断】

1.营养失调：低于机体需要量　与膳食不合理、疾病和药物的影响有关。

2.有受伤的危险　与维生素 B_{12} 缺乏性震颤引起损伤有关。

3.活动无耐力　与贫血致组织、器官缺氧有关。

【护理目标】

1.患儿神经精神症状减轻，维生素 B_{12} 和叶酸检查指标恢复正常。

2.患儿红细胞计数和血红蛋白量恢复正常。

3. 患儿倦怠乏力感减轻，活动后无心慌、气短。

4. 患儿住院期间不发生感染。

【护理措施】

1. 一般护理

（1）休息　根据患儿的活动耐受情况安排其休息与活动。一般不需卧床。严重贫血者适当限制活动，协助满足其日常生活所需。

（2）饮食护理　提倡母乳喂养；及时添加富含维生素 B_{12} 的辅食，如动物肝、肾、瘦肉、蛋类及海产品等；给予富含叶酸的食物，如绿叶蔬菜、水果、酵母、谷类和动物肝、肾等。合理搭配患儿饮食，防止患儿偏食，养成良好的饮食习惯，注意食物色、香、味、形的调配，刺激患儿食欲，鼓励患儿进食。

2. 病情观察及并发症的监测

（1）监测生长发育　评估患儿的体格、智力、运动发育情况，对发育落后者加强训练和教育。

（2）防止患儿受伤　患儿震颤者、共济失调表现明显时，要有专人护理，以防受伤、发生意外；烦躁、震颤严重甚至抽搐者可按医嘱给予镇静剂。

（3）观察用药效果和不良反应　使用维生素 B_{12} 和叶酸，连用数周至临床症状好转、血象恢复正常为止。重症贫血患儿合并心功能不全或明显感染者可输入红细胞。要同时加服维生素C，以促进叶酸的利用，提高疗效。恢复期加服铁剂，防止红细胞增加过快时出现缺铁。一般用药 2～4 天后患儿精神症状好转、食欲增加，但神经精神症状恢复较慢。单纯维生素 B_{12} 缺乏时，不宜加用叶酸治疗，以免加重神经精神症状。

3. 心理护理　护理人员要态度和蔼，多同患儿交流，告诉家长和患儿本病绝大多数预后良好，讲解相关知识，创造良好的休养环境，提供适合患儿的床上娱乐、学习用品，消除父母和患儿的焦虑。

4. 健康指导

（1）预防宣教　本病预防的关键在于及时补充维生素 B_{12} 和叶酸。从孕期开始就应注意补充维生素 B_{12} 和叶酸，以增加胎儿体内的贮存量。无论是母乳喂养还是人工喂养都应该按时添加富含维生素 B_{12} 和叶酸的辅食。合理搭配食物品种，纠正不良饮食习惯、治疗慢性腹泻。不挑食、偏食。避免应用能造成维生素 B_{12} 和叶酸缺乏的药物，并积极治疗相关疾病。

（2）健康指导　指导家长合理喂养患儿，婴儿应及时添加辅食，单纯羊乳喂养者加用叶酸。向家长指出维生素 B_{12} 和叶酸缺乏不仅造成贫血，还会引起小儿智力与动作发育落后。同时要指导家长多给患儿以触摸、爱抚等，促进智能与体能的发育。

复习思考

1. 羊乳中哪种营养素明显不足（　　　）

　　A. 蛋白质　　　　　　　　B. 脂肪　　　　　　　　C. 糖

　　D. 叶酸　　　　　　　　　E. 铁

2. 一患儿确诊为巨幼细胞性贫血，正确的药物治疗是（　　　）

　　A. 铁剂治疗

　　B. 叶酸、维生素 B_{12}

　　C. 输血

　　D. 叶酸、维生素 B_{12}、铁剂

　　E. 激素

3. 患儿面色蜡黄，手有震颤，血红蛋白 80g/L，血涂片中红细胞形态大小不等，以大红细胞为多。首先考虑（　　　）

　　　　A. 营养性缺铁性贫血

　　　　B. 营养性巨幼红细胞贫血

　　　　C. 营养性混合性贫血

　　　　D. 生理性贫血

　　　　E. 溶血性贫血

（4～5 题共用题干）

　　患儿，8 个月。单纯母乳喂养，从未添加辅食。近来面色蜡黄，表情呆滞，舌面光滑，有轻微震颤，肝肋下 4cm，血常规检查：血红蛋白 90g/L，红细胞 $2×10^{12}$/L，血清维生素 B_{12} 降低。

　　4. 该患儿可能发生的疾病是（　　　）

　　　　A. 感染性贫血　　　　B. 营养性缺铁性贫血　　　C. 再生障碍性贫血

　　　　D. 溶血性贫血　　　　E. 营养性巨幼红细胞性贫血

　　5. 预防该疾病应强调（　　　）

　　　　A. 预防感染　　　　　B. 多晒太阳　　　　　　　C. 婴幼儿及时添加辅食

　　　　D. 培养良好的饮食习惯　　E. 加强体格锻炼

项目四 特发性血小板减少性紫癜

案例导入

　　患儿，10 个月，因"发现皮肤瘀点、瘀斑"入院。查体：精神较好，咽稍红；全身皮肤可见红色针尖大小出血点及少许瘀斑，以颜面、双下肢为主，非对称分布，压之不褪色。白细胞 7×10^9/L，血红蛋白 123g/L，血小板 4×10^9/L。该患儿最可能患什么疾病？如何对患儿进行一般护理？

【概述】

特发性血小板减少性紫癜（idiopathic thrombocytopenic purpura，ITP）又称自身免疫性血小板减少性紫癜，是儿童最常见的出血性疾病。临床上以皮肤、黏膜自发性出血、血小板减少、出血时间延长、血块收缩不良、束臂试验阳性为特征。

【病因与发病机制】

　　目前认为本病是一种自身免疫性疾病。患儿在发病前 1～3 周常有急性病毒感染史，病毒感染使机体产生血小板相关抗体（PAIgG）。这种血小板相关抗体属抗血小板膜糖蛋白抗体。PAIgG 与血小板结合，或抗原－抗体复合物附着于血小板表面，导致单核－巨噬细胞系统对血小板的吞噬、破坏增加，从而引起血小板减少。感染可加重血小板减少或使疾病复发。

【临床表现】

本病可分为急性型和慢性型。

1. 急性型　较常见，多见于 1～5 岁儿童。发病前 1～3 周常有急性病毒感染史，如上呼吸道感染。起病急，可有发热；以自发性皮肤黏膜出血为突出表现，多为针尖大小出血点，或瘀斑、紫癜，分布不均，以四肢多见；常有鼻出血、齿龈出血；偶见便血、血尿和颅内出血。出血严重者可伴贫血。肝脾偶见轻度肿大。病程多为自限性，80%～90%患儿可自行缓解，于发病1～6个月内痊愈。10%～20%患儿转变为慢性型。

2. 慢性型　病程超过6个月，多见于学龄期儿童。起病隐匿，出血症状较轻，主要为皮肤、黏膜出血，可持续性或反复发作出血，出血持续期和间歇期长短不一。约1/3患儿发病数年后自然缓解。反复发作者脾脏常轻度肿大。

【辅助检查】

1. 血常规　血小板计数常 $< 20 \times 10^9/L$；出血多者可有贫血；白细胞计数正常；出血时间延长，血块收缩不良；血清凝血酶原消耗不良；凝血时间正常。

2. 骨髓象　骨髓巨核细胞数正常或增多，胞体大小不一，以小型巨核细胞为主；幼稚巨核细胞增多，核分叶减少，常有空泡形成、颗粒减少或胞浆少等现象。粒系和红系正常。

3. PAIgG测定　含量明显增高。

【治疗原则】

1. 预防创伤出血　急性期出血明显者卧床休息，忌用抑制血小板功能的药物如阿司匹林等。

2. 肾上腺皮质激素　常用泼尼松1.5～2mg/（kg·d），分3次口服。严重出血者可用冲击疗法：地塞米松1.5～2mg/(kg·d)或甲基强的松龙20～40mg/（kg·d）静脉滴注，连用3天，症状缓解后改泼尼松口服。疗程一般不超过4周。停药后复发者，可再用泼尼松治疗。

3. 大剂量丙种球蛋白　丙种球蛋白0.4g/（kg·d），静脉滴注，连用5天；或1.0g/（kg·d），静脉滴注1～2天，3～4周后再给药一次。可与肾上腺皮质激素合用。

4. 输注血小板和红细胞　严重出血危及生命时可输注血小板。贫血者可输浓缩红细胞。

另外，激素和丙种球蛋白治疗无效及慢性难治性病例可给免疫抑制剂治疗或行脾切除术。

【护理评估】

1. 健康史　询问平时健康状况；发病前1～3周有无上呼吸道感染等急性病毒感染史；皮肤、黏膜出血的时间、部位、进展情况；目前所用药物及疗效。既往有无类似疾病及治疗情况等。

2. **身体评估** 观察患儿目前神志、精神状态，皮肤、黏膜情况；测量患儿生命体征及体重；检查心、脑、肝、脾脏等情况。

3. **辅助检查** 采集血、尿、粪便标本及时送检并记录尿色和尿量，分析化验结果，全面了解患儿病情，观察疾病进展情况。

4. **心理–社会评估** 评估患儿及家长因出血、止血技术操作等原因产生的紧张和焦虑心理；评估患儿家长对疾病的认识、家庭经济情况及心理状况。

【护理诊断】

1. **潜在并发症** 颅内出血。

2. **有感染的危险** 与应用肾上腺皮质激素、免疫抑制剂致免疫功能下降有关。

3. **恐惧** 与严重出血有关。

【护理目标】

1. 患儿出血症状减轻或消退。

2. 患儿血小板计数和红细胞、血红蛋白量恢复正常。

3. 患儿无颅内出血发生或发生时能得到及时发现与处理。

4. 患儿住院期间不发生感染。

【护理措施】

1. **一般护理**

（1）**休息** 血小板正常值为（100～300）$\times 10^9$/L，当低于 50×10^9/L 时应减少活动，避免磕碰。当低于 20×10^9/L 并出血严重时绝对卧床休息，防止身体外伤如跌倒、碰撞，保证睡眠充足，应加强安全防护。

（2）**饮食护理** 鼓励患儿进食高蛋白、高热量、高维生素的易消化半流质食物，禁止食用过硬、辛辣或粗糙食物。

2. **病情观察及并发症的监测**

（1）**出血情况** 观察皮肤瘀点、瘀斑变化，监测血小板数量变化。对血小板极低者应严密观察有无出血情况发生。

（2）**生命体征、神志等变化** 监测生命体征，观察神志、面色，记录出血量。如面色苍白加重，呼吸、脉搏增快，出汗，血压下降提示失血性休克；若患儿烦躁、嗜睡、头痛、呕吐，甚至惊厥、昏迷、颈阻等提示颅内出血；若呼吸变慢或不规则，双侧瞳孔不等大，对光反射迟钝或消失提示可能合并脑疝。如有消化道出血常伴腹痛、便血；肾出血伴血尿、腰痛。

（3）止血　口、鼻黏膜出血可用浸有 1% 麻黄素或 0.1% 肾上腺素的棉球、纱条或明胶海绵压迫止血。无效者，请耳鼻喉医生会诊，以油纱条填塞，2～3 天后更换。严重出血者遵医嘱给止血药、输同型血小板。

（4）避免损伤　提供一个安全的家庭环境，忌玩锐利玩具，限制剧烈运动，以免碰伤、刺伤或摔伤出血。尽量减少肌内注射或深静脉穿刺抽血，必要时应延长压迫时间，以免形成深部血肿。禁食坚硬、多刺、煎炸的食物，防止损伤口腔黏膜及引起牙龈出血。保持大便通畅，防止用力大便时腹压增高而诱发颅内出血。

3. 心理护理　护理人员要态度和蔼，多同患儿交流，安抚关心患儿，鼓励患儿说出心理感受，介绍成功病例，耐心向患儿及家长解释该病的治疗和愈后等方面的知识。为患儿创造安静舒适的环境，减少不良因素刺激，鼓励亲情支持，增强其战胜疾病的信心。

4. 健康指导

（1）指导预防损伤，不玩尖利的玩具和使用锐利工具，不做剧烈的、有对抗性的运动，常剪指甲，选用软毛牙刷等。

（2）指导进行自我保护，忌服阿司匹林类或含阿司匹林的药物；服药期间不与感染患儿接触，去公共场所时戴口罩，衣着适度，尽量避免感冒，以防加重病情或复发。

（3）教会家长识别出血征象和学会压迫止血的方法，一旦发现出血，立即到医院复查或治疗。

（4）脾切除的患儿易患呼吸道和皮肤化脓性感染，且易发展为败血症。在术后 2 年内应定期随诊，并遵医嘱应用抗生素和丙种球蛋白，以增强抗感染能力。

复习思考

1. 特发性血小板减少性紫癜最常见的出血部位为（　　　）

A. 皮肤、黏膜　　　　　B. 生殖道　　　　　C. 消化道

D. 颅内　　　　　E. 泌尿道

2. 慢性特发性血小板减少性紫癜出血的典型表现是（　　　）

A. 黏膜出血　　　　　B. 皮肤出血　　　　　C. 子宫出血

D. 鼻出血、牙龈出血　　　　　E. 常反复发作、持续时间长、出血症状轻

3. 有关特发性血小板减少性紫癜的护理，哪项不妥（　　　）

A. 眼底出血者警惕颅内出血

B. 避免粗硬食物，以免黏膜损伤

C. 女性病人应避孕

D. 血小板低于 $50×10^9/L$ 时应减少活动

E. 告知病人本病预后较差

4. 患儿，10 岁，患慢性特发性血小板减少性紫癜，经常出血不止，经强的松治疗 6 个月后症状无好转，最近出血更为严重，实验室检查血小板较低，应选择哪项治疗措施为妥（　　　）

A. 改为地塞米松治疗　　　B. 应用免疫抑制剂　　　C. 做脾切除

D. 大量血浆置换术　　　E. 输血小板悬液

5. 某女性青年反复出现皮肤瘀血点，并有鼻出血，月经量过多，近来出现贫血、脾大。以下护理措施错误的是（　　　）

A. 适当限制活动

B. 预防各种创伤

C. 尽量减少肌内注射

D. 保持鼻黏膜湿润，剥去鼻腔内血痂

E. 摄高蛋白、高维生素、低渣、易消化饮食

扫一扫，知答案

实践十四　贫血患儿的护理

【目的】

通过实训、情景模拟和临床见习，熟练掌握贫血患儿的身体评估、护理诊断及护理措施，学会按照护理程序对贫血患儿实施整体护理。

【准备】

1. 医院见习　学校附属医院儿科病房或儿科血液科病房、社区卫生服务中心。

（1）患儿　提前与所见习的医疗机构联系好贫血患儿（如缺铁性贫血、巨幼红细胞性贫血等），并向患儿及其家长做好解释工作，取得配合。

（2）学生　预习贫血相关知识，按护士标准着装整齐，准备好见习必备物品。

2. 示教室情景模拟

（1）物品准备　血压计、听诊器、温度计、体重计、血标本采集用物（静脉注射盘、一次性无菌注射器、干燥试管或抗凝试管、手消毒液、医疗废物桶等）等。

（2）示教室准备　多功能模拟病房、多媒体教学设备、典型案例等。

（3）患儿准备　学生模拟。

【方法与过程】

1. 医院见习 学校附属医院儿科病房或血液科病房、社区卫生服务中心。

（1）由带教老师组织去见习医疗机构收集贫血病例，每5～6名学生为一小组，每组1名患儿，进行床旁对患儿护理评估及心理护理。

（2）课后分小组讨论患儿的护理问题及护理措施。

（3）带教老师集中讲解几种疾病的护理评估、护理问题及护理措施，并进行相关临床操作。

2. 示教室情景模拟

（1）临床病例 李芳，女，14个月。足月顺产，出生体重3kg，母乳喂养，已添加少量稀粥和奶粉。近2个月面色逐渐发白，食欲减退，不爱活动，有时委靡不振。入院查体：体温37.1°C，脉搏102次/分，呼吸22次/分，体重8.1kg。面色、睑结膜、口唇、甲床均苍白，两肺听诊无异常，心音有力、律齐。腹平软，肝右肋下2.5cm，脾左肋下刚扣及、质软。血象：红细胞 $3×10^{12}$/L，血红蛋白80g/L，白细胞 $10.3×10^9$/L，中性粒细胞43%，淋巴细胞56%，外周血涂片示红细胞大小不等，以小细胞为主，中央淡染区扩大。临床诊断为营养性缺铁性贫血。

（2）情景模拟对该患儿的整体护理。包括对该患儿的护理评估、血标本的采集、生命体征的测量、心理护理、日常护理、病情观察及健康教育等。

（3）分组讨论 针对情景模拟评论模拟病人对疾病描述是否准确、全面，护士对患儿的护理评估是否完善、护理措施是否得当，并提出自己的建议。

（4）带教老师总结，纠正错误，补充不足，回答疑问。

【小结】

1. 带教老师对本次实践课进行汇总和小结。

2. 评估学生医院见习情况及情景模拟的表现，评价学生对知识的掌握程度及处理问题的能力。

3. 布置作业：写出该临床病例护理计划。

4. 带教老师填写《儿科护理》综合技能考核评分表。

扫一扫，看课件

模块十四

神经系统疾病患儿的护理

项目一　小儿神经系统解剖生理特点

【学习目标】
1. 掌握小儿各年龄段应具有的正常神经反射。
2. 熟悉小儿不同年龄脑脊液的量、压力、生化等正常值。
3. 了解儿童大脑、脊髓的特点。

一、脑和脊髓

1.脑　小儿出生时大脑的重量约 370g，占体重的 10%～12%。小儿的脑耗氧量在基础代谢状态下占总耗氧量的 50%，而成人则为 20%，缺氧的耐受性比成人差。长期营养不良可引起脑发育的落后。

2.脊髓　脊髓的发育与运动功能的发展相平行，随着年龄的增长，脊髓加长、增重。胎儿时，脊髓的末端在第 2 腰椎下缘，新生儿时达第 3 腰椎水平，4 岁时上移至第 1 腰椎上缘。婴幼儿做腰椎穿刺时，位置要低，以第 4～5 腰椎间隙为宜。

二、脑脊液

新生儿脑脊液量少，压力低（30～80mmH$_2$O），抽取脑脊液较困难。儿童脑脊液 100～150mL，压力 70～200mmH$_2$O，外观透明，细胞数不超过 10×10^6/L（新生儿可达 20×10^6/L），糖含量 2.8～4.4mmol/L，氯化物 118～128mmol/L，蛋白不超过 400mg/L。

三、神经反射

小儿神经系统发育尚未成熟，神经反射具有如下的特点。

1. 出生时存在而以后逐渐消失的反射：觅食反射、握持反射、拥抱反射等。迈步反射生后 2～3 个月消失，握持反射生后 3～4 个月消失，拥抱反射生后 3～6 个月消失，颈肢反射生后 5～6 个月消失，觅食、吸吮反射生后 4～7 个月完全消失。

2. 出生时存在以后永不消失的反射：角膜反射、瞳孔对光反射、咽反射、吞咽反射等。如这些反射减弱或消失，表示神经系统出现异常。

3. 出生时并不存在，以后渐出现且永不消失的反射：腹壁反射，提睾反射（4～6 个月后明显），四肢膝腱反射。病理反射如巴彬斯基（Babinski）征（2 岁以内阳性者可考虑为生理现象）、戈登（Gordon）征、霍夫曼（Hoffmann）征、查多克（Chaddock）征等。

复习思考

1. 不属于小儿神经系统解剖生理特点的是（　　　）

   A. 小儿脑的发育在 3 岁时与成人已无区别

   B. 出生时中脑、延髓、脊髓的发育已较成熟

   C. 小儿 4 岁时才完成神经纤维的髓鞘化

   D. 小儿脊髓的发育与脊柱的发育不平衡

   E. 在基础代谢状态下脑耗氧量占总耗氧量的 50%

2. 不属于小儿出生时存在，以后逐渐消失的神经反射（　　　）

   A. 吸吮反射　　　　　　　B. 觅食反射　　　　　　　C. 拥抱反射

   D. 吞咽反射　　　　　　　E. 握持反射

3. 患儿男 1 岁。怀疑化脓性脑膜炎，拟行腰椎间隙穿刺，穿刺点应选择（　　　）

   A. 1～2 腰椎间隙　　　　B. 2～3 腰椎间隙　　　　C. 3～4 腰椎间隙

   D. 4～5 腰椎间隙　　　　E. 第 5 腰椎～第 1 骶椎间隙

项目二　化脓性脑膜炎

【学习目标】

　　1. 掌握化脓性脑膜炎患儿的临床表现、护理诊断及护理措施。

　　2. 熟悉化脓性脑膜炎的病因及治疗原则。

　　3. 了解化脓性脑膜炎的发病机制及辅助检查。

　　4. 学会按照护理程序对化脓性脑膜炎患儿实施整体护理。

案例导入

患儿男，4个月。发热3天，抽搐1次入院。体检颈部略有抵抗，前囟饱满，脑脊液检查示细胞数为$1000×10^6/L$，中性粒细胞90%。该患儿最可能患什么疾病？如何对患儿进行一般护理？入院后患儿出现意识不清，呼吸不规则，两侧瞳孔不等大，对光反射迟钝。该患儿可能发生了什么并发症？如何协助医生对患儿进行治疗？

【概述】

化脓性脑膜炎（purulent meningitis）是各种化脓性细菌感染引起的脑膜炎，是小儿时期常见的感染性疾病之一，尤以婴幼儿感染常见。其临床特点为发热、头痛、呕吐、烦躁不安、惊厥、嗜睡、昏迷、前囟隆起、脑膜刺激征及脑脊液呈化脓性改变。如不及时治疗，病死率较高，存活者往往留下严重的神经系统后遗症。

【病因与发病机制】

本病常见致病菌与患儿的年龄和季节关系密切。新生儿及2个月以内的婴儿以革兰阴性杆菌、B组溶血性链球菌、金黄色葡萄球菌常见，最常见的病原菌是大肠杆菌；2个月至4岁的小儿以流感嗜血杆菌、脑膜炎双球菌和肺炎链球菌为主；4岁以后以脑膜炎双球菌、肺炎链球菌多见。肺炎链球菌及脑膜炎双球菌性脑膜炎好发于晚冬及早春，流感嗜血杆菌性脑膜炎好发于晚秋及早冬。

化脓性脑膜炎的致病菌大多从呼吸道侵入，也可由皮肤、黏膜或新生儿脐部创口侵入，经血液循环抵达脑膜。少数致病菌可由邻近组织感染扩散到脑膜所致，如鼻窦炎、中耳炎、面部软组织感染等。主要病理变化为脑膜表面血管极度充血、蛛网膜及软脑膜发炎，大量的脓性渗出物覆盖在大脑顶部、颅底及脊髓，可并发脑室膜炎，导致硬脑膜下积液或（和）积脓、脑积水。炎症还可损害脑实质及周围神经，引起失明、面瘫、耳聋等功能的改变。

【临床表现】

临床表现因年龄而不同，新生儿化脓性脑膜炎缺乏典型的症状和体征；2岁以下婴幼儿前囟未闭合，对颅内压增高具有缓冲作用，临床表现不典型；年长儿表现较典型。

1.非特异性感染中毒症状　体温升高，年长儿主诉头痛、关节肌肉疼痛，食欲不振，精神委靡；可出现血压下降，皮疹，皮肤出血点、瘀斑等。婴幼儿仅表现为易激惹、凝视、拒乳、面色青灰、呼吸节律异常等。

2. 中枢神经系统症状

（1）脑膜刺激征　颈项强直、Kernig 征及 Brudzinski 征阳性。婴幼儿可为阴性。

（2）颅内压增高征　患儿出现剧烈头痛、喷射性呕吐、视神经乳头水肿、心率减慢，婴幼儿可出现前囟饱满或隆起、颅缝增宽、双侧瞳孔对光反射不对称，重者呼吸、循环功能亦受累，甚至昏迷，发生脑疝。

（3）其他　意识障碍较常见，表现为谵妄、嗜睡、昏迷；部分患儿可出现肢体瘫痪、颅神经受累等局限性神经系统表现，20% ～ 30% 的患儿出现部分性或全身性惊厥发作。

3. 并发症

（1）硬脑膜下积液　30% 的患儿可发生硬脑膜下积液，但 85% ～ 90% 可无症状。其特点为治疗过程中体温不退，或热退后数日复升；进行性前囟饱满、颅缝饱满、意识障碍等。

（2）脑性低钠血症　由于炎症累及下丘脑和垂体后叶所致，30% ～ 50% 患儿可出现抗利尿激素分泌不适当，临床呈现低钠血症及血浆渗透压降低，可使脑水肿加重而产生低钠性惊厥和意识障碍加重，甚至出现昏迷。

（3）脑室管膜炎　多发生于革兰阴性杆菌感染且治疗又不及时的婴儿，患儿在治疗过程中常表现为发热不退、频繁惊厥、前囟饱满；穿刺检查脑脊液结果始终异常，常造成较高的死亡率和致残率。

【辅助检查】

1. 外周血象　白细胞计数明显增高，可高达 20×10^9/L ～ 40×10^9/L，80% 以上以中性粒细胞增高为主。严重感染时，白细胞总数反而减少，但可见核左移。

2. 脑脊液　压力增高，外观混浊或呈脓性，白细胞总数多达 1000×10^6/L 以上，分类以中性粒细胞为主；糖含量明显降低，常小于 1.1mmol/L，甚至测不出；蛋白含量增多，多在 1000mg/L 以上。

3. 血培养　是明确病原菌的重要方法，在抗生素应用之前，阳性率高。

4. 头颅 CT　主要适用于颅内压增高、有局限性神经系统体征、头围增大等情况而疑有并发症者，可见脑水肿、脑室扩大、硬脑膜下积液等征象。

【治疗原则】

早期用药、联合用药、坚持用药、对症治疗，多数患儿可痊愈。

1. 抗生素治疗　早期采用常见致病菌敏感的、可通过血脑屏障、毒性较低的抗生素，联合用药，注意药物配伍禁忌。病原菌不明的患儿，常选用头孢曲松或头孢噻肟，亦可选用氨苄西林。疗程 2 ～ 3 周以上或临床症状完全消失，退热 1 周以上可停用抗生素。

2. 肾上腺皮质激素治疗　　有利于退热、减轻颅内压增高及感染中毒症状。常用地塞米松每日 0.6mg/kg，共 3 ～ 5 日。

3. 对症和支持治疗　　保持水、电解质平衡；及时降温、控制惊厥和纠正感染性休克；应用脱水剂降低颅内压，防止脑疝。

4. 并发症的治疗　　①硬膜下积液：积液多时反复穿刺放液。硬膜下积脓，除穿刺放液外，还需根据病原菌给予相应抗生素，必要时外科处理。②脑室管膜炎：采用侧脑室穿刺引流，减轻脑室内压，并注入适宜的抗生素。③脑性低钠血症：需酌情限制液体入量，适当补充钠盐。

【护理评估】

1. 健康史　　了解患儿病前有无消化道、呼吸道或皮肤等前驱感染史；有无乳突炎、鼻窦炎、颅脑外伤及近期是否接种流脑疫苗等病史；新生儿还应了解出生史、脐带感染史；同时应注意季节性。

2. 身体评估　　评估患儿基本生命体征（尤其是体温和呼吸）、意识障碍程度及瞳孔。检查患儿有无剧烈头痛、呕吐、前囟饱满等颅内压增高表现。

3. 辅助检查　　及时协助医生为患儿进行辅助检查，采集血样及脑脊液等标本，及时送检，观察、分析辅助检查结果。

4. 心理 – 社会评估　　化脓性脑膜炎重症患儿病死率较高，存活者神经系统后遗症较多。因此，应特别注重评估患儿病后对家庭的影响。

【护理诊断】

1. 体温过高 / 体温过低　　与细菌感染有关。

2. 营养失调：低于机体需要量　　与呕吐、摄入不足、机体消耗增多有关。

3. 潜在并发症　　与颅内压增高、脑疝有关。

4. 焦虑　　与担心预后不良有关

【护理目标】

1. 患儿的体温降至正常水平。

2. 患儿的营养摄入满足机体需要，维持正常体重。

3. 患儿无颅内高压、脑疝等并发症或发生时能得到及时处理。

4. 患儿家长了解疾病相关知识，能配合治疗和护理。

【护理措施】

1. 一般护理

（1）休息　保持病室安静、空气新鲜、温湿度适宜。高热患儿每4小时测体温1次，并注意热型及伴随症状。体温超过38.5℃时，应及时给予降温处理，并记录降温效果。鼓励患儿多饮水，及时更换衣服，做好皮肤护理，注意保暖。给予口腔护理，每日2～3次，防止口腔感染。

（2）饮食护理　根据患儿需要制订合理的饮食计划，给予高能量、高蛋白、富含维生素的清淡、易消化流质或半流质饮食，少量多餐。频繁呕吐不能进食者，应给予静脉营养，并注意水电解质平衡。

2. 病情观察及并发症的监测

（1）病房保持安静，减少刺激。及时使用镇静剂或止惊剂，尽可能减少患儿抽搐发生。一旦发生抽搐立即置压舌板或舌垫于上下臼齿之间，拉好床档，必要时应用约束带，避免舌咬伤、窒息及坠床发生。呕吐频繁患儿头偏向一侧，及时清除呕吐物，避免误吸。昏迷患儿每1～2小时翻身一次，防止褥疮的发生，翻身时动作应轻柔，防止擦伤。

（2）密切观察患儿的生命体征及神志状况、面色、瞳孔、囟门等变化。若呼吸节律深而慢或不规则、瞳孔忽大忽小或两侧不等大、对光反应迟钝或消失等情况，应警惕脑疝等并发症的发生。若患儿出现意识障碍、囟门及瞳孔变化、躁动不安、频繁呕吐、四肢肌张力增高等表现，常为惊厥发作的先兆，应及时通知医生并做好抢救准备。

3. 心理护理　关心爱护患儿；做好患儿家长基本知识宣教，消除家长的紧张、焦虑情绪，使其能主动配合治疗和护理。

4. 健康指导　加强卫生知识宣传，预防上呼吸道感染，及时接种各种疫苗，增强机体的免疫力，减少化脓性脑膜炎的发生；根据接受程度对患儿及家长介绍病情、用药原则、护理方法，使其主动配合；对恢复期和有神经系统后遗症的患儿，指导家长尽早进行康复治疗。

复习思考

1. 小儿化脓性脑膜炎最常见的感染途径是（　　　）

　　A. 血行感染　　　　　B. 上行感染　　　　　C. 淋巴感染

　　D. 医源性感染　　　　E. 邻近组织蔓延

2. 小儿化脓性脑膜炎细菌入侵最重要的门户是（　　　）

　　A. 皮肤、黏膜　　　　B. 消化道　　　　　　C. 呼吸道

D.直接侵入　　　　　　　E.新生儿脐部

（3～5题共用题干）

患儿男，4岁，因头痛、呕吐、发热、颈项强直入院。入院时全身抽搐、意识丧失，初步诊断为"化脓性脑膜炎"。

3.该患儿首选的护理诊断是（　　　）

A.体温升高　　　　　B.疼痛　　　　　　　　C.有受伤的危险

D.急性意识丧失　　　E.潜在并发症：颅内压增高

4.对该患儿的处理不妥当的是（　　　）

A.立即进行物理降温　　B.按医嘱静脉用抗生素　　C.保持安静减少刺激

D.按医嘱应用止惊药物　　E.立即应用脱水剂降低颅内压

5.为排除"流脑"应做的实验检查是（　　　）

A.立即取血做细菌培养　　B.立即做脑CT　　　　C.立即取呕吐物送检

D.立即取大、小便送检　　E.抽搐停止后取脑脊液送检

项目三　病毒性脑炎

【学习目标】

1.掌握病毒性脑炎患儿的临床表现、护理诊断及护理措施。

2.熟悉病毒性脑炎的病因及治疗原则。

3.了解病毒性脑炎的发病机制、辅助检查。

4.学会按照护理程序对病毒性脑炎患儿实施整体护理。

案例导入

患儿，女，9岁，患病毒性脑炎入院，入院当天患儿突然出现全身抽搐、喷射性呕吐，口腔及支气管内有大量呕吐物。护士应立即采取的措施是什么？如何协助医生对患儿进行治疗？

【概述】

病毒性脑炎（viral encephalitis）是由各种病毒引起的脑实质感染性疾病，临床上以发热、意识障碍、惊厥、脑膜刺激征、呼吸衰竭为主要特征。由于病毒和机体的反应性不同，病情轻重不等，轻者可自愈，重症患儿呈急进性进展，可导致神经系统后遗症，甚至

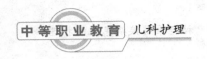

死亡。

【病因与发病机制】

约80%以上病毒性脑炎患儿是由肠道病毒引起，包括柯萨奇病毒、埃可病毒等，其次为腮腺炎病毒、虫媒病毒（如流行性乙型脑炎病毒）和疱疹病毒等。病毒自呼吸道、肠道或经由昆虫叮咬等途径侵入人体后，先在淋巴系统内繁殖，后通过血液循环到达全身各脏器，导致患儿出现发热、头痛、呕吐、腹泻等全身症状。病毒进一步繁殖，通过血脑屏障感染脑实质。另一种途径为病毒直接侵犯中枢神经系统，如单纯疱疹病毒可通过嗅神经直接侵犯脑实质，导致病变。

【临床表现】

患儿多呈急性起病，其临床表现可随病因及病程不同而异。主要表现为发热、惊厥、意识障碍、呼吸衰竭以及颅内高压等。

1.前驱症状　为一般急性全身感染的表现，如发热、头痛、呕吐等。

2.中枢神经系统症状　应特别注意：高热、惊厥、呼吸衰竭是危及患儿生命的主要原因。

（1）惊厥　可因脑水肿、脑实质炎症、脑缺氧、高热等引起，是乙脑病情严重的表现。多数表现为全身性发作，严重者可呈惊厥持续状态。

（2）意识障碍　轻者反应迟钝、淡漠、烦躁或嗜睡，重者谵妄、昏睡或昏迷。乙脑患儿意识障碍多出现在病程的第3～8天，大多持续1周左右，重者可达1月以上。病情的严重程度与昏迷程度及持续时间呈正相关。

（3）呼吸衰竭　多发生于深昏迷的乙型脑炎患儿，是致死的主要原因。根据病变部位的不同分为中枢性呼吸衰竭和外周性呼吸衰竭。中枢性呼吸衰竭由脑实质病变引起，主要表现为：呼吸表浅，节律异常（叹息样呼吸、潮式呼吸），甚至会出现呼吸突然停止。外周性呼吸衰竭多由脊髓病变所致，主要表现为呼吸困难、发绀、呼吸运动减弱。

（4）颅内压增高　头痛、呕吐、婴儿前囟隆起、血压升高、脉搏减慢等，重者可出现脑疝。

（5）运动障碍　根据受累部位的不同，可出现面瘫、偏瘫、吞咽障碍及不自主运动等。

（6）精神障碍　可出现幻觉、失语、失听、定向障碍等。

3.病程　一般14～21天，大部分患儿可完全恢复，少数重症患儿可能会有神经系统的后遗症如癫痫、肢体瘫痪及痴呆等。

【辅助检查】

1. 脑脊液（CSF）检查 多数压力增高，外观清亮，白细胞总数大多在（0～500）×10^6/L，病初多以中性粒细胞为主，后期以淋巴细胞为主，蛋白大多正常或稍增高，糖含量正常。

2. 血清学检查 第一次应在病初采血，第二次应在病程恢复期采血进行血清学特异性抗体检测，恢复期患儿血清学特异性抗体滴度比急性期高 4 倍以上，具有诊断价值。

3. 病毒学检查 早期收集大便、咽分泌物和脑脊液等做病毒学检查，部分患儿脑脊液可分离出病毒明确诊断，但约有 1/3 患儿仍无法确定致病病毒。

4. 脑电图（EEG） 病初脑功能异常时，脑电图背景活动呈弥漫性或局灶性异常慢波。

【治疗原则】

治疗原则主要是抗病毒治疗、对症治疗和支持疗法。

1. 抗病毒 抗病毒治疗常选病毒唑，单纯疱疹病毒性脑炎应尽早选用阿昔洛韦等。

2. 对症治疗 卧床休息，降温、止惊、降低颅内压、改善脑微循环、及时处理呼吸和循环衰竭等。

3. 支持疗法 保证水、电解质平衡和充足的营养供给；恢复期给予促进脑细胞功能恢复的药物。应及时进行功能锻炼、针灸、按摩、理疗等康复治疗。

【护理评估】

1. 健康史 详细了解患儿病前有无呼吸道、消化道感染史；有无接触动物或被蚊虫叮咬等病史。

2. 身体评估 注意患儿生命体征，观察患儿有无精神异常、瞳孔及神志变化；检查有无脑膜刺激征和病理征等。

3. 辅助检查 及时分析脑脊液、血清学、脑电图、脑 CT 等检查结果来判断病情，为治疗和护理提供依据。

4. 心理 – 社会评估 评估患儿及家长对疾病严重性的认知程度，康复护理方法的掌握程度，有无焦虑或恐惧等。评估家庭的照顾能力及经济状况。

【护理诊断】

1. 体温过高 与病毒血症有关。

2. 营养失调：低于机体需要量 与摄入减少和消耗增多有关。

3. 急性意识障碍　与脑实质损伤有关。

【护理目标】

1. 患儿的体温下降至正常范围。

2. 保证足够热量，维持水、电解质平衡。

3. 患儿无意识障碍。

【护理措施】

1. 一般护理

（1）休息　昏迷患儿做好眼、口腔及皮肤等日常生活护理及个人卫生。使用气垫、气圈，预防压疮。取头肩部抬高 15～30°侧卧位休息，可避免分泌物或呕吐物误入气管引起窒息，同时有利于头部血液回流降低颅内压。每 1～2 小时翻身一次，促进痰液排出，减少坠积性肺炎的发生。维持正常体温（参见本模块项目二）。

（2）饮食　保证营养供应（参见本模块项目二）。

2. 病情观察及并发症监测

（1）促进脑功能恢复　保持瘫痪肢体在功能位，防止足下垂的发生。待病情稳定后，及早指导患儿进行肢体的被动或主动功能锻炼。

（2）密切观察生命体征、意识变化、婴儿的前囟门、瞳孔变化及对光反射、有无惊厥。做到及时发现异常，及时报告医生，并及时采取措施处理。

3. 心理护理　关心爱护患儿；做好患儿家长基本知识宣教，讲解相关知识，消除家长的紧张、焦虑情绪，使其能主动配合治疗和护理，促进患儿早日康复。

4. 健康指导　向患儿及家长介绍病情、用药原则及护理方法，做好心理护理；提供日常生活护理及康复锻炼相关知识，指导家长尽早对患儿进行功能训练。

复习思考

1. 小儿病毒性脑膜炎、脑炎最常见的病原体为（　　　）

　　A. 肠道病毒　　　　　　　B. 虫媒病毒　　　　　　　C. 腮腺炎病毒

　　D. 疱疹病毒　　　　　　　E. 脊髓灰质炎病毒

2. 病毒性脑炎典型的临床表现是（　　　）

　　A. 不同程度的发热　　　B. 头痛呕吐颅内压增高　　　C. 不同程度的意识障碍

　　D. 局限性或全身性抽搐　　E. 可有局限性神经系统体征

3. 不符合病毒性脑膜炎、脑炎的脑脊液检查结果是（　　　）

A. 外观混浊　　　　　　B. 压力增多　　　　　　C. 细胞数增多

D. 蛋白质增多　　　　　E. 糖和氯化物正常

扫一扫，知答案

实践十五　腰椎穿刺术患儿的护理

【目的】

通过实训、情景模拟和临床见习，了解腰椎穿刺术的目的，学会腰椎穿刺用物的准备，熟练掌握腰椎穿刺术的操作过程及配合要求。

【准备】

1. 医院见习　学校附属医院儿科病房或儿科泌尿内科病房、社区卫生服务中心。

（1）患儿　提前与所见习的医疗机构联系好需要腰椎穿刺的患儿，并向患儿及其家长做好解释工作，取得配合。

（2）学生　预习腰椎穿刺术的相关知识，按护士标准着装整齐，准备好见习必备物品。

2. 示教室情景模拟

（1）物品准备　无菌穿刺包（内有腰椎穿刺针、2mL 及 20mL 注射器、7 号注射针头、孔巾、纱布、血管钳），局部麻醉药（1.5%～2% 利多卡因），无菌手套、无菌试管、培养瓶、酒精灯、火柴、注射药物等。

（2）示教室准备　多功能模拟病房、多媒体教学设备、典型案例等。

（3）患儿准备　婴儿模型。

【方法与过程】

1. 医院见习　学校附属医院儿科病房或儿科泌尿内科病房、社区卫生服务中心。

（1）带教老师集中讲解患儿腰椎穿刺的评估方法、用物准备、操作步骤及协助时的注意事项。

（2）组织学生集中见习一台临床腰椎穿刺术。

（3）把学生 5～6 名分成一小组，每组选择 1 名腰椎穿刺患儿，对患儿进行护理评估，制订护理计划，组织学生讨论腰椎穿刺患儿的护理评估要点、护理诊断、护理措施。

（4）带教老师归纳总结、反馈纠正。

2. 示教室演示　在示教室为学生播放"腰椎穿刺术"视频。

3. 实训室实践

（1）操作前

①环境准备：选择安静、光线适宜、温度适中的环境。

②用物准备：无菌穿刺包、局部麻醉药、无菌手套、无菌试管、培养瓶、酒精灯、火柴、注射药物等。

③患儿准备：核对床号、姓名，向患儿家长说明腰椎穿刺的目的，取得家长的理解和配合。

④护士准备：着装整齐，洗手、戴口罩。

（2）操作中

①患儿准备：置患儿去枕侧卧、屈颈抱膝位，确定穿刺点。

②穿刺过程配合：常规消毒，打开无菌穿刺包，固定孔巾，局麻配合，协助医生腰椎穿刺、测颅内压、做动力实验、留取标本或注射药物。

③拔针：消毒穿刺点，无菌纱布固定，安置患儿去枕平卧 4～6 小时。

（3）操作后　清理用物，送检标本。洗手、记录。

【小结】

1. 操作考核：随机从各组抽 1 名学生进行腰椎穿刺术配合。

2. 学生互评，指出并更正操作中的错误。

3. 带教老师对实训情况进行总结，强调共性问题，并给予纠正。

4. 布置作业：写出腰椎穿刺操作要点和见习体会。

5. 带教老师填写《儿科护理》综合技能考核评分表。

模块十五

免疫系统疾病患儿的护理

项目一　小儿免疫系统发育特点

【学习目标】

　　1.掌握儿童免疫系统的发育特点。

　　2.熟悉儿童非特异性免疫、特异性免疫的组成。

　　3.了解五类免疫球蛋白的特点。

　　免疫（immunity）是机体的一种生理性保护机制，其本质是识别自身和排除异己，包括免疫防御、免疫稳定、免疫监视三种基本功能。人类的免疫系统在胚胎早期就开始发育，至儿童出生时已较为健全，但因其未能接触抗原，尚未获得免疫记忆，从而使儿童尤其是婴幼儿处于生理性免疫低下状态。

（一）小儿非特异性免疫特点

　　1.屏障作用差　儿童的屏障结构主要有皮肤－黏液屏障、血－脑脊液屏障、血－胎盘屏障、淋巴结过滤作用以及溶菌酶、胃酸等构成的生化屏障。儿童发育尚未成熟，但随着年龄增长会逐步完善。

　　2.细胞吞噬功能弱　血液中具有吞噬功能的细胞主要有单核/巨噬细胞和中性粒细胞。新生儿期的吞噬细胞作用可呈暂时性低下，这与新生儿缺乏血清补体、调理素及趋化因子等有关。

　　3.补体水平低下　因母亲的补体不能经胎盘转输给胎儿，故新生儿期补体经典途径成分活性仅为母体的 50%～60%，在生后 3～6 个月方可达到成人水平；旁路途径的各种补体成分发育更为落后。

（二）小儿特异性免疫特点

特异性免疫是机体在后天生活中接触抗原物质而产生的一种免疫反应，包括由 T 淋巴细胞介导的细胞免疫和 B 淋巴细胞介导的体液免疫。

1. **细胞免疫** 自胚肝和骨髓的淋巴样干细胞在胸腺内发育形成最终的成熟 T 细胞。足月新生儿外周血中 T 细胞绝对数已达成人水平，但在分类比例和功能上与成人有差异。

2. **体液免疫**

（1）**B 细胞** 与 T 细胞免疫相比，B 细胞免疫发育相对迟缓，在骨髓中发育成熟。B 细胞的数量不足不利于特异性抗体生成，易发生暂时性低丙种球蛋白血症。

（2）**免疫球蛋白（Ig）** B 细胞最终分化为浆细胞的产物是具有抗体活性的免疫球蛋白，分为 IgG、IgA、IgM、IgD 及 IgE 五类。这些免疫球蛋白分布在血管内外的体液中和 B 细胞膜上，参与体液免疫。

复习思考

1. 儿童的屏障结构不包括（ ）

    A. 皮肤 – 黏液屏障   B. 血 – 脑脊液屏障   C. 血 – 胎盘屏障

    D. 淋巴结过滤作用   E. 单核 / 巨噬细胞和中性粒细胞

2. 下列可通过胎盘的成分是（ ）

    A. 补体   B. IgM   C. IgG

    D. IgA   E. IgE

3. 可从母亲初乳中获得的是（ ）

    A. IgD   B. IgM   C. IgG

    D. IgA   E. IgE

项目二 原发性免疫缺陷病

【学习目标】

1. 掌握原发性免疫缺陷病患儿的临床表现、护理诊断及护理措施。

2. 熟悉原发性免疫缺陷病的病因及治疗原则。

3. 了解原发性免疫缺陷病的发病机制及辅助检查。

4. 学会按照护理程序对原发性免疫缺陷病患儿实施整体护理。

案例导入

患儿，男，1岁，瘦弱矮小，发育迟缓。出生后反复发生严重、持久的感染，现又因肺炎入院治疗，该患儿最可能患什么疾病？进行确诊需要做哪些检查？如何对患儿进行护理？

【概述】

原发性免疫缺陷病（primary immunodeficiency diseases，PID）是由免疫系统先天发育不良而致的免疫功能低下的一组综合征。主要临床特征是抗感染能力低下，反复发生严重的感染，同时伴有免疫监视和免疫稳定功能的异常，而发生自身免疫性疾病、过敏性疾病和某些恶性肿瘤。本病多为遗传性，多见于婴幼儿及儿童期。

【病因与分类】

1. 病因 PID 的发病原因目前尚不清楚，可能与遗传及宫内感染等因素有关。有报道胎儿感染风疹病毒、巨细胞病毒、疱疹病毒等，可引起免疫系统发育障碍。

2. 分类 PID 目前尚无统一分类。2009 年，世界卫生组织（WHO）和国际免疫协会（IUS）组织专家对已发现的 200 多种 PID 进行了充分的讨论，将其分为 8 大类。

【临床表现】

1. 共同表现 虽因病因不同而临床表现差异很大，但其共同表现却非常一致。

（1）反复和慢性感染 反复、严重、持久的感染是免疫缺陷最常见的表现，以呼吸道感染最常见，其次为消化道和皮肤感染，也可为全身感染。感染的病原体类型取决于免疫缺陷种类，病原体多为不常见、致病力低和毒性不强的细菌、病毒、真菌及原虫。感染多反复发作或迁延不愈。

（2）自身免疫性疾病和恶性肿瘤 患儿随着年龄的增长，易患自身免疫性疾病和肿瘤，其中淋巴系统肿瘤多见。

2. 特殊表现 由于免疫缺陷的不同，其临床特征也各自不同。如胸腺发育不全主要表现为新生儿时期的手足抽搐、心血管畸形、特殊面容；共济失调毛细血管扩张症是以进行性小脑共济失调和毛细血管扩张为典型表现。

【辅助检查】

PID 的确诊主要依据实验室免疫学检测和基因分析结果，以明确免疫缺陷病的性质。可分为 3 个层次进行：①初筛试验；②进一步检查；③特殊或研究性实验。其中初筛试验在疾病初期检查中尤其重要，如皮肤迟发型超敏反应、淋巴母细胞转化实验、血清免疫球蛋白含量测定、胸部 X 线检查胸腺等。

【治疗原则】

保护性隔离患儿；应用抗生素预防和治疗感染；根据免疫缺陷类型，给予替代疗法或免疫重建。

【护理评估】

1. 健康史　询问患儿既往有无反复呼吸道及消化道的感染性疾病，是否患有遗传性疾病，是否患有自身免疫性疾病等。

2. 身体评估　观察患儿目前神志、精神状态、皮肤、大小便情况等；测量患儿生命体征及体重；检查心、肺、肝脏等情况。

3. 辅助检查　采集血液及其他标本及时送检并记录、分析化验结果，全面了解患儿病情，观察疾病进展情况。

4. 心理 – 社会评估　评估患儿及其家长对本病的认识，有无焦虑、孤独、恐惧及悲观的心理。评估患儿的家庭环境状况和经济承受能力等。

【护理诊断】

1. 有感染的危险　与免疫功能缺陷有关。
2. 焦虑　与反复感染、预后较差有关。

【护理目标】

1. 住院期间不发生感染。
2. 患儿及家长能获得本病的有关知识和心理支持，配合治疗及护理。

【护理措施】

1. 一般护理

（1）保护隔离　住院患儿应住单间病室，并保持室内空气新鲜，温湿度适宜，避免着凉；医务人员要严格执行消毒隔离制度和无菌操作。

（2）饮食护理　指导患儿及家长选择含足够热量、蛋白质和维生素且易消化的饮食，注意饮食卫生，不吃生冷食物；保持患儿口腔和皮肤的卫生。

2. 病情观察及并发症的监测　严密观察病情变化，定时测量体温，及时发现感染征象和过敏反应。

3. **心理护理** 应加强和患儿及其家长的沟通，给予心理支持，帮助其树立战胜疾病的信心。及时评估家长对疾病的认知程度，介绍治疗疾病的新进展，减轻其心理负担。

4. **健康指导** 指导患儿和家长预防感染的护理方法，指导合理喂养；避免接种活疫苗或活菌苗，以防发生严重感染；T细胞免疫缺陷的患儿不宜输新鲜血制品，以防发生移植物抗宿主反应；患儿一般不做扁桃体和淋巴结切除术，禁忌脾脏切除术，慎用免疫抑制类药物；对有遗传免疫缺陷的家庭成员，做好遗传咨询。

复习思考

1. 原发性免疫缺陷病的最常见感染类型是（　　　）

   A. 呼吸道感染　　　　　B. 消化道感染　　　　　C. 皮肤感染

   D. 泌尿系统感染　　　　E. 全身感染

2. 下列哪项不属于原发性免疫缺陷病的初筛实验（　　　）

   A. 皮肤迟发型超敏反应　B. 淋巴母细胞转化实验　C. 血清免疫球蛋白含量测定

   D. 胸部X线检查胸腺　　E. 基因突变分析

（3～5题共用题干）

患儿，男，1岁，因肺炎住院治疗。该患儿自出生曾反复多次发生严重、持久不愈的感染。现查体该患儿瘦弱矮小，发育迟缓，小脑共济失调。

3. 该患儿可能的诊断为（　　　）

   A. 原发性免疫缺陷病　　B. 继发性免疫缺陷病　　C. 风湿热

   D. 过敏性紫癜　　　　　E. 川崎病

4. 初筛实验下列哪项检查可不需要进行（　　　）

   A. 皮肤迟发型超敏反应　B. 淋巴母细胞转化实验　C. 血清免疫球蛋白含量测定

   D. 基因突变分析　　　　E. 胸部X线检查胸腺

5. 该患儿的护理重点，正确的是（　　　）

   A. 供给低糖、低热量饮食

   B. 采取多种措施预防感染

   C. 严格限制活动

   D. 按时接种疫苗，完成计划免疫

   E. 定期输新鲜血制品

项目三 风湿热

【学习目标】

1. 掌握风湿热患儿的临床表现、护理诊断及护理措施。
2. 熟悉风湿热的病因及治疗原则。
3. 了解风湿热的发病机制及辅助检查。
4. 学会按照护理程序对风湿热患儿实施整体护理。

案例导入

患儿，男，8 岁，2 周前曾患扁桃体炎，近日低热、游走性关节肿痛入院。体检：体温 37.8°C，心率 136 次/分，咽部充血，躯干及四肢环形红斑，心尖部可闻及Ⅱ级收缩期杂音；抗链球菌溶血素"O"790U，心电图 PR 间期延长。该患儿最严重的病损是什么？主要的护理诊断是什么？护理重点是哪些？

【概述】

风湿热（thematic fever）是由 A 组乙型溶血性链球菌感染后引起的、反复发作的急性或慢性风湿性疾病。临床以心脏炎、关节炎、皮肤的环形红斑、皮下小结和舞蹈病为主要表现。慢性反复发作可形成慢性风湿性心瓣膜病。好发年龄为 6～15 岁儿童，一年四季均可发病，以冬春季多见。

【病因与发病机制】

风湿热是 A 组乙型溶血性链球菌咽峡炎后的晚期并发症。A 组乙型溶血性链球菌的多种抗原分子结构与人体器官抗原存在同源性，机体的抗链球菌免疫反应可与人体组织产生免疫交叉反应，导致器官损害，这是发病的主要机制。其次，链球菌抗原与抗链球菌抗体形成循环免疫复合物，可沉积于人体的关节、滑膜、心肌及心瓣膜后激活补体成分，发生炎性病变；遗传易感性及免疫应答的个体差异性在其发病机制中也起一定作用。

【临床表现】

1. 一般表现　常呈急性起病，患儿有发热，热型不规则，伴有面色苍白、多汗、疲倦、食欲差及腹痛等症状。

2. 心脏炎　是本病最严重的临床表现，40%～50% 的风湿热患儿发生心脏炎，以心肌炎和心内膜炎多见，也可发生全心炎。轻者可无症状，重者可伴有不同程度的心力衰竭。

（1）心肌炎　常有心率增快与体温升高不成比例，第一心音减弱，可出现期前收缩、心动过速、奔马律等心律失常。心尖部能闻及轻度收缩期杂音，主动脉瓣区可闻及舒张中期杂音。心电图显示 PR 间期延长，T 波低平及 ST 段改变。

（2）心内膜炎　主要为二尖瓣受累，其次为主动脉瓣。二尖瓣关闭不全可在心尖部闻及全收缩期杂音。主动脉瓣关闭不全可在胸骨左缘第 3 肋间闻及叹气样舒张期杂音。多次反复发作可使心瓣膜形成永久性瘢痕，导致风湿性心瓣膜病。

（3）心包炎　表现为心前区疼痛、心动过速和呼吸困难，积液量少时心底部可闻及心包摩擦音，积液量多时心前区搏动消失、心音遥远。心脏压塞可有颈静脉怒张、肝脏肿大等。

3. 关节炎　占风湿热总数的 50%～60%，以游走性和多发性为特点，常以膝、踝、肘、腕等大关节为主，局部表现为红、肿、热、痛，活动受限。经治疗后可痊愈，预后不留畸形。

4. 舞蹈病　占风湿热患儿 3%～10%，也称 Sydenham 舞蹈病。女孩多见，表现为全身和部分肌肉不自主、无目的的快速运动，如伸舌歪嘴、耸肩缩颈、语言障碍、书写困难、细微动作不协调等，在兴奋和注意力集中时加剧，入睡后即消失。

5. 皮肤症状

（1）皮下小结　见于 2%～16% 的风湿热患儿，好发于肘、腕、膝、踝等关节伸侧面，呈质硬、无压痛的结节，2～4 周消失。

（2）环形红斑　出现率为 6%～25%，常见于躯干及四肢屈侧，呈环形或半环形边界清楚的淡色红斑，大小不等，中心皮肤苍白，呈一过性，或时隐时现呈迁延性，可持续数周。

【辅助检查】

1. 风湿热活动指标　白细胞计数和中性粒细胞增高，血沉增快，C- 反应蛋白阳性和黏蛋白增高。

2. 抗链球菌抗体测定　抗链球菌溶血素 "O"（ASO）滴度升高，同时测定抗脱氧核糖核酸酶 B（Anti-Dnase B）、抗链球菌激酶（ASK）和抗透明质酸酶（AH）阳性率可提高到 95%。

【治疗原则】

1. 一般治疗　卧床休息，加强营养等。

2. 控制链球菌感染　大剂量青霉素静脉点滴，持续 2～3 周，青霉素过敏者可改用红霉素。

3. 抗风湿治疗　心脏炎时应早期使用糖皮质激素，总疗程为 8～12 周，无心脏炎者口服阿司匹林，总疗程为 4～8 周。

4. 对症治疗　有充血性心力衰竭者给予大剂量糖皮质激素、利尿剂和血管扩张剂等，慎用洋地黄制剂；舞蹈病可用苯巴比妥、地西泮等镇静剂；关节肿痛时应予以制动。

【护理评估】

1. 健康史　评估患儿发病前有无咽峡炎病史，有无发热、关节痛、不自主动作及皮肤异常表现，既往有无关节炎及心脏病病史。

2. 身体评估　观察患儿神志、精神状态、皮肤、关节情况等；测量患儿生命体征；检查心、肺、肝脏等情况。

3. 辅助检查　采集血液及其他标本及时送检并记录、分析化验结果，全面了解患儿病情，观察疾病进展情况。

4. 心理－社会评估　因本病常反复发作，且有心脏损害，易致慢性风湿性心脏病，严重影响患儿的生活质量。所以，应评估患儿及其家长对本病的认知程度，有无焦虑、担忧及自卑等心理。评估患儿的家庭环境状况和经济承受能力。

【护理诊断】

1. 心排血量减少　与心脏损害有关。

2. 疼痛　与关节受累有关。

3. 体温过高　与感染有关。

4. 焦虑　与疾病严重程度及预后有关。

【护理目标】

1. 患儿保持充足的心排血量，生命体征在正常范围。

2. 患儿疼痛减轻并能自由活动。

3. 患儿体温恢复正常。

4. 患儿和家长情绪放松，积极配合治疗和护理。

【护理措施】

1. 一般护理

（1）休息　卧床休息的时间取决于心脏受累的程度和心功能状态。急性期无心脏炎的患儿卧床休息 2 周，随后逐渐恢复活动；有心脏炎无心力衰竭者卧床休息 4 周，在以后的 4 周内逐渐恢复活动；心脏炎伴心力衰竭者卧床休息至少 8 周，在以后 2～3 个月内逐渐增加活动量。

（2）饮食护理　给予营养丰富、易消化的食物，少量多餐；心力衰竭患儿应适当限制盐和水分，保持大便通畅，并详细记录出入量。

2. 病情观察及并发症的监测

（1）监测病情　注意观察患儿面色、呼吸、心率、心律及心音的变化，当患儿有烦躁不安、面色苍白、多汗、气急等心力衰竭表现时，应及时处理。

（2）缓解关节疼痛　置疼痛的关节处于功能位，并保持舒适体位，移动肢体时动作要轻柔，避免患肢受压，也可热敷局部关节以止痛。注意患肢保暖，并做好皮肤护理。

（3）维持体温　正常监测体温，注意热型变化，高热时应及时降温。

（4）用药护理　注意观察药物的不良反应。阿司匹林应在饭后服，减少对胃肠道的刺激，加用维生素 K 以防出血。应用泼尼松要注意补充钙剂、维生素 D，防止骨质疏松。心脏炎患儿对洋地黄敏感且易中毒，用药过程中，注意观察药物效果和中毒症状，一旦出现洋地黄中毒反应，立即停药，通知医生并配合处理。

3. 心理护理　向患儿及其家长耐心解释各项检查、治疗和护理的意义，以取得他们的配合。主动关心爱护患儿，及时解除其各种不适，帮助其树立战胜疾病的信心。

4. 健康指导　患儿应增强体质，少去公共场所，避免寒冷潮湿，预防上呼吸道感染；发生链球菌感染应及时彻底治疗；指导家长合理安排患儿的日常生活，避免剧烈活动；向家长讲解疾病的相关知识及护理要点，指导定期门诊复查；强调预防复发的重要性。

复习思考

1. 引起风湿热的主要病原体（　　　）

　　A. 葡萄球菌

　　B. A 组乙型溶血性链球菌

　　C. 大肠埃希菌

　　D. 病毒

　　E. 支原体

2. 风湿热最严重的表现是（　　　）

　　A. 心脏炎　　　　　　　B. 关节炎　　　　　　　C. 舞蹈病

　　D. 皮下小结　　　　　　E. 环形红斑

（3～5题共用题干）

患儿，男，8岁，2周前曾患扁桃体炎，近日低热、游走性关节肿痛入院。查体：体温 37.8°C，心率 136 次/分，咽部充血，躯干及四肢环形红斑，心尖部可闻及Ⅱ级收缩期杂音；抗链球菌溶血素"O"790U，心电图 PR 间期延长。

3. 该患儿最可能的诊断为（　　　）

  A. 风湿热　　　　　　　　B. 过敏性紫癜　　　　　C. 急性肾炎

  D. 原发性免疫缺陷病　　　E. 肾病综合征

4. 与本病关系密切的病史为（　　　）

  A. 两天来腹泻　　　　　　B. 两周前腰部外伤　　　C. 两周前扁桃体炎

  D.1 天来腹痛　　　　　　E. 两个月前尿路感染

5. 有关该患儿的活动管理，正确的是（　　　）

  A. 急性期无心脏炎者卧床休息 1 周

  B. 急性期无心脏炎者卧床休息 2 周

  C. 心脏炎无心力衰竭者卧床休息 2 周

  D. 心脏炎伴心力衰竭者卧床休息至少 4 周

  E. 心脏炎伴心力衰竭者卧床休息至少 3 个月

项目四　过敏性紫癜

【学习目标】

1. 掌握过敏性紫癜患儿的临床表现、护理诊断及护理措施。

2. 熟悉过敏性紫癜的病因及治疗原则。

3. 了解过敏性紫癜的发病机制及辅助检查。

4. 学会按照护理程序对过敏性紫癜患儿实施整体护理。

案例导入

患儿，男，11岁，因双下肢皮疹 1 周、腹痛 1 天入院。查体：双下肢可见散在暗红色斑丘疹，高出皮面，压之不褪色，双侧对称分布。脐周围有轻度压痛，无肌紧张及反跳痛。患儿诊断为过敏性紫癜还需要进一步做哪些检查？护理措施是什么？

【概述】

过敏性紫癜（anaphylactoid purpura）也称亨 – 舒综合征（Henoch–Schonlein syndrome），是以全身小血管炎为主要病变的血管炎综合征。临床主要表现为非血小板减少性皮肤紫癜，伴有关节肿痛、腹痛、便血及血尿、蛋白尿等。多见于学龄期儿童，男孩多于女孩，四季均可发病，以春秋季多发。

【病因与发病机制】

病因尚未明确，其发病可能与以下因素有关：食物过敏、微生物感染、药物花粉过敏及疫苗接种等。发病机制可能为各种刺激因子作用于具有遗传背景的个体，激发 B 细胞克隆扩增，导致 IgA 介导的系统性血管炎。

【临床表现】

1. 一般表现　常呈急性起病，在起病前 1 ～ 3 周有上呼吸道感染的病史，多伴有低热、不适等全身症状。

2. 皮肤紫癜　一般为首发症状，反复出现是本病的特征。多见于四肢和臀部，对称分布，伸侧较多，成批出现，面部及躯干较少出现。初起为紫红色斑丘疹，高出皮面，压之不褪色，此后颜色逐渐加深呈暗紫色，最终呈棕褐色而消退。

3. 消化道症状　约 2/3 患儿出现，一般以阵发性剧烈腹痛为主，常位于脐周或下腹部，可伴呕吐，部分患儿可有黑便或血便，偶可并发肠套叠、肠梗阻及肠穿孔等。

4. 关节症状　约 1/3 患儿膝、踝、肘、腕等大关节出现肿痛及活动受限，于数日内消失，不遗留关节畸形。

5. 肾脏症状　30% ～ 60% 患儿出现肾脏损害的表现。多数患儿有血尿、蛋白尿及管型，并伴血压增高和水肿，称为紫癜性肾炎。少数患儿呈肾病综合征表现。大多患儿都能完全恢复，少数可进展为慢性肾炎。

6. 其他　偶见出血倾向，如颅内出血、鼻出血、牙龈出血、咯血等。

【辅助检查】

1. 血液检查　白细胞计数正常或轻度增高，中性粒细胞和嗜酸性粒细胞计数可增高。血小板计数正常甚至升高，出血、凝血时间及血块退缩试验正常，部分患儿毛细血管脆性试验阳性。

2. 尿液检查　可有血尿、蛋白尿、管型。

3. 大便潜血试验　可为阳性。

4. 其他　血清 IgA 升高，IgC、IgM 轻度升高或正常。

【治疗原则】

1. 一般治疗　卧床休息，查明及祛除致病因素。

2. 糖皮质激素和免疫抑制剂　急性期腹痛和关节痛时可应用糖皮质激素，如泼尼松或地塞米松，泼尼松分次口服，每日 1～2mg/kg，症状缓解后停药。重症过敏性紫癜肾炎可加用免疫抑制剂，如环磷酰胺等。

3. 抗凝治疗　可用阿司匹林、双嘧达莫（潘生丁）、肝素等。

4. 对症治疗　消化道出血时要禁食，出血量大时可考虑输血；抗组胺药及钙剂可缓解荨麻疹或血管神经性水肿症状；大剂量维生素 C 可改善毛细血管通透性。

【护理评估】

1. 健康史　询问患儿发病前有无上呼吸道感染病史，是否为过敏体质，既往有无类似疾病病史。

2. 身体评估　观察患儿目前神志、精神状态，皮肤、关节、大小便情况等；测量患儿生命体征。

3. 辅助检查　采集血液、大小便标本及时送检并记录、分析化验结果，全面了解患儿病情，观察疾病进展情况。

4. 心理－社会评估　评估患儿及其家长对本病相关知识的认知程度，以及有无因此带来的焦虑、担忧及恐惧等心理。评估患儿家庭环境和经济状况等。

【护理诊断】

1. 皮肤完整性受损　与血管炎有关。

2. 疼痛　与关节及肠道变态反应性炎症有关。

3. 潜在并发症　消化道出血、紫癜性肾炎。

【护理目标】

1. 患儿皮肤保持完好。

2. 患儿疼痛减轻。

3. 患儿无消化道出血、紫癜性肾炎发生或发生时能得到及时发现与处理。

【护理措施】

1. 一般护理

（1）恢复皮肤的正常形态和功能　观察皮疹的形态、颜色、数量、分布以及是否反复出现，绘成人体图形，并详细记录每日皮疹的变化情况；保持皮肤清洁，避免擦伤、抓伤，如有破溃应及时处理，防止出血和感染；患儿衣服应宽松、柔软，并保持清洁、干燥；避免接触可能的各种致敏原，并按医嘱使用止血药、脱敏药等。

（2）缓解疼痛 保持患肢处于功能位，根据病情给予热敷，并指导患儿利用放松、娱乐等方法减轻疼痛；患儿腹痛时应卧床休息，做好日常生活护理；遵医嘱应用糖皮质激素。

2. 病情观察及并发症的监测

（1）观察有无腹痛及便血等情况 应注意腹部体征，出现异常应及时报告。如出现消化道出血时，应卧床休息，予以无渣流食，出血量多时应遵医嘱输血和禁食，由静脉补充营养。

（2）观察尿液的颜色和量 定时做尿常规检查，若有血尿、蛋白尿及管型，提示紫癜性肾炎，应按肾炎护理。

3. 心理护理 应加强和患儿及其家长的沟通，给予心理支持，帮助其树立战胜疾病的信心。及时评估家长对疾病的认知程度，介绍治疗疾病的新进展，减轻其心理负担。

4. 健康指导 讲解本病的相关知识，帮助家长和患儿树立战胜疾病的信心；教会其观察病情，避免接触各种可能的变应原，并遵医嘱服药，定期门诊复查；强调预防感染的重要性。

复习思考

1. 过敏性紫癜的首发症状一般为（ ）

  A. 关节症状   B. 消化道症状   C. 肾脏症状

  D. 皮肤紫癜   E. 牙龈出血

2. 过敏性紫癜患儿下面哪项明显升高（ ）

  A. IgA   B. IgM   C. lgG

  D. IgD   E. IgE

（3～5题共用题干）

患儿，男，11岁，因双下肢皮疹1周、腹痛1天入院。查体：双下肢可见散在暗红色斑丘疹，高出皮面，压之不褪色，双侧对称分布。脐周围有轻度压痛，无肌紧张及反跳痛。

3. 该患儿可能的诊断为（ ）

  A. 原发性免疫缺陷病   B. 继发性免疫缺陷病   C. 风湿热

  D. 过敏性紫癜   E. 川崎病

4. 患儿除上述表现外，一般不会出现（　　　）

    A. 发热　　　　　　　　　B. 尿蛋白　　　　　　　　C. 关节肿痛

    D. 鼻出血　　　　　　　　E. 血小板计数减少

5. 对该患儿皮肤的护理，错误的是（　　　）

扫一扫，知答案

    A. 保持皮肤清洁　　　　　B. 防止出血和感染　　　　C. 严格限制活动

    D. 衣服应宽松、柔软　　　E. 按医嘱使用止血药、脱敏药

实践十六　免疫系统疾病患儿的护理

【目的】

通过实训、情景模拟和临床见习，熟练掌握免疫系统疾病患儿的身体评估、护理诊断及护理措施，学会按照护理程序对免疫系统疾病患儿实施整体护理。

【准备】

1. 医院见习　　学校附属医院儿科病房或儿科免疫内科病房、社区卫生服务中心。

（1）患儿　　提前与所见习的医疗机构联系好免疫系统常见疾病的患儿（如原发性免疫缺陷病、风湿热、过敏性紫癜），并向患儿及其家长做好解释工作，取得配合。

（2）学生　　预习免疫系统常见疾病相关知识，按护士标准着装整齐，准备好见习必备物品。

2. 示教室情景模拟

（1）物品准备　　血压计、听诊器、温度计、体重计、血标本采集用物（静脉注射盘、一次性无菌注射器、干燥试管或抗凝试管、手消毒液、医疗废物桶等）等。

（2）示教室准备　　功能模拟病房、多媒体教学设备、典型案例等。

（3）患儿准备　　学生模拟。

【方法与过程】

1. 医院见习　　学校附属医院儿科病房或儿科免疫内科病房、社区卫生服务中心。

（1）由带教老师组织去见习医疗机构收集免疫系统常见病的病例，每 5～6 名学生为一小组，每组 1 名患儿，进行床旁对患儿护理评估及心理护理。

（2）课后分小组讨论患儿的护理问题及护理措施。

（3）带教老师集中讲解几种疾病的护理评估、护理问题及护理措施，并进行相关临床操作。

2.示教室情景模拟

（1）临床病例　患儿，男，8岁，2周前曾患扁桃体炎，近日低热，游走性关节肿痛入院。查体：体温37.8℃，心率136次/分，咽部充血，躯干及四肢环形红斑，双膝关节红肿，心尖部可闻及Ⅱ级收缩期杂音；抗链球菌溶血素"O"790U，心电图PR间期延长。临床诊断为急性肾小球肾炎。

（2）其中一小组情景模拟对该患儿的整体护理。包括对该患儿的护理评估、血标本的采集、生命体征的测量、心理护理、日常护理、病情观察及健康教育等。

（3）分组讨论　针对情景模拟评论模拟病人对疾病描述是否准确、全面，护士对患儿的护理评估是否完善、护理措施是否得当，并提出自己的建议。

（4）带教老师总结，纠正错误，补充不足，回答疑问。

【小结】

1.带教老师对本次实践课进行汇总和小结。

2.评估学生医院见习情况及情景模拟的表现，评价学生对知识的掌握程度及处理问题的能力。

3.布置作业：写出该临床病例护理计划。

4.带教老师填写《儿科护理》综合技能考核评分表。

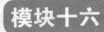

模块十六

内分泌及遗传代谢性疾病患儿的护理

项目一　先天性甲状腺功能减低症

【学习目标】

1. 掌握先天性甲状腺功能减低症患儿的临床表现、护理诊断及护理措施。
2. 熟悉先天性甲状腺功能减低症患儿的病因及治疗原则。
3. 了解先天性甲状腺功能减低症的发病机制及辅助检查。
4. 学会按照护理程序对先天性甲状腺功能减低症患儿实施整体护理。

案例导入

　　患儿，男，9个月，因吃奶差、腹胀、便秘9个月，面部水肿2个月入院。患儿生后不久就出现喂养困难、吃奶少、少哭少动、哭声嘶哑、经常便秘，近2个月出现眼睑水肿。至今不能独坐，尚不能认识亲人和陌生人。入院查体：体温35.7℃，脉搏86次/分，呼吸22次/分，表情呆滞、前囟未闭，头大，颈短，眼距宽，眼睑水肿，舌大常伸出口外，头发稀少，心音低钝，腹部膨隆，有脐疝，四肢肌张力低。初步诊断为先天性甲状腺功能减低症。该患儿目前还需要做哪些检查？如何早期发现甲低？该患儿出院时，如何对患儿及家长进行健康教育？

【概述】

甲状腺功能减低症简称甲低，是由于各种不同的疾病累及下丘脑－垂体－甲状腺轴功能，以致甲状腺激素缺乏；或者由于甲状腺素受体缺陷所造成的临床综合征。按病变涉及的位置可分为：原发性甲低，由于甲状腺本身疾病所致；继发性甲低，病变位于下丘脑或垂体，又称为中枢性甲低。患儿绝大多数为原发性甲低，根据其发病机制和起病年龄，又可分为先天性和获得性两类。

【病因与发病机制】

1. 散发性甲状腺功能减低症

（1）甲状腺不发育、发育不全或异位　甲状腺不发育、发育不全或异位是造成先天性甲状腺功能减退的主要原因。约占 90%，多见于女孩。患儿甲状腺在宫内阶段即因遗传或免疫因素造成不发育、发育不全或形成异位甲状腺，部分或完全丧失其功能。

（2）甲状腺激素合成障碍　多因为甲状腺激素合成和分泌过程中酶缺陷造成，多为常染色体隐性遗传。

（3）促甲状腺激素缺乏　亦称下丘脑 - 垂体性甲低或中枢性甲低，因垂体分泌甲状腺激素障碍而引起，常见于特发性垂体功能低下或下丘脑、垂体发育缺陷。

（4）甲状腺或靶器官反应低下　可由甲状腺组织细胞膜上的 GS_α 蛋白缺陷，使 cAMP 生成障碍，而对 TSH 无反应；或是末梢组织 β - 甲状腺受体缺陷，从而对 T_3、T_4 不反应。均为罕见病。

（5）母亲因素（亦称暂时性甲低）　母亲在妊娠期服用抗甲状腺药物或母亲体内存有甲状腺抗体，均可通过胎盘影响胎儿，造成暂时性甲低，一般 3 个月后好转。

2. 地方性先天性甲低　多因孕妇饮食中缺碘，致使胎儿在胚胎期即因碘缺乏而导致甲状腺功能低下，从而造成不可逆的神经系统损害。

【临床表现】

症状出现早晚及轻重与患儿残留的甲状腺组织的多少及甲状腺功能低下的程度有关。无甲状腺组织的患儿，在婴儿早期即可出现症状。有少量腺体者多于 6 个月后症状明显，偶有数年之后出现症状者。主要临床表现有智力落后、生长发育落后、生理功能低下。

1. 新生儿期症状　胎儿期即少动，常为过期产儿。生理性黄疸持续时间达 2 周以上多是新生儿最早出现的症状，同时伴有反应迟钝、肌张力低下、喂养困难、前囟较大、后囟未闭、哭声低、声音嘶哑、腹胀、便秘、脐疝。患儿体温低、末梢循环差、四肢凉，皮肤可出现斑纹或硬肿等。

2. 典型症状　多数先天性甲低患儿常在出生半年后出现典型症状。

（1）特殊容貌　头大，颈短，毛发稀少，面色苍黄，皮肤粗糙、干燥，面部黏液水肿，眼睑水肿，眼距宽，眼裂小，鼻梁宽平，唇厚舌大，舌常伸出口外。

（2）生长发育落后　身材矮小，躯干长而四肢短小，上部量与下部量之比大于 1.5，囟门闭合晚，出牙延迟，腹部膨隆，常有脐疝。

（3）生理功能低下　精神食欲差，安静少动，嗜睡，低体温，怕冷，脉搏呼吸均缓慢，心音低钝，肌张力低下，肠蠕动减慢，腹胀，便秘，第二性征出现晚。

（4）智力低下　动作发育迟缓，表情呆滞、淡漠，记忆力和注意力降低。

3. 地方性甲低　因在胎儿期缺碘而不能合成足量的甲状腺激素，以致影响到中枢神经系统的发育。临床表现为两组不同的综合征，可以相互交叉重叠。

（1）"黏液性水肿"综合征　以黏液性水肿为特征，有显著的生长发育和性发育落后、智能低下等，血清甲状腺激素降低，TSH 增高。

（2）"神经性"综合征　以共济失调、痉挛性瘫痪、聋哑和智力低下为特征，身材正常，甲状腺功能正常或轻度减低。

【辅助检查】

1. 新生儿筛查　此方法为患儿早期确诊、避免神经精神发育严重缺陷的极佳防治措施。采用出生后 2～3 天的新生儿干血滴纸片检测 TSH 浓度作为初筛，结果大于 20mU/L 时，再采集血标本检测血清 T_4 和 TSH 以确诊。

2. 血清 T_3、T_4、TSH 测定　T_3、T_4 下降，TSH 增高。

3. 骨龄测定　手和腕部 X 线拍片可见骨龄落后于实际年龄。

4. 基础代谢率测定　基础代谢率低下。

5. 甲状腺扫描　甲状腺异位或先天缺如。

【治疗原则】

本病应早诊断、早治疗，以减少对脑发育的损害，一般在出生 3 个月内即开始治疗者，不致遗留神经系统损害。一旦确诊，应终身服用甲状腺制剂。通常药物有合成的 L–甲状腺素钠及甲状腺素干粉片。用药量应根据患儿甲状腺功能及临床表现进行适当调整。在治疗过程中注意随访，并监测智能和体格发育情况。

【护理评估】

1. 健康史　询问家族中是否有类似疾病；询问母亲妊娠期间的饮食习惯和用药史；评估患儿的体格发育和智力发育情况，是否有喂养困难等。

2. 身体评估　观察患儿的容貌、体态，观察患儿的生命体征和一般情况，检查神经反射等。

3. 辅助检查　进行血液、X 线检查，分析检查结果，全面了解患儿病情。

4. 心理 – 社会评估　评估患儿家长因对本病的病因、护理、预后等知识缺乏而出现的内疚、焦虑、恐惧等心理反应；评估其家庭经济及环境状况。

【护理诊断】

1. 体温过低　与基础代谢率低有关。

2. 营养失调：低于机体需要量　与食欲减低、喂养困难有关。

3. 便秘　与肌张力低下、活动量减少、肠蠕动减慢有关。

4. 生长发育迟缓　与甲状腺激素合成不足有关。

5. 知识缺乏　缺乏疾病的治疗护理知识。

【护理目标】

1. 患儿体温逐渐恢复正常。

2. 患儿得到充足的营养。

3. 便秘症状减轻或消失。

4. 患儿生长发育指标到正常标准。

5. 家庭了解有关患儿疾病的知识，并能参与治疗护理。

【护理措施】

1. 一般护理

（1）保暖　应注意室内温度，根据气温适时增减衣服，避免受凉。

（2）饮食护理　指导正确的喂养方法，提供高蛋白，高维生素，富含钙、铁等的易消化食物。对吸吮困难、吞咽缓慢者要细心耐心喂养，不能吸吮者可滴管喂养或鼻饲，以保证生长发育所需。

2. 病情观察及并发症的监测

（1）保持大便通畅　保证充足液体入量；多给予含粗纤维的水果、蔬菜，适当增加运动量；每日顺肠蠕动方向按摩腹部数次，增加肠蠕动；养成定时排便的习惯，必要时采用缓泻剂、软化剂或灌肠。

（2）提高自理能力　根据具体情况采用玩具、音乐、语言、体操和全身运动等形式加强智力、体力、行为训练，促进生长发育，帮助其掌握基本生活技能；加强患儿日常生活护理，耐心看护和引导，防止意外伤害发生。

（3）观察用药效果和不良反应　甲状腺制剂作用缓慢，用药 1 周左右方能达到最佳效力。服药后要密切观察患儿食欲、活动量、生长曲线、智商、骨龄以及血 T_3、T_4、TSH 的变化，以便随时调整药物剂量。用药剂量应随患儿年龄增长而逐渐增加，药量过小影响智力和体格发育，药量过大则可引起烦躁、多汗、消瘦、腹痛和腹泻等症状。在治疗过程中应定期随访，治疗开始时，每 2 周随访一次；血清 TSH 和 T_4 正常后，每 3 个月随访一次。服药 1～2 年后，每 6 个月随访一次。

3. **心理护理**　与患儿家长共同制订患儿行为及智力训练计划，对患儿多鼓励、不歧视。

4. **健康指导**　重视新生儿筛查，强调早期诊断早期治疗的重要性，生后 1～2 个月开始治疗者可避免严重的神经系统损害。指导家长掌握患儿体温、脉搏、血压、体征的测量方法。

项目二　21-三体综合征

【学习目标】

1. 掌握 21-三体综合征患儿的临床表现、护理诊断及护理措施。
2. 熟悉 21-三体综合征的病因及治疗原则。
3. 了解 21-三体综合征的发病机制及辅助检查。
4. 学会按照护理程序对 21-三体综合征患儿实施整体护理。

案例导入

患儿，男，4 岁。只会发简单双音节、单音节，两眼内眦距离较宽，外眦上斜，鼻梁低平，经常伸舌，通贯掌，精神运动发育明显落后。该患儿最可能患什么疾病？若要确诊，应该做何种检查？如何培养患儿的自理能力？

【概述】

21-三体综合征又称先天愚型或唐氏综合征，是人类最早被确定的常染色体疾病，也是小儿染色体病中最常见的一种。一般在活产婴儿中的发病率为 1:600～1:1000。患儿体细胞内第 21 对染色体发生畸变，即第 21 对染色体呈三体型，故称为 21-三体综合征。

【病因与发病机制】

1. **母亲妊娠年龄过大**　母亲年龄愈大发病率愈高，可能与母体卵细胞衰老有关。孕母年龄 20 岁，发生率 0.05‰，35 岁时约为 0.3‰，40 岁以上时可高达 2%～5%。

2. **致畸变物质及疾病的影响**　病毒感染（EB 病毒、流行性腮腺炎病毒、风疹病毒及肝炎病毒等）、放射线、化学因素（抗代谢药物、抗癫痫药物、苯、农药等）均可导致染色体发生畸变。由于以上原因可使生殖细胞在减数分裂形成配子时或受精卵在有丝分裂时发生不分离，致使体细胞内存在额外的 21 号染色体，造成患儿体细胞内第 21 对染色体呈三体型。

【临床表现】

1. 智能落后 这是本病最严重最突出的临床表现。绝大部分患儿有不同程度的智能发育障碍，随着年龄的增加日益明显，智商通常在 25 ～ 50 之间，抽象思维能力较差。

2. 特殊面容 出生时即有特殊的面容，表情呆滞，头小而圆，头发细软而较少；前囟大且闭合延迟，眼裂小，眼距宽，眼外眦上斜，内眦赘皮；鼻梁低平，耳小异形，唇厚舌大，张口伸舌，流涎不止；颈短而宽。常呈嗜睡状，伴有喂养困难。

3. 皮纹特点 表现为通贯手，atd 角增大＞ 58°（我国正常人为 40°），第 4、5 指桡箕增多，第 5 指只有 1 条指褶纹等。

4. 生长发育迟缓 患儿出生时身长和体重均低于正常儿，生后体格、动作发育均迟缓，身材矮小，四肢短，骨龄落后；出牙延迟且顺序颠倒；肌张力低下，韧带松弛，关节可过度弯曲；手指粗短，小指向内弯曲。

5. 伴发畸形 约 50% 患儿可伴有先天性心脏病，其次是消化道畸形。免疫功能低下，易患各种感染性疾病；先天性甲状腺功能减低症、白血病的发病率明显高于正常人群；30 岁以后常出现老年性痴呆症状。

【辅助检查】

1. 染色体核型分析 可分为标准型（占患儿总数的 95%）、易位型（占 2.5% ～ 5%）和嵌合型（占 2% ～ 4%）。

2. 分子细胞遗传学检查 用荧光素标记的 21 号染色体的相应片段序列的探针，与外周血中的淋巴细胞或羊水细胞进行原位杂交（即 FISH 技术），患儿细胞中可呈现 3 个 21 号染色体的荧光信号。

【治疗原则】

尚无特殊的治疗方法，注意预防感染，对患儿可进行长期耐心教育训练以提高生活自理能力。

【护理评估】

1. 健康史 询问家族中是否有类似疾病；询问父母是否近亲结婚，母亲妊娠年龄，母亲妊娠情况；评估患儿的体格发育和智力发育情况等。

2.**身体评估** 观察患儿的容貌、体态，检查患儿皮纹特点，有无其他畸形等。

3.**辅助检查** 进行染色体、遗传学检查。

4.**心理-社会评估** 评估患儿家长存在的焦虑、内疚心理，既担心患儿的预后，又担心下一个孩子是否正常。了解家长对有关遗传病知识的掌握情况，父母角色是否称职，家庭环境状况。

【护理诊断】

1.**自理缺陷** 与智能低下有关。

2.**有感染的危险** 与免疫功能低下有关。

3.**焦虑（父母）** 与患儿智能低下有关。

4.**知识缺乏** 家长缺乏本病的护理和训练知识。

【护理目标】

1.患儿能够安全地进行自理活动。

2.患儿不发生感染。

3.焦虑有所减轻，生理和心理上的舒适感有所增加。

4.家长掌握本病的有关知识及护理技巧。

【护理措施】

1.**一般护理**

（1）**皮肤护理** 保持皮肤清洁干燥，患儿长期流涎，应及时擦干，并保持下颌及颈部清洁，以免皮肤糜烂感染。

（2）**饮食护理** 细心喂养患儿，协助吃饭、穿衣，定期洗澡，并防止意外事故。喂养时依据患儿实际吞咽能力，少量多餐，保证营养均衡。

2.**病情观察及并发症的监测**

（1）**监测病情** 帮助家长制订教育训练方案，并进行示范，使患儿通过训练逐步生活自理，可从事简单劳动，提高生活质量。

（2）**预防感染** 患儿免疫力低下，易患感染，尤其是呼吸道感染。应保持空气新鲜，注意室内通风，避免接触感染者；注意个人卫生，保持口腔、鼻腔清洁，勤洗手，加强皮肤护理。

3.**心理护理** 当家长得知孩子疾病时，常会难以接受，表现出忧伤、自责，应理解他们的心情，帮助他们面对现实，增强心理接受能力，树立信心。同时提供疾病的相关知识，使其尽快适应疾病的影响，并爱护和保护患儿的自尊心。

4. 健康指导　避免高龄妊娠，35 岁以上妇女妊娠后应做羊水穿刺检查。妊娠期间尤其早期应预防病毒感染，避免接触放射线和滥用药物。子代有先天愚型者，或姨表姐妹中有此病人，应及早检查子亲代的染色体核型。患儿常合并先天性心脏病，如出现哭声低下、多汗、活动量减少、青紫应及时就诊。鼓励家长定期随访和遗传咨询。

项目三　苯丙酮尿症

【学习目标】

1. 掌握苯丙酮尿症患儿的临床表现、护理诊断及护理措施。
2. 熟悉苯丙酮尿症的病因及治疗原则。
3. 了解苯丙酮尿症的发病机制及辅助检查。
4. 学会按照护理程序对苯丙酮尿症患儿实施整体护理。

案例导入

患儿，男，9 个月，反复抽搐并表情呆滞 4 个月余。查体：体格发育正常，反应差，毛发浅褐色，皮肤白皙，面部常有湿疹，尿有鼠尿味。该患儿最可能患什么疾病？如何做好该患儿的饮食管理？

【概述】

苯丙酮尿症是由于苯丙氨酸代谢途径中酶缺陷所致的一种遗传代谢缺陷病。属常染色体隐性遗传。患儿肝细胞缺乏苯丙氨酸羟化酶，不能将苯丙氨酸转化为酪氨酸，导致苯丙氨酸及其酮酸蓄积，并从尿中大量排出。未能及时治疗的患儿可发生不可逆的脑损伤而导致智力低下，甚至惊厥发作。其发病率随种族而异，我国发病率约为 1/11000。本病按酶缺陷不同可分为典型和非典型两种，绝大多数患儿为典型病例。

【病因与发病机制】

苯丙酮尿症为常染色体隐性遗传病，患儿一对染色体中均有致病基因，双亲为表型正常的杂合子。在近亲婚配中，子代发病的风险增高。

1. 典型苯丙酮尿症约占 99%。因患儿肝细胞缺乏苯丙氨酸羟化酶，从而不能将苯丙氨酸转化为酪氨酸，导致大量苯丙氨酸在体内蓄积，同时产生大量苯丙酮酸、苯乙酸、苯乳酸等异常代谢产物，并从尿中排出，高浓度的苯丙氨酸及其异常代谢产物能导致脑损伤，致使患儿出现神经系统症状；尿中大量排出苯丙酮酸而出现苯丙酮尿，尿中出现苯乙酸而出现鼠尿臭味；同时由于酪氨酸生成减少，致使黑色素合成不足，患儿毛发、皮肤色素减少。

2.非典型苯丙酮尿症仅 1% 左右。由于四氢生物蝶呤缺乏，使苯丙氨酸不能氧化为酪氨酸，从而导致多巴胺、5-羟色胺等重要神经递质缺乏，加重神经系统的功能损害。

【临床表现】

患儿出生时正常，一般 3～6 个月开始出现症状，并逐渐加重，1 岁时症状明显。

1.神经系统症状　以智能发育落后为主，早期可有行为异常，如兴奋、多动、精神委靡等，少数表现为肌痉挛、腱反射亢进、惊厥发作，80% 有脑电图异常。非典型苯丙酮尿症患儿的神经系统症状出现较早且较严重，常见肌张力降低、嗜睡、惊厥，如不及时治疗，常在幼儿期死亡。

2.外观　生后数月因黑色素合成不足，毛发、皮肤和虹膜色泽变浅。皮肤干燥，常伴有湿疹。

3.其他　可伴有呕吐、喂养困难。由于汗液尿液中有苯乙酸排出，呈特殊的鼠尿臭味。

【辅助检查】

本病早期诊断治疗可避免神经系统的不可逆损伤，患儿早期症状不典型，必须借助实验室检测。

1.新生儿筛查　可采用 Guthrie 细菌生长抑制实验半定量测定。

2.尿三氯化铁试验和 2，4-二硝基苯肼实验　一般用于较大儿和儿童的筛查。

3.血游离氨基酸分析和尿液有机酸分析　可为本病提供生物化学诊断依据。

4.尿蝶呤图谱分析　可以鉴别各型苯丙酮尿症。

5.DNA 分析　近年来广泛用于苯丙酮尿症诊断、杂合子检出和产前诊断。

【治疗原则】

该病是少数可治性遗传代谢性疾病之一，应力求早期诊断，早期治疗。一经确诊，立即给予低苯丙氨酸饮食，开始治疗的年龄愈小，效果愈好。主要是饮食疗法。

1.低苯丙氨酸饮食适用于典型苯丙酮尿症及血苯丙氨酸浓度持续高于 1.22mmol/L（20mg/dL）患儿。

2.药物治疗　适用于非典型苯丙酮尿症，除饮食控制外，需给予 BH_4、5-羟色胺等药物。

【护理评估】

1.健康史　详细评估患儿家族史，了解父母是否近亲结婚，患儿是否有智力及体格发育落后，了解喂养史、饮食情况及小便气味等。

2.**身体评估** 观察皮肤、毛发颜色，注意尿液、汗液气味，测量身高、体重、头围等。

3.**辅助检查** 分析 Guthrie 细菌生长抑制实验、尿三氯化铁实验和 2，4- 二硝基苯肼试验的结果及临床意义。

4.**心理－社会评估** 评估患儿家长对本病的认知程度以及是否掌握饮食治疗的方法，父母角色是否称职，家庭经济状况、文化背景。家长是否有焦虑等。

【护理诊断】

1.**生长发育改变** 与高浓度的苯丙氨酸导致脑细胞受损有关。

2.**有皮肤完整性受损的危险** 与皮肤异常分泌物的刺激有关。

3.**焦虑** 与患儿疾病有关。

【护理目标】

1.患儿能控制饮食，神经系统损害减轻。

2.患儿皮肤保持完好、无受损。

3.家长能对患儿进行饮食控制，配合治疗。

【护理措施】

1.一般护理

（1）皮肤护理 勤换尿布，保持皮肤清洁干燥，尤其是腋下、腹股沟等皮肤皱褶处，有湿疹时及时给予处理。

（2）饮食护理 给予低苯丙氨酸饮食，使摄入苯丙氨酸的量既能保证生长发育和体内代谢的最低需要，又能使血液中苯丙氨酸浓度维持在 0.12 ～ 0.6mmol/L（2 ～ 10mg/dL）。应尽早在生后 3 个月内开始治疗，超过 1 岁以后开始治疗的可以改善惊厥症状，但是智力低下是不可逆转的。苯丙氨酸是合成蛋白质的必需氨基酸，故不可完全缺乏，对婴儿可喂给特制的低苯丙氨酸奶粉。对幼儿添加辅食时应以淀粉类、蔬菜和水果等低蛋白质食物为主，忌用豆类、肉、蛋等含蛋白质高的食物。治疗期间应定期随访患儿血中苯丙氨酸浓度，同时监测生长发育情况。控制饮食应至少持续到青春期。

2.病情观察及并发症的监测

（1）尿液、汗液及皮肤情况 观察尿液、汗液有无鼠尿味；观察皮肤颜色及湿疹情况。

（2）身高、体重等变化 按时测量身高、体重、头围等变化，了解生长发育情况。

3. 心理护理　及时给予家长情感支持，提供有关孩子养育、家庭照顾的知识。耐心开导，使他们尽快适应疾病带来的影响。

4. 健康指导　向家长讲述本病的有关知识，宣传所有新生儿出生数日后应做常规筛查；指导家长辨别尿的特殊气味；强调控制饮食的重要性，协助家长制订饮食治疗方案，提供遗传咨询，督促定期复查。

复习思考

1. 关于 21- 三体综合征临床特征，以下哪项不正确（　　　）

　　A. 眼距宽，眼外眦上斜

　　B. 骨龄落后

　　C. 身材高大，四肢、指（趾）细长

　　D. 智力落后

　　E. 舌常伸出口外

2. 苯丙酮尿症属（　　　）

　　A. 染色体畸变　　　　　B. 常染色体显性遗传　　　　C. 常染色体隐性遗传

　　D. X 连锁显性遗传　　　E. X 连锁隐性遗传

3. 一男婴，足月儿，生后 28 天，出生体重 4100g，生后母乳喂养困难。体温 35.5℃，脉搏 98 次 / 分，呼吸 32 次 / 分，皮肤黄染未退，少哭、多睡，腹胀明显，大便秘结。摄膝部 X 线未见骨化中心。临床初步诊断为（　　　）

　　A. 新生儿败血症　　　　B. 母乳性黄疸　　　　　C.21- 三体综合征

　　D. 先天性甲状腺功能减低

　　E. 先天性佝偻病

扫一扫，知答案

实践十七　内分泌及遗传代谢性疾病患儿的护理

【目的】

通过实训、情景模拟和临床见习，熟练掌握内分泌及遗传代谢性疾病患儿的身体评估、护理诊断及护理措施，学会按照护理程序对患儿实施整体护理。

【准备】

1. 医院见习　学校附属医院儿科病房或儿科内分泌科病房、社区卫生服务中心。

（1）患儿　提前与所见习的医疗机构联系好内分泌及遗传代谢性常见疾病的患儿（如先天性甲状腺功能减低症、21-三体综合征、苯丙酮尿症等），并向患儿及其家长做好解释工作，取得配合。

（2）学生　预习内分泌及遗传代谢性常见疾病相关知识，按护士标准着装整齐，准备好见习必备物品。

2.示教室情景模拟

（1）物品准备　血压计、听诊器、温度计、体重计、尿标本采集用物、血标本采集用物等。

（2）示教室准备　多功能模拟病房、多媒体教学设备、典型案例等。

（3）患儿准备　学生模拟。

【方法与过程】

1.医院见习　学校附属医院儿科病房或儿科内分泌内科病房、社区卫生服务中心。

（1）由带教老师组织去见习医疗机构收集内分泌及遗传代谢性常见病的病例，每5～6名学生为一小组，每组1名患儿，进行床旁对患儿护理评估及心理护理。

（2）课后分小组讨论患儿的护理问题及护理措施。

（3）带教老师集中讲解几种疾病的护理评估、护理问题及护理措施，并进行相关临床操作。

2.示教室情景模拟

（1）临床病例　小明，女，5岁。身高90cm，鼻梁低平，舌厚大，并常伸出口外，皮肤粗糙，吞咽缓慢，经常便秘，不愿活动，腕部拍片可见一枚骨化核。诊断为甲状腺功能减退症。

（2）情景模拟对该患儿的整体护理。包括对该患儿的护理评估、血标本的采集、生命体征的测量、心理护理、日常护理、病情观察及健康教育等。

（3）分组讨论　针对情景模拟评论模拟病人对疾病描述是否准确、全面，护士对患儿的护理评估是否完善、护理措施是否得当，并提出自己的建议。

（4）带教老师总结，纠正错误，补充不足，回答疑问。

【小结】

1.带教老师对本次实践课进行汇总和小结。

2.评估学生医院见习情况及情景模拟的表现，评价学生对知识的掌握程度及处理问题的能力。

3.布置作业：写出该临床病例护理计划。

4.带教老师填写《儿科护理》综合技能考核评分表。

扫一扫，看课件

传染性疾病患儿的护理

项目一　传染病总论

【学习目标】

1. 掌握传染病的基本特点、临床特点。

2. 熟悉传染病流行环节和影响因素。

3. 熟悉小儿传染病的护理管理。

一、传染病的概述

（一）基本特征

传染病的基本特点是有病原体，传染性、流行性、季节性、地方性、感染后免疫性。

（二）流行环节

传染病在人群中发生、发展、传播及转归的全部自然经过，称为流行过程。流行过程必须具备传染源、传播途径、人群易感性三个基本环节。切断其中任何一个环节都能阻止传染病的流行。

（三）影响流行过程的因素

传染病的流行受自然因素和社会因素的影响。自然因素包括气候、温度、湿度、地理环境等；社会因素包括社会经济、文化教育、生活水平以及公共卫生设施和劳动环境等方面。

（四）临床特点

多数传染病的病程发展具有阶段性，分为以下 4 个阶段。

1. 潜伏期　从病原体侵入人体至开始出现临床症状的时期，称为潜伏期。

2. 前驱期　从起病至临床症状明显的时期称为前驱期。可表现为发热、乏力、肌肉酸痛及食欲减退等非特异症状，一般持续 1 ～ 3 天。起病急骤者可无前驱期。

3. **症状明显期** 不同传染病各自出现其具有特征性的症状、体征及实验室检查异常。

4. **恢复期** 此期症状及体征逐步消失，器官功能逐渐恢复，称为恢复期。恢复期后机体功能仍不能恢复正常，称为后遗症。

二、小儿传染病的护理管理

1. **建立预诊制度** 在小儿门诊设预诊处，传染病门诊应有单独的治疗室、药房、化验室、观察室、厕所等。患儿诊治完毕后，由指定出口离院。

2. **疫情报告制度** 发现传染病后及时填写"传染病疫情报告卡"，并按国家规定的时间向防疫部门报告，以便采取措施进行疫源地消毒，防止传染病的播散。

3. **隔离消毒制度** 隔离与消毒是防止传染病播散的主要措施。根据具体情况采取相应的隔离消毒措施，防止交叉感染，控制传染源，切断传播途径和保护易感人群。

4. **病情观察** 急性传染病的病情进展快、变化多。小儿（尤其是婴幼儿）语言表达能力差，不会或不能准确说出病情，护理人员应掌握小儿常见传染病的临床表现及发病规律，及时仔细地观察病情变化、服药反应、治疗效果、特殊检查后的情况等。正确做出护理诊断，采取有效护理措施，随时做好各种抢救的准备工作。

5. **日常生活护理** 小儿生活自理能力差，在患急性传染病后更是如此，需要做好或协助家长做好日常生活护理。急性期应卧床休息，症状减轻后可逐渐下床活动。

6. **对症护理**

（1）**皮诊护理** 许多传染病伴有皮疹，皮疹的性质、出疹时间、部位及顺序对临床诊断有很大帮助，应加强对皮疹的观察和护理。保持皮肤清洁，防抓伤继发感染。

（2）**观察生命体征** 患急性传染病时，常有体温、脉搏、呼吸、血压、神志等生命体征的变化。高热增加氧耗量，还可致患儿产生抽搐，因而做好高热护理极为重要。高热时应及时采取适当降温措施，高热伴循环不良时禁用冰水擦浴或酒精擦浴，以免加重循环障碍出现虚脱。降温伴大汗亦应注意防止虚脱的发生。

（3）**观察神志改变** 神志改变显示大脑皮层的功能状态和疾病的严重程度，应区别神志改变的不同原因，给予相应护理，如降温、止痉、使用脱水剂、吸痰、供氧等。

7. **心理护理** 传染病住院常需要单独隔离，易产生孤独、紧张、恐惧心理，促使病情加重。患儿常表现出大哭大闹、拒食、抗拒治疗甚至逃跑等。护理人员对此应倍加关注、耐心劝导患儿安心休息、配合治疗。对恢复期患儿应认真组织有益活动，鼓励患儿适量活动，保持良好情绪，促进疾病康复。

8. **健康教育** 根据传染病的特点选择不同的教育方式，介绍传染病的相关知识。认真配合好医院的消毒隔离工作，防止院内交叉感染。交代出院后的注意事项等。

复习思考

1.传染病的传播途经一般是通过（　　　）传播。

    A.水与食物　　　　　　　B.虫媒　　　　　　　　C.空气飞沫

    D.接触　　　　　　　　　E.以上都是

2.熟悉各种传染病的潜伏期，最重要的意义是（　　　）

    A.有助诊断　　　　　　　B.预测疫情　　　　　　C.确定检疫期

    D.估计病情严重程度　　　E.推测预后

（3～5题共用题干）

患儿，男，7个月余。由于患儿发热、出现少量皮疹来医院就诊。其母诉患儿3日前发热，体温波动在38℃～39.2℃。医生检查，咽部充血、肺部有少量湿罗音；全身淋巴结及肝脾肿大；耳后、颜面出现红色皮疹。

3.该患儿所患传染病流行须具备的基本环节（　　　）

    A.传染源　　　　　　　　B.传播途径　　　　　　C.人群易感性

    D.前三项都是　　　　　　E.前三项都不是

4.以下哪项不是此类传染病的临床特点（　　　）

    A.潜伏期　　　　　　　　B.前驱期　　　　　　　C.症状明显期

    D.恢复期　　　　　　　　E.康复期

5.此类传染病的基本特点包括（　　　）

    A.传染性　　　　　　　　B.流行性　　　　　　　C.季节性

    D.地方性　　　　　　　　E.以上都包括

项目二　常见传染病患儿的护理

【学习目标】

  1.掌握传染病患儿的临床表现、护理诊断及护理措施。

  2.熟悉传染病患儿的病因及治疗原则。

  3.了解小儿各种传染病的发病机制及辅助检查。

  4.学会按照护理程序对传染病患儿实施整体护理。

一、麻疹

案例导入

患儿，男，7 个月余。因发热 3 天伴皮疹、咳嗽 1 天入院。其母诉患儿 3 天前无明显诱因出现发热，体温波动在 38℃～ 39.2℃，自服退热药效果不明显。1天前患儿耳后、颜面出现红色点状皮疹，5 小时前躯干及四肢出现红色斑丘疹，口腔内两侧颊黏膜附近第一白齿处可见直径约 0.6mm 左右灰白色小点，并有气促、咳嗽，有痰咳不出。请问孩子患什么病了？

【概述】

麻疹（measles）是麻疹病毒所致的小儿常见的急性呼吸道传染病，临床以发热、咳嗽、流涕、眼结膜炎、口腔麻疹黏膜斑（又称柯氏斑，kopliks spot）及全身斑丘疹为主要表现。

【病因与发病机制】

麻疹病毒为病原体，属副黏液病毒科，为 RNA 病毒，在体外生存力弱，56℃ 30 分钟灭活，在阳光下和空气流通环境中半小时失去活力。对消毒剂敏感。病毒存在于患者的口、鼻、咽、眼分泌物及血、尿中，出疹前后 5 天可自这些体液中分离出来。

麻疹病毒随飞沫侵入易感儿呼吸道、眼结膜上皮细胞，在局部繁殖并通过淋巴组织进入血液，感染后 3 天左右形成第一次病毒血症。病毒被单核—巨噬细胞系统（肝、脾、骨髓）吞噬，并在其内大量繁殖后再次侵入血液，感染后 5 ～ 7 天形成第二次病毒血症，引起全身症状和皮疹。

【流行病学】

麻疹患儿是唯一的传染源。出疹前 5 天至出疹后 5 天均有传染性，有并发症者传染性可延至出疹后 10 天。病毒通过打喷嚏、咳嗽和说话等由飞沫传播。凡未接种麻疹疫苗的人都是易感人群。全年均可发病，以冬春两季为主。

【临床表现】

1. 典型麻疹的病程可分为 4 期

（1）潜伏期　麻疹潜伏期为 6 ～ 18 天，接受过免疫者延长至 3 ～ 4 周。潜伏期末可有低热、精神差、全身不适。

（2）前驱期（出疹前期）　发热开始至出疹，一般为 3 ～ 4 天，主要的症状有：①发热：为首发症状，体温可高达 39℃以上，热型不一。②上呼吸道卡他症状：咳嗽、流涕、流泪、咽部充血、头痛等症状，与上呼吸道感染类似，但结膜充血、流泪、畏光及眼睑水肿是本病的特点。③麻疹黏膜斑：发热 2～3 天，约 90% 的患儿在口腔两侧颊黏膜附近第一白齿处可见直径 0.5～1.0mm 灰白色小点，即麻疹黏膜斑，是早期诊断麻疹的有力依据。其周围有红晕，随后迅速增多并融合，皮疹出现后 1～2 天迅速消退，可留暗红色小点。部分病人全身不适，食欲缺乏，精神不振。

（3）出疹期　发热后 3～4 天出疹，持续 3～5 天。体温可高达 40℃～40.5℃，此时呼吸道症状和全身毒血症状逐渐加重并达高峰。典型麻疹出疹顺序为耳后、发际，2～3 天渐延及面、颈部、躯干、上肢、下肢及手心、足底。皮疹开始为不规则略高出皮肤的红色斑丘疹，颜色从淡红、鲜红到暗红色。皮疹由少到多，可融合成片，压之褪色，疹间皮肤正常。出疹时全身毒血症状加重，体温骤升，咳嗽加重，嗜睡、烦躁、谵妄、抽搐、厌食、呕吐、腹泻，此期肺部可有少量湿性罗音，全身淋巴结及肝脾肿大。

（4）恢复期　一般为 3～5 天。出疹 3～4 天后，皮疹开始按出疹顺序消退，无并发症时，1～2 周后症状也随之好转，体温下降，食欲、精神随之好转；疹退后，皮肤留有糠麸状脱屑及棕色色素沉着，7～10 天痊愈。如体温不降，提示有并发症。

2. 其他类型麻疹

（1）轻型麻疹　多见于原有部分免疫力（主动或被动免疫）的个体。年龄＜8 个月内婴儿其症状轻，柯氏斑及皮疹少。

（2）重型麻疹　体弱多病、免疫力低下或护理不当又继发严重感染者呈重型麻疹。高热、谵妄、抽搐者为中毒性麻疹；皮疹骤退、四肢冰冷、血压下降等循环衰竭表现者为休克性麻疹；皮疹为出血性，压之不褪色者为出血性麻疹；重型麻疹病死率极高。

（3）无皮疹型麻疹　减毒活疫苗免疫者，无皮疹。

（4）异型麻疹　皮疹不典型、出疹时间提前、顺序异常、发热不显著、异型皮疹。

【辅助检查】

1. 血常规　白细胞总数减少，淋巴细胞相对增多；若白细胞总数及中性粒细胞增多，提示继发细菌感染。

2. 病原学检查　取患儿的鼻、咽分泌物，痰，尿沉渣涂片可见多核巨细胞。麻疹抗体在出疹时即可测得。

3. 血清学检查　用酶联免疫吸附试验检测血清中特异性 IgM 抗体，有早期诊断价值。

【治疗原则】

无特异性抗病毒疗法，主要是对症治疗、中药透疹治疗、并发症治疗及预防感染等综合性治疗，补充维生素 A 有利于疾病的恢复，并可减少并发症的发生。

【护理评估】

1.健康史 询问有无麻疹接触史、麻疹疫苗接种史，既往有无麻疹病史。有无结核病或其他引起免疫力低下的疾病。询问此次发病的经过，有无呼吸道症状，出疹的时间、顺序，是否用过可致过敏的药物、食物等。近期有无接受过主动或被动免疫等。

2.身体状况 注意评估体温、皮肤黏膜、五官、心、肺、神经精神状况。评估有无发热、流涕、流泪等上呼吸道症状，口腔有无麻疹黏膜斑，注意皮疹的性质、分布、颜色及疹间皮肤是否正常，有无肺炎、喉炎、脑炎等并发症表现。

3.辅助检查 采集血及分泌物标本及时送检并记录、分析化验结果，全面了解患儿病情，观察疾病进展情况。

4.心理–社会评估 评估患儿及家长的心理状态及对本病的认知程度，评估家长的护理能力。

【护理诊断】

1.体温过高 与病毒血症或继发感染有关。

2.皮肤完整性受损 与麻疹病毒感染有关。

3.有感染的危险 与免疫功能下降有关。

4.潜在并发症 支气管肺炎、喉炎、脑炎等。

5.有传播感染的危险 与呼吸道排出病毒有关。

6.营养失调：低于机体需要量 与消化功能异常和高热有关

【护理目标】

1.患儿体温能降至正常。

2.患儿皮肤完整性良好。

3.患儿无并发症发生或发现并发症能及时处理。

【护理措施】

1.一般护理 卧床休息至皮疹消退，体温正常。提高患儿的舒适度，病房的空气宜新鲜、湿润，每日通风 2 次（避免直接吹风），室温 18℃～22℃，湿度 50%～60%，光线柔和。

2.病情观察及并发症的监测

（1）严密观察病情 注意观察生命体征及神志，出疹期如透疹不畅、疹色暗紫、持续高热、咳嗽加剧、鼻扇喘憋、发绀、肺部罗音增多为肺炎的表现，重症肺炎尚可致心力衰竭。患儿出现频咳、声嘶甚至犬吠样咳嗽、吸气性呼吸困难、三凹征为并发喉炎的表现。年长儿诉耳痛，婴幼儿表现抓耳、烦躁不安、哭闹为中耳炎的表现。出现惊厥、嗜睡、昏迷等为脑炎的表现。

（2）预防感染传播　隔离患儿：对患儿宜采取呼吸道隔离至出疹后 5 天，有并发症者延至出疹后 10 天。接触者隔离观察 21 天。若接触后接受过被动免疫制剂者应延至 4 周。

3. 心理护理　年长儿担心自己的容貌受损，有自卑感，不想见人，害怕麻疹传染给家人。应介绍麻疹的特征、治疗和预后以及麻疹的消毒与隔离方法，并告诉患儿单纯麻疹的预后好，皮疹退后一般 1 周左右色素沉着会消失，不会留下痕迹。

4. 健康指导

（1）麻疹传染性强，应向家长介绍本病的流行特点、病程、隔离时间、早期症状、并发症及预后。

（2）指导家长做好消毒隔离、皮肤护理及病情观察，防止继发感染。

（3）教育家长流行期间不带易感儿去公共场所。

二、水痘

📚 案例导入

李明，男，3 岁，昨天从幼儿园回来时委靡不振，食欲欠佳，今来医院就诊。查体：体温 38.9℃，咽部轻度充血，前胸及后背可见散在红色斑丘疹及椭圆形小水疱，水疱清亮，周围有红晕，瘙痒。患儿家庭及邻居未发现类似患者。临床初步诊断为水痘。患儿治疗后能上幼儿园的标准主要是什么？

【概述】

水痘是由水痘－带状疱疹病毒感染引起的急性出疹性传染病，其传染性极强。以发热及成批出现周身性红色斑疹、丘疹、疱疹、痂疹为特征。其皮疹特点是皮肤黏膜分批出现斑疹、丘疹、疱疹和结痂，并在同一时间可见四期皮疹并存。该病为自限性疾病，患病后可获得持久性免疫力，一般不会再次感染。但也有在多年后感染复发而出现带状疱疹的病例。易感儿发病率可达 95% 以上，学龄前儿童多见。

【病因与发病机制】

水痘是由水痘－带状疱疹病毒引起的传染性极强的出疹性传染病。在体外抵抗力弱，不耐酸、不耐热，对乙醚敏感，容易被消毒剂灭活；病毒不能在痂皮中存活。

水痘 – 带状疱疹主要通过空气飞沫或者直接接触侵入机体，在呼吸道黏膜细胞中复制，而后进入血液，形成病毒血症。在单核 – 巨噬细胞系统内再次繁殖后侵入血液，引起病毒血症而使机体发病。由于病毒入血是间歇性的，所以患儿皮疹分批出现，并且各期皮疹会同时存在。皮肤病变仅限于皮棘细胞层，造成表皮棘细胞变性、水肿，细胞裂解、液化、渗入而形成水疱。皮肤损伤表浅，因此脱屑后不留瘢痕。

【流行病学】

水痘病人是唯一的传染源。冬末、春初多发，主要通过空气飞沫经呼吸道和直接接触疱疹的疱浆而传播，传染性很强，集体机构中的易感者接触后 80% ～ 90% 发病。出疹前 24 小时至疱疹全部结痂之前均具有传染性。任何年龄均可感染，以婴幼儿和学龄前、学龄期儿童发病较多，6 个月以下的婴儿较少见。

【临床表现】

典型水痘的潜伏期 14 ～ 16 天。年长儿皮疹出现前 1 ～ 2 日可有发热、头痛、咽痛、咳嗽、周身不适、乏力等前驱症状，发热 1 ～ 2 日后即进入发疹期。婴幼儿一般可无前驱期症状，皮疹和全身症状多同时出现。多数患儿伴有食欲减退以及上呼吸道症状。皮疹先见于躯干、头部，逐渐延及面部，最后达四肢。

水痘的典型特点是按斑疹、丘疹、疱疹、结痂的顺序演变，连续分批出现，4 种皮损在同一区域可同时存在。其次是皮疹痒感重、向心性分布，躯干多、四肢少。疱疹略呈椭圆形，周围发红；当疱疹开始干结时红晕消退，皮疹往往很痒。水痘初呈清澈水珠状，以后稍混浊，疱疹壁较薄易破。水痘皮损表浅，按之无坚实感，数日后从疱疹中心开始干结，最后成痂，经 1 ～ 2 周脱落。无继发感染者痂脱后不留瘢痕。部分患儿口腔、咽喉、结膜和生殖器等处黏膜可出现浅表的疱疹，容易破溃，破溃后形成溃疡，伴疼痛。

【辅助检查】

外周血白细胞总数正常或稍高。疱疹涂片检查可发现多核巨细胞及核内包涵体。

【治疗原则】

主要是对症治疗，降温、止痒、早期使用抗病毒药物，首选阿昔洛韦。给予镇痛剂等减轻痒感；可用 B$_{12}$ 肌内注射，如有高热者可用物理降温或适量退热剂，忌用阿司匹林以免增加发生 Reye 综合征的危险。在水痘出疹期，禁用糖皮质激素，以防病毒播散。

【护理评估】

1. 健康史　询问患儿有无水痘接触史，既往有无水痘病史，水痘疫苗接种情况。近期有无接受过主动或被动免疫，如注射丙种球蛋白等。近期是否用过肾上腺皮质激素和免疫抑制剂等药物。

2. **身体状况**　评估有无上呼吸道感染症状，特别是皮疹的情况，如出疹顺序、分布、性质、颜色及有无皮肤继发感染，有无肺炎、脑炎等并发症。

3. **辅助检查**　采集血标本和疱疹涂片及时送检并记录、分析化验结果，全面了解患儿病情，观察疾病进展情况。

4. **心理 – 社会评估**　水痘为自限性疾病，预防良好，很少产生并发症。故容易引起家庭的不重视，评估患儿及其家长和保育人员在水痘的预防、护理和隔离消毒方面的知识水平。了解社区居民对本病的认知程度、防治态度。

【护理诊断】

1. **皮肤完整性受损**　与水痘病毒、继发细菌感染有关。

2. **有感染的危险**　与免疫功能下降有关。

3. **有传播感染的危险**　与隔离不当及疱液排出病毒有关。

4. **潜在并发症**　肺炎、脑炎等。

【护理目标】

1. 患儿不发生抓挠、皮肤完整性良好。

2. 不出现其他小儿由于接触患儿而感染水痘。

3. 患儿无感染、无并发症发生或发生轻微并能及时处理。

【护理措施】

1. 一般护理

（1）做好皮肤护理

1）保持舒适：室温要适宜，衣被合适。可用温水洗浴，保持皮肤清洁，勤换内衣，防止继发感染。剪短指甲，小婴儿可戴并指手套，以免抓破皮疹。

2）减轻皮肤瘙痒：局部涂炉甘石洗剂或 0.25% 冰片或 5% 碳酸氢钠溶液，亦可按医嘱口服抗组胺药物，疱疹破溃可涂阿昔洛韦软膏，继发感染者局部可用抗生素软膏。

（2）注意用药护理

1）患儿多有低热或中等热，不必使用降温药物；发热时卧床休息，多饮水；如有高热可采取物理降温但避免乙醇擦浴、冷水浴等，必要时遵医嘱药物降温，但是忌用阿司匹林。

2）进清淡、易消化的流质或半流质食物，适当补充维生素。口腔疱疹影响进食应补液。

3）避免使用糖皮质激素类药物（包括激素类软膏），以免水痘病毒播散而加重病情。疱疹溃破可涂 1% 甲紫，皮肤继发感染者局部可涂抗生素软膏。

4）应用糖皮质激素治疗其他疾病的患儿一旦接触水痘患儿，应立即肌注较大剂量的丙种球蛋白或带状疱疹免疫球蛋白；如被感染水痘，糖皮质激素要在短期内递减并逐渐停药。

2. 病情观察及并发症的监测

（1）严密观察病情

水痘病人症状一般较轻，偶可出现并发症。注意观察精神、体温、食欲及有无呕吐等，如发现患儿高热不退、咳喘，提示并发肺炎；如呕吐、头痛、烦躁不安或嗜睡提示并发脑炎。应早发现并予以相应的治疗及护理。

（2）并发症

继发性皮肤细菌感染（局部皮疹化脓性继发感染、蜂窝织炎）、水痘脑炎、肺炎等。

（3）预防感染传播

1）隔离传染源：做好呼吸道及接触隔离，隔离至疱疹全部结痂或出疹后 7 天。无并发症者可家庭隔离，严禁与易感儿接触。有并发症者住院隔离治疗。易感儿接触后留检 3 周。

2）切断传播途径：患儿被褥应曝晒，患儿用具要煮沸；加强室内通风或采取紫外线照射等方法进行空气消毒；对患儿的呼吸道分泌物及污染物等要进行有效的消毒处理。

3）保护易感儿：对高危易感个体（体弱、免疫缺陷或者接受糖皮质激素及免疫抑制剂治疗者）接触水痘患儿后可注射水痘免疫球蛋白或者在接触后 3 天内接种水痘减毒活疫苗。

3. 心理护理 许多家长因担心疱疹结痂后患儿颜面或其他部位会留下瘢痕，而存在不同程度的心理负担，应耐心讲解，告知如未继发感染，积极配合治疗，疱疹结痂后一般不会留下瘢痕。

4. 健康指导

（1）水痘是自限性疾病，预后良好，一般 10 天左右自愈。

（2）无并发症者即可在家进行隔离护理，消除家长和患儿的思想顾虑，做好心理护理。

（3）告知家长积极配合治疗、防止皮肤继发感染，疱疹结痂后一般不会留下瘢痕。

（4）向患儿家长讲解有关水痘的隔离、护理知识，并强调病程中禁用糖皮质激素类药物；禁止用阿司匹林。

（5）为家长示范皮肤护理方法，注意检查，指导家长学会观察病情，当患儿神志、体温、呼吸、皮疹情况出现异常改变时，应立即就诊。体弱多病者、孕妇及健康儿童要特别

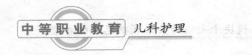

注意，不能接触水痘患者。

三、猩红热

【案例引入】

患儿，男，8岁。因发热、咽痛、1天前全身出现皮疹而入院。患儿高热病容，体温39.6℃，全身皮肤充血，且见小点状红色斑疹，有的融合成片，压之褪色，有瘙痒感，舌乳头色红增大，似杨梅状。咽部充血，扁桃体Ⅰ度肿大，表面有散在的白点。经医生诊断，该患儿患了猩红热。对这样的患儿，护理时应该注意哪些问题？比较猩红热与麻疹、水痘的不同点。

猩红热是由A组乙型溶血性链球菌感染引起的急性呼吸道传染病，以发热、咽峡炎、全身弥漫性鲜红色皮疹和疹退后明显脱屑为临床特征。极少数人在病后1~5周可出现变态反应性心、肾、关节的损害。只要治疗及时，愈后良好。近年来猩红热症状趋于轻微和不典型。

【病因与发病机制】

本病的致病菌为A组乙型溶血性链球菌，能产生致热性外毒素（又称红疹毒素）和溶血素。该菌外界生存力较强，在痰和渗出物中可存活数周。对热及干燥抵抗力不强，56℃、30分钟加热及一般消毒剂均可将其杀灭。

溶血性链球菌从上呼吸道侵入，引起咽峡炎和扁桃体炎，并向周围组织扩散，少数引起败血症。其产生的红疹毒素能致发热，使皮肤血管充血水肿、黏膜血管弥漫性充血，形成点状充血样皮疹。毒素入血可引起全身毒血症表现，如发热、头晕、头痛等。

【流行病学】

猩红热患者和带菌者是主要传染源，通过空气飞沫传播，也可以通过皮肤伤口或产道等传播。人群普遍容易感染，以5~15岁儿童发病率高。感染后人体可以产生抗菌免疫和抗毒免疫。全年均可发病，以冬春之季为多。

【临床表现】

1.潜伏期 1~7天，多为2~5天。

2.前驱期 大多骤起畏寒、发热，重者体温可升到39℃~40℃，伴头痛、咽痛、食欲减退，全身不适，恶心呕吐；婴儿可有谵妄和惊厥。咽部红肿，扁桃体上可见点状或片状分泌物。软腭充血水肿，并可有米粒大的红色斑疹或出血点，即黏膜内疹，一般先于皮疹而出现。

3. 出疹期 多数自起病第 1～2 天出现。皮疹依次从耳、颈、胸、背、上肢、下肢的顺序出现，一般 24 小时波及全身，48 小时达高峰。典型的皮疹特点是在全身皮肤充血发红的基础上散布着细小、密集、均匀的点状充血性红疹，压之褪色，触之砂纸感，去压后 10 余秒钟恢复原状。疹间无正常皮肤，全身皮肤充血发红。少数呈鸡皮样丘疹，伴瘙痒感。在皮肤皱褶处如腋窝、肘窝、腹股沟部可见皮疹密集呈线状，称为"帕氏线"。面部充血潮红，有少量点疹，口鼻周围相比之下显得苍白，称"口周苍白圈"。病初起时，舌被覆白苔、乳头红肿并突出于白苔之上，以舌尖及边缘处为显著，称为"草莓舌"。2～3 天后白苔开始脱落，舌面光滑鲜红、乳头突起，称"杨梅舌"。

4. 恢复期 体温逐渐降至正常，一般状况良好。1 周后按出疹开始的顺序开始脱皮，面部、躯干常为糠皮样脱皮，手、足掌、指趾处呈"手套"或"袜套"状脱皮。无色素沉着。

【并发症】

常见有急性肾小球肾炎、风湿热、心肌炎等溶血性链球菌引起的变态反应性疾病。一般发生在猩红热的恢复期。比较少见的还有中耳炎、蜂窝织炎、肺炎等化脓性炎症。

【辅助检查】

1. 血常规 白细胞总数可达（10～20）×10^9/L，中性粒细胞达 80% 以上。
2. 病原学检查 咽拭子或其他病灶分泌物培养可见溶血性链球菌生长。

【治疗原则】

控制感染、对症治疗、防治并发症。早期治疗可缩短病程，减少并发症。首选青霉素 G，对青霉素过敏或耐药者用红霉素或第一代头孢菌素，疗程为 7～10 天。

【护理评估】

1. 健康史 询问患儿有无咽峡炎、扁桃体炎病史，有无猩红热接触史、既往有无猩红热病史、社区是否有猩红热流行。近期有无接受过主动或被动免疫。

2. 身体状况 评估患儿精神状态；有无头痛、全身不适、食欲不振等一般中毒症状，测量体温，评估有无发热；检查皮疹，观察皮疹的分布和特点；检查咽部、扁桃体有无脓性分泌物，有无杨梅舌、口周苍白圈、脱皮，颈淋巴结有无肿大，有无关节疼痛等。

3. 辅助检查 采集血标本及时送检并记录、分析化验结果，全面了解患儿病情，观察疾病进展情况。

4.心理－社会评估　评估患儿及家长有无焦虑、恐惧情绪；患儿有无孤独感；家长是否缺乏相关的护理和康复知识，能否采取恰当的措施帮助患儿；患儿有无不良的应对方式如急躁、易激惹、退缩等。

【护理诊断】

1.体温过高　与感染、毒血症有关。

2.皮肤完整性受损　与皮疹、脱皮以及皮肤瘙痒有关。

3.潜在并发症　急性肾小球肾炎、风湿热、心肌炎等。

4.有传播感染的危险　与隔离不当、消毒不严格有关。

【护理目标】

1.患儿体温能逐渐降至正常。

2.患儿皮肤完整性良好，不发生皮肤挠破损伤。

3.患儿若发生并发症能被及时发现并报告医生、及时治疗。

4.其他小儿不发生因与患儿接触感染猩红热。

【护理措施】

1.一般护理

（1）环境舒适、注意休息　保证营养，保持室内新鲜，温度、湿度适宜，急性期卧床休息2～3周，以预防并发症。监测体温，高热时可适当给予物理或遵医嘱行小剂量药物降温，忌用冷水或酒精擦浴，做好降温后的护理，给予清淡、营养丰富、易消化流食或半流食；禁食辛辣刺激性食物及海产品，多饮水。

（2）做好皮肤、五官的护理　用温水清洗皮肤，保持皮肤清洁。衣服宽大、柔软、被褥整洁舒适。皮肤瘙痒时可用炉甘石洗剂止痒，忌用肥皂。剪短指甲，以防搔抓损伤皮肤；大块脱皮时不能强行剥脱，要用消毒剪刀修剪，以免皮肤感染。年长儿用生理盐水或稀释2～5倍的复方硼砂溶液漱口，每日4～6次，婴幼儿可用生理盐水进行口腔护理。口唇、鼻腔可涂青霉素软膏。

2.病情观察及并发症的监测

（1）严密观察病情，及时发现并发症

发病后2～3周注意观察尿的颜色和量，每周检查尿常规2次，警惕急性肾小球肾炎的发生。注意观察患儿有无关节红肿、心率加快等风湿热与心肌炎的表现。观察患儿有无耳痛、耳道流脓、咳嗽、发热、气促等中耳炎和肺炎表现。发现异常，及时报告医生，尽早处理。

（2）预防感染传播

1）控制传染源：呼吸道隔离至症状消失后 1 周，连续咽拭子培养 3 次阴性。有化脓性并发症者应隔离至痊愈为止。

2）切断传播途径：室内通风或用紫外线照射消毒，对患儿的鼻、咽分泌物用含氯消毒液消毒，患儿接触过的物品应浸泡、熏蒸，或者经日晒消毒处理。

3）保护易感人群：密切接触者须医学观察 7 天，可口服磺胺类药物或应用青霉素 3～5 天以预防。儿童机构发现猩红热患者时，儿童及工作人员都要严密观察 7 天；并认真进行晨检，有条件可做咽拭子培养。对可疑猩红热、咽峡炎患者及带菌者，都要给予隔离治疗。

3. 心理护理 告诉患儿和家长本病预后较好，无后遗症，以解除其后顾之忧，全力配合治疗。

4. 健康指导

（1）本病流行时，不带儿童去公共场所。室内每天通风换气，每天 2 次，每次不少于 15 分钟。

（2）急性期间卧床休息，多饮水。

（3）根据实际情况决定在家还是住院治疗，告知家长猩红热的治疗、护理和隔离知识，消除其思想顾虑，做好心理护理。

（4）向患儿家长详细讲解病情观察的要点，解释定期检查尿液及心脏情况的重要性。玩具、用具等可以采取煮沸、日晒等措施消毒。

四、流行性腮腺炎

案例导入

腮腺炎是由腮腺炎病毒引起的急性呼吸道传染病，好发于儿童及青少年，临床上以发热和腮腺非化脓性肿痛为特征，咀嚼受限。腮腺炎病毒还可侵犯其他腺体组织，神经系统及心、肾、肝等多器官，常可引起脑膜脑炎、睾丸炎、胰腺炎、乳腺炎、卵巢炎等并发症。

【病因与发病机制】

腮腺炎病毒属副黏液病毒。腮腺炎病毒耐寒不耐热，在低温下能保持几个月甚至几年；对热与消毒剂敏感，加热 55℃～60℃，10～12 分钟即可失去活性；紫外线照射也可将其迅速灭活。腮腺炎病毒经口、鼻侵入人体后，在局部黏膜上皮细胞中增殖。引起局部炎症后入血液产生病毒血症，病毒经血液播散至多种腺体（腮腺、颌下腺、舌下腺、胰腺、性腺等）和中枢神经系统，病毒在这些器官中再度繁殖，并再次侵入血液，播散至第一次未曾侵入的其他器官，引起病变，发生非化脓性炎症，其中主要的是腮腺非化脓性炎症。

【流行病学】

病毒存在于病人的唾液、血液、尿液和脑脊液中，通过接触、飞沫、唾液污染的食物及玩具等途径传播。腮腺炎病人和隐性感染者均为传染源；从腮腺肿大前1天至消肿后3天均有传染性。人群普遍易感，多见于5～15岁儿童。大多预后良好，病后可产生持久免疫力。全年均可发病，尤以冬春季多见。

【临床表现】

潜伏期一般14～25天，平均18天。前驱期很短，数小时至1～2天。症状较轻，表现为发热、头痛、乏力、食欲减退、全身无力、恶心、呕吐等症状。典型症状为发热和腮腺非化脓性肿痛。发病数小时后腮腺出现肿痛，逐渐加重。体温可达39℃～40℃。肿大的特点是以耳垂为中心，向前、后、下发展，伴周围组织水肿、疼痛和感觉过敏，边缘不清、触之有弹性感及触痛，表面皮肤发热但不红，腮腺管口无脓性分泌物。一侧腮腺先肿大为首发症状，2～3天后波及对侧，也有双侧同时肿大或始终限于一侧。张口、咀嚼、进食干燥刺激性食物时疼痛加剧。腮腺肿大3～5天达高峰，1周左右逐渐消退。

【辅助检查】

1.血常规　白细胞总数正常或稍低，淋巴细胞相对增多。

2.血清和尿液淀粉酶　病程早期血清和尿液淀粉酶增高。

3.特异性抗体测定　血清或脑脊液中特异性IgM抗体增高。

4.病毒分离　早期可从患儿唾液、尿、血、脑脊液中分离出腮腺炎病毒。

【治疗原则】

腮腺炎为自限性疾病，主要是对症与支持疗法。头痛或腮腺肿痛者可局部冷敷，也可用中药外敷。有脑膜脑炎、胰腺炎、睾丸炎、卵巢炎等并发症要积极治疗。

【护理评估】

1.健康史　询问患儿有无咽峡炎、扁桃体炎病史，有无猩红热接触史，既往有无猩红热病史，社区是否有猩红热流行，近期有无接受过主动或被动免疫。

2.身体状况　评估患儿精神状态；有无头痛、全身不适、食欲不振等一般中毒症状；

测量体温，评估有无发热；评估有无腮腺肿大等。

3. 辅助检查　采集尿、血标本及时送检并记录、分析化验结果，全面了解患儿病情，观察疾病进展情况。

4. 心理－社会评估　评估患儿及家长有无焦虑、恐惧情绪；患儿有无孤独感；家长是否缺乏相关的护理和康复知识，能否采取恰当措施帮助患儿；患儿有无不良的应对方式如急躁、易激惹、退缩等。

【护理诊断】

1. 疼痛　与腮腺肿胀有关。

2. 体温过高　与病毒感染有关。

3. 潜在并发症　脑膜脑炎、胰腺炎、睾丸炎、卵巢炎等。

4. 有传播感染的危险　与隔离不当、消毒不严格有关。

【护理目标】

1. 患儿腮腺疼痛、肿胀逐渐减轻以至消失。

2. 患儿体温恢复正常。

3. 及时发现患儿的脑膜脑炎、胰腺炎、睾丸炎等并发症。

4. 其他小儿不发生因与患儿接触感染腮腺炎。

【护理措施】

1. 一般护理　监测体温，高热时给予物理降温或遵医嘱给予药物降温，做好降温后的护理。给予清淡、营养丰富、易消化流食或半流食；忌食酸、辣、生、冷、硬等刺激性食物，以免引起唾液分泌增加时疼痛加剧。患儿要卧床休息、多饮水；经常用生理盐水漱口，保持口腔清洁。腮腺局部可冷敷，以减轻充血，减轻疼痛。也可用中药如意金黄散、青黛粉等以食醋调成糊状敷于患处，保持药物湿润，以发挥药效。

2. 病情观察及并发症的监测

（1）严密观察病情，及时发现并发症　观察有无颈项强直、呕吐、嗜睡甚至昏迷、惊厥等脑膜炎的症状，一般多在腮腺肿大后1周左右发生。观察睾丸有无肿大、触痛、睾丸鞘膜积液和阴囊皮肤水肿等睾丸炎症状。并发睾丸炎时必须用丁字带将阴囊托起，卧床休息，必要时给予冰袋冷敷局部，以减轻肿胀和疼痛。合并胰腺炎时应禁食，并遵医嘱加用抗生素。密切观察病情，发现异常及时报告医生，尽早处理。

（2）预防感染传播　隔离至腮腺肿大完全消退后3天。室内通风或用紫外线照射消毒，患儿用过的食具、毛巾、用具等可煮沸消毒。流行期间应加强托幼机构的晨检，及时发现并隔离患儿。密切接触者须医学观察 3 周，患病期间停止上学或者停送幼儿机构。对易感儿接种腮腺炎减毒活疫苗。

3. 心理护理　告诉患儿和家长本病预后较好，无后遗症，以解除其后顾之忧，全力配合治疗。

4. 健康指导

（1）单纯腮腺炎患儿可在家中隔离治疗与护理，指导家长做好隔离、用药、饮食、退热等护理。

（2）在病情恢复过程中，患儿体温若再度升高并伴有并发症的表现时，应立即就诊。

（3）做好患儿和家长的心理护理，介绍减轻疼痛的方法，使患儿配合治疗。

（4）本病流行时，不带儿童去公共场所。患儿的玩具、用具等可以采取煮沸、日晒等措施消毒。

五、中毒型细菌性痢疾

案例导入

患儿，男，17 个月。发热，2 小时前发作惊厥 2 次收入院。查体：体温 39.3℃，脉搏 140 次 / 分，呼吸 38 次 / 分，血压 90/50mmHg；患儿处于昏迷状态，神志不清，不能应答，面色灰白，口唇发绀，四肢末梢发凉；双侧瞳孔等大等圆，对光反射存在。很显然，该患儿目前出现了休克的症状，请问：你认为该患儿的症状有可能是什么原因引起的？护士应该如何配合医生进行积极抢救？应该采取怎样的护理措施？

【概述】

细菌性痢疾是由志贺菌属引起的肠道传染病，中毒型细菌性痢疾是急性细菌性痢疾的危重型，起病急骤，临床以突发高热、反复惊厥、嗜睡、昏迷、迅速发生循环衰竭和（或）呼吸衰竭为特征。而早期肠道症状可很轻或无。全年均可发病，7 ～ 9 月为发病的高峰季节。以 2 ～ 7 岁体质较好的儿童多见。该病来势凶猛，变化迅速，如抢救不及时，会很快死亡。

【病因与发病机制】

病原菌为痢疾杆菌引起，属志贺菌属革兰阴性杆菌，对外界环境抵抗力较强，耐寒、耐湿。在水果、蔬菜中能存活 10 天左右，在牛奶中存活 20 天，在阴暗潮湿或冰冻的条件下，可存活数周；但是加热 60℃、10 分钟或日光照射 30 分钟及用各种消毒剂消毒均可灭活。

痢疾杆菌经口进入结肠，侵入肠黏膜上皮细胞和黏膜固有层，在局部迅速繁殖并裂解，产生大量内毒素，形成内毒素血症，引起周身和（或）脑的急性微循环障碍，发生休克和（或）脑病。抽搐的发生与神经毒素有关。

【流行病学】

痢疾病人及带菌者为传染源，夏、秋季为发病高峰，通过粪－口途径传播，人群普遍易感，多见于2～7岁小儿。

【临床表现】

潜伏期通常为1～2天，但可短至数小时。起病急骤，突然高热，体温可达40℃以上；反复惊厥、嗜睡、昏迷；迅速发生呼吸和循环衰竭。发病早期肠道症状多不明显或缺如。根据临床特点可分为4种类型。

1.休克型（周围循环衰竭型） 患儿主要表现面色苍白、肢端厥冷、脉搏细速、血压正常或偏低、脉压小；随着病情进展出现口唇、指端发绀，皮肤花纹，血压明显降低或测不出，心音低钝，少尿或无尿。

2.脑型 以神志不清、反复惊厥、昏迷为主要表现。早期有嗜睡、呕吐、头痛；随之出现瞳孔大小不等，对光反射消失，呼吸节律不整，甚至呼吸停止。

3.肺型 主要表现为进行性呼吸困难。常由脑型或休克型基础上发展而来。

4.混合型 同时或先后出现以上两型或三型的表现，病情最重，病死率高。

【辅助检查】

1.血常规 白细胞总数与中性粒细胞增高。

2.大便常规 有黏液脓血便的患儿，大便常规镜检可见大量脓细胞、红细胞和巨噬细胞。

3.细菌培养 粪便培养出痢疾杆菌是确诊的最直接依据。

【治疗原则】

迅速扩充血容量，纠正酸中毒；改善微循环、维持水、电解质平衡；首选20%甘露醇降低颅内压、降温、止惊；选用敏感抗生素控制感染；吸氧、保持气道通畅。

【护理评估】

1.健康史 了解患儿年龄、发病季节、平时健康状况、有无不洁饮食史、与痢疾患者接触史；询问大便的性质、次数、是否排黏液脓血便；有无高热、惊厥表现。

2. **身体状况** 评估生命体征，有无突起高热、惊厥；评估微循环情况，有无休克表现；评估有无颅内压增高、脑水肿、脑疝和呼吸衰竭表现。

3. **辅助检查** 采集大便、血标本及时送检并记录、分析化验结果，全面了解患儿病情，观察疾病进展情况。

4. **心理－社会状况** 评估家长及年长儿的认知水平，患儿及家长的心理状况，有无紧张、焦虑、恐惧、自责、抱怨等。了解家庭及社区居民对本病的认知程度、防治态度。

【护理诊断】

1. **体温过高** 与毒血症有关。

2. **组织灌流量改变** 与毒血症致微循环障碍有关。

3. **潜在并发症** 颅内压增高症、呼吸衰竭。

4. **有传播感染的危险** 与消化道排出病原体和消毒不严有关。

5. **焦虑** 与病情危重有关。

【护理目标】

1. 患儿体温下降并能保持正常范围。

2. 脉搏细速、血压下降、少尿等微循环障碍的表现消失。

3. 发生颅内压增高症、呼吸衰竭等并发症时能及时发现。

4. 不发生其他小儿与其他人群感染。

5. 家长情绪稳定，能正确面对患儿的疾病。

【护理措施】

1. **一般护理**

（1）**抗休克，维持有效血液循环** 患儿取仰卧中凹位，注意保暖，记录24小时液体出入量，密切观察生命体征与神志的变化。建立有效静脉通路，维持水、电解质平衡，纠正酸中毒。

（2）**降低并维持正常体温** 绝对卧床休息，监测体温，高热采用物理降温或遵医嘱给予药物降温，使体温在短时间内降至37℃左右，防止高热惊厥致脑缺氧、脑水肿加重。对持续高热不退甚至惊厥不止者可采用亚冬眠疗法，并于头额部放置冰袋。

（3）**防治脑水肿和呼吸衰竭** 遵医嘱应用镇静剂、脱水剂、利尿剂等，控制惊厥，降低颅内压；注意大便的次数、性质，观察有无脱水的情况发生；保持呼吸道通畅，做好人工呼吸、气管插管、气管切开的准备，必要时使用呼吸机治疗。

2. 病情观察及并发症的监测

（1）病情观察，及时发现并发症　严密观察有无颅内压增高、呼吸衰竭等并发症的表现，注意瞳孔、血压、尿量、呼吸等情况。瞳孔大小不等、对光反射消失、呼吸节律异常为脑疝、呼吸衰竭的表现。

（2）预防感染的传播　对患儿采取肠道隔离至临床症状消失后 1 周或 3 次大便培养阴性。加强饮水、饮食、粪便的管理及灭蝇、灭蟑螂工作。养成良好卫生习惯，如饭前便后洗手，不喝生水，不吃变质、不洁食物等。在细菌性痢疾流行期间，易感者口服多价痢疾减毒活菌苗，保护可达 85% ～ 100%，免疫期维持 6 ～ 12 个月。常规检疫 1 周。

3. 心理护理　告诉患儿和家长本病预后较好，无后遗症，以解除其后顾之忧，全力配合治疗。

4. 健康指导

（1）主动向家属解释病情，消除心理紧张，使之配合治疗。指导家长与患儿急性期多饮水。

（2）学会观察大便的性状、量及伴随症状；学会观察药物的疗效及不良反应。

（3）平时注意饮食卫生，向患儿及家长讲解细菌性痢疾的传播方式和预防知识。

六、肺结核

案例导入

患儿，女，21 个月，近目出现高热、咳嗽伴疱疹性结膜炎和结节性红斑。与外婆居住，其外婆患有肺结核。患儿结核菌素试验后 72 小时观察结果为：局部硬结 17cm。体温 39.6℃，肝、脾轻度肿大；颈无抵抗，巴彬斯基征阳性。胸片可见大小一致、密度相同、分布均匀的粟粒状阴影。请问该患儿怎么了？应如何护理？

（一）原发型肺结核

【概述】

原发型肺结核（primary pulmonary tuberculosis）是结核杆菌初次侵入人体后发生的原发感染。是小儿肺结核的主要类型，包括原发综合征和支气管淋巴结结核，此型吸收较快，预后一般较好。但亦可进展，导致干酪性肺炎、结核性胸膜炎，或恶化血行播散致急性粟粒型结核或结核性脑膜炎。

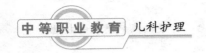

【病因与发病机制】

结核杆菌吸入肺，常在肺形成原发病灶。其基本病变是渗出、增殖与坏死。渗出性病变以炎性细胞、单核细胞和纤维蛋白为主要成分；增殖性改变以结核结节和结核性肉芽肿为主；坏死的特征改变为干酪样病变。典型的原发综合征病变由 3 部分组成：肺部原发病灶、肿大的淋巴结和两者相连的发炎淋巴管。支气管淋巴结结核以胸腔内肿大的淋巴结为主。两者除 X 线表现不同外，在临床上难以区别，故两者并为一型，即原发型肺结核。

【临床表现】

1. 结核中毒症状　轻症可无症状，仅在 X 线检查时被发现。一般起病缓慢，可有低热、轻咳、食欲减退、消瘦、盗汗、疲乏等结核中毒症状。婴幼儿及症状较重者起病急，表现为突然高热，但一般情况尚好，与发热不相称，2～3 周后转为持续低热。

2. 呼吸系统症状　咳嗽、轻度呼吸困难等。

3. 淋巴结压迫症　若有淋巴结高度肿大，可产生压迫症状，出现类似百日咳样痉咳、喘鸣或声音嘶哑。

4. 过敏状态　部分患儿可有疱疹性结膜炎、结节性红斑或多发性、一过性关节炎等结核变态反应表现。

5. 体征　肺部体征不明显，与肺内病变不一致，浅表淋巴结无痛性肿大伴有粘连。婴儿可伴肝脾大。

6. 其他　体重不增、生长发育障碍等。

【辅助检查】

1. 胸部 X 线检查　是诊断小儿肺结核的重要方法。原发综合征 X 线胸片呈典型哑铃"双极影"；支气管淋巴结结核表现为淋巴结肿大，边缘模糊称炎症型，边缘清晰称结节型。

2. 结核菌素试验　呈强阳性或由阴性转为阳性。

3. 血沉　结核活动期血沉增快。

【治疗原则】

目的是杀灭病灶中的结核菌和防止血行播散。

1. 无明显自觉症状的原发型肺结核　选用标准化疗，每日服用异烟肼（INH）、利福平（RFP）和（或）乙胺丁醇（EMB），疗程 9～12 月。

2. 活动性原发型肺结核　宜采用直接督导下短程化疗（DOTS）。强化治疗阶段联用

3～4种杀菌剂：INH、RFP、PZA或SM，2～3个月后INH、RFP或EMB巩固维持治疗，常用方案为2HRZ/4HZ。

【护理评估】

1. 健康史　询问患儿是否接种过卡介苗，了解患儿有无与开放性肺结核病人密切接触史，生活环境和居住条件如何，近期是否患过其他急性传染病，如麻疹、水痘、百日咳等。是否有持续2周以上原因不明的发热，是否体弱多病，经常感冒。

2. 身体状况　评估有无结核中毒症状，有无结核过敏表现，评估淋巴结有无肿大、活动度等。评估生长发育情况。

3. 辅助检查　采集血标本及时送检并记录、分析化验结果，全面了解患儿病情，观察疾病进展情况。

4. 心理-社会状况　了解患儿生活习惯，居住环境，评估家长的心理状况，对本病病因、隔离方法、长期治疗等知识的了解程度和护理的认知程度，家庭经济承受能力及社会支持系统。

【护理诊断】

1. 营养失调：低于机体需要量　与食欲不振、消耗过多有关。

2. 活动无耐力　与结核杆菌感染有关。

3. 有传播感染的可能　与排出结核菌有关。

4. 知识缺乏　家长及患儿缺乏隔离、服药的知识。

5. 焦虑　与需要长期治疗、隔离有关。

【护理措施】

1. 一般护理

（1）饮食护理　结核病为慢性消耗性疾病，应给予高热量、高蛋白、高维生素、富含钙质的食物，如牛奶、鸡蛋、鱼、瘦肉、豆制品、新鲜水果和蔬菜等，以增强抵抗力，促进机体修复能力和病灶愈合。

（2）生活护理　居室空气要新鲜、阳光充足；有发热和中毒症状的小儿应卧床休息，减少体力消耗；保证充足睡眠；提供日常生活护理，满足患儿的基本需求。在病情稳定期仍应注意休息，但一般不强调绝对卧床休息。可进行适当活动，但应避免受凉而引起上呼吸道感染。肺结核患儿出汗多，应及时更换干燥的衣服。

2. 病情观察及并发症的监测

（1）病情观察并指导用药　异烟肼和利福平宜在晨起时顿服，用异烟肼加服维生素B_6

时，两者的服药时间要分开。不断评价用药的效果和副反应，观察患儿有无胃肠道反应和食欲的变化。使用链霉素的患儿要注意有无听神经损伤（如发呆）和视力减退或视野缺损、手足麻木、皮疹等；定期复查肝功能及尿常规。

（2）预防感染传播　结核患儿活动期应实行呼吸道隔离，对患儿呼吸道分泌物、痰杯、餐具等进行消毒隔离。避免与麻疹、百日咳等急性传染病患儿接触，以免加重病情。

3. 心理护理　结核病病程长，治疗用药时间长。幼儿常常对服药、打针产生恐惧，担心受到同龄小朋友的冷遇；年长儿常担心治病影响学习；家长担心疾病会威胁小儿生命和自身的经济承受力等。护士应多与患儿及家长沟通，了解他们的心理状态，介绍病情及用药情况，让他们消除顾虑，树立战胜疾病的信心。

4. 健康指导

（1）向家长讲明本病是慢性病，药物治疗和护理需要家长配合。

（2）积极防治各种急性传染病，如麻疹、百日咳等，防止结核病情恶化。

（3）对活动性原发型肺结核患儿需采取呼吸道隔离措施，对患儿呼吸道分泌物和用具进行消毒处理。如餐具放在消毒锅内煮沸消毒 30 分钟。

（4）指导家长做好患儿的日常生活护理和饮食护理。

（5）告知家长，结核病程长，坚持全程正规服药是治愈结核病的关键。在化疗期间应密切观察药物的副反应。一旦发生毒副反应立即就诊。

（6）定期复查，了解治疗效果和药物使用情况，以便酌情调整治疗方案。

（二）急性粟粒型肺结核

【概述】

急性粟粒型肺结核（acute miliary tuberculosis of the lungs）或称急性血行播散型肺结核，常是原发性综合征发展的结果。是由于胸腔内淋巴结或原发灶内大量结核菌进入血液引起，多见于婴幼儿初染后 3 ～ 6 个月以内。本病早期发现及时治疗预后良好，伴结核性脑膜炎时，预后较差。

【病因与发病机制】

原发灶或胸腔内淋巴结干酪坏死病变破坏血管，致大量结核菌进入肺动脉引起粟粒型肺结核。如结核菌进入肺静脉经血行或经淋巴播散至全身引起急性全身性粟粒型结核病，可累及肺、脑、脑膜、肝、脾、腹膜、肠、肠系膜淋巴结、肾、肾上腺及心脏等。

【流行病学】

1. 传染源　开放性肺结核患者是主要传染源。

2.传播途径　血行播散。

3.易感人群　婴幼儿多见。

4.流行季节　四季均可发病，但以冬、春季为多见。

【辅助检查】

1.胸部 X 线片　对诊断起决定性作用，多于发病 2 周后 X 线检查可见两肺均匀对称、大小一致的粟粒状阴影，密布于两侧肺野。

2.结核菌素试验　呈强阳性，或由阴性转为阳性，重症患儿结核菌素试验可呈假阴性。

【临床表现】

患儿起病急，有高热和严重中毒症状，如盗汗、食欲减退、面色苍白、咳嗽、呼吸急促、紫绀等症状，颇似肺炎；多数患儿同时有结核性脑膜炎症状。肺部体征多不明显，病程晚期或可闻及细湿罗音。全身浅表淋巴结和肝脾肿大。少数患儿皮肤可见粟粒疹。眼底检查脉络膜上可见结核结节，多见于视网膜中心动脉分支周围。6 个月以下婴儿患粟粒型肺结核的特点为病情重而不典型，累及器官多，特别是伴发结核性脑膜炎者居多。病程进展快，病死率高。检查常缺少明显体征，临床表现与 X 线检查结果常不一致。

【治疗原则】

早期抗结核治疗非常重要。目前主张分两阶段进行化疗，即强化治疗阶段和维持治疗阶段。此方案可提高疗效。在强化治疗阶段，即给予强有力的四联杀菌药物如 INH、RFP、SM 及 PZA。总疗程 1 年半以上。

伴中毒症状、呼吸困难和结核性脑膜炎时，在应用足量抗结核药物的同时，可加用肾上腺皮质激素，如泼尼松 $1 \sim 2mg/$（$kg \cdot d$）。疗程 $1 \sim 2$ 个月。

【护理评估】

1.健康史　注意询问患儿有无原发肺结核病史，是否接种过卡介苗，生活环境和居住条件如何，近期是否患过麻疹、水痘、百日咳等急性传染病，有无结核中毒表现、佝偻病、过度疲劳等。

2.身体状况　评估患儿有无结核中毒症状，有无发热及热型，是否有结核过敏表现，肺部有无湿性罗音，有无肝、脾、浅表淋巴结肿大，皮肤有无粟粒疹等。

3.辅助检查　采集血、痰标本及时送检并记录、分析化验结果，全面了解患儿病情，观察疾病进展情况。

4.心理－社会状况　评估患儿及其家长的心理状况，家庭经济承受能力。了解家庭及社区居民对本病的认知程度、防治态度。

【护理诊断】

1. 体温过高　与结核感染中毒有关。
2. 气体交换受损　与肺部广泛粟粒结核病灶影响呼吸有关。
3. 营养失调：低于机体需要量　与长期结核中毒和消耗有关。

【护理措施】

1. 一般护理

（1）高热护理　观察体温变化，给予物理或药物降温处理，及时用毛巾擦汗和更换衣服。发作时卧床休息，保持安静和呼吸道通畅，必要时吸氧。小儿抵抗力差，严防受凉引起上呼吸道感染。

（2）饮食护理　给予高热量、高蛋白、高维生素、富含钙质的食物，以增强抵抗力，促进机体修复能力，使病灶愈合。指导家长为患儿选择每日的主、副食品种和量，尽量提供患儿喜爱的食品，注意食物的制作，以增加食欲。

2. 病情观察及并发症的监测　定时测体温、呼吸、脉搏及观察神志变化，如出现烦躁不安、头痛、呕吐、惊厥等脑膜炎症状及时通知医生，并积极配合抢救。

3. 心理护理　结核病病程长，用药时间长。幼儿常惧怕服药、打针，担心受到同龄小朋友的冷遇；年长儿担心学业受到影响；家长担心疾病威胁小儿生命和自身的经济承受力等。护理人员应多与患儿及家长沟通，了解心理状态，介绍病情及用药情况，使他们消除顾虑，树立战胜疾病的信心。

4. 健康指导　同原发型肺结核。

七、结核性脑膜炎

案例导入

李玲，女，2岁，因不规则发热3周，呕吐、间断抽搐1周入院。患儿3个月前患原发性肺结核，服用抗结核药1个月，症状好转后自行停药。今来医院就诊，查体：体温38.5℃，脉搏110次/分，呼吸30次/分，血压110/90mmHg，嗜睡，颈项强直，心肺未发现异常，脑膜刺激征（＋）。临床初步诊断是什么？如何进行护理？

【概述】

结核性脑膜炎（tuberculous meningitis）简称结脑，是结核菌侵犯脑膜所引起的炎症。

常为血行播散所致的全身性粟粒型结核病的一部分，是小儿结核病中最严重的类型。病死率较高，存活者亦可遗留后遗症，常在结核原发感染后1年以内，尤其3～6个月内最易发生。多发生于3岁以内的婴幼儿。

【病因与发病机制】

结脑为全身粟粒型结核的一部分，由于小儿血-脑脊液屏障功能差，中枢神经系统发育不成熟，免疫功能不完善，入侵的结核菌易经血行播散，由肺或骨结核等播散而来。亦可由颅内隐匿病灶破溃和邻近器官结核病灶直接蔓延，结核菌进入蛛网膜下腔及脑脊液中所致。其中婴幼儿以血行播散多见，年长儿以邻近器官结核病灶直接蔓延多见。

【流行病学】

参照粟粒型肺结核。

【临床表现】

本病多缓慢起病，婴儿骤起高热、惊厥，典型临床表现分3期。

1. 早期（前驱期） 1～2周。主要症状为性情改变、精神呆滞、喜哭、易怒、睡眠不安、双目凝视等，同时有低热、呕吐、便秘，年长儿可诉头痛，婴儿则表现为嗜睡或发育迟滞等。

2. 中期（脑膜刺激征期） 主要表现为：①颅内高压：1～2周，因颅内高压出现剧烈头痛、喷射性呕吐、嗜睡或惊厥，体温进一步增高。②脑膜刺激征（颈强直，克氏征、布氏征阳性）：是结脑最主要和常见的体征。幼婴则以前囟饱满为主。此期还可出现脑神经障碍，最常见者为面神经瘫痪（眼睑下垂、眼外斜、鼻唇沟消失等）。

3. 晚期（昏迷期） 1～3周，上述症状逐渐加重，由意识朦胧、半昏迷进入昏迷。频繁惊厥甚至可呈强直状态。患儿极度消瘦，明显出现水、盐代谢紊乱。最终死于脑疝导致的呼吸及血管运动中枢麻痹。

【辅助检查】

1. 脑脊液 压力增高，外观透明或呈毛玻璃样，静置12～24小时后，可有蜘蛛网状薄膜形成，取之涂片检查，可查到结核菌。白细胞总数（50～500）×10^9/L，淋巴细胞占0.70～0.80，糖和氯化物含量同时降低为结脑的典型改变，蛋白定量增加。一般为1.0～3.0g/L。脑脊液结核菌培养阳性即可确诊。

2. 胸部X线检查 85%结脑患儿的胸片有结核病改变，其中90%为活动性肺结核。

3. 结核菌素试验 结核菌素试验阳性对诊断很有帮助，但高达50%的结脑患儿结核菌素试验可呈阴性反应。

4. **抗结核抗体测定** PPD IgG、PPD IgM 抗体测定有助于早期诊断。

5. **眼底检查** 可见脉络膜上有粟粒状结节病变。

【治疗原则】

抓住抗结核治疗和降低颅内压两个重点环节。

1. **一般治疗** 卧床休息，精心护理，保证足够的热量，防止压疮，做好眼睛、口腔、皮肤护理等。

2. **抗结核治疗**

（1）强化治疗阶段 联合使用 INH、RFP、PZA 及 SM，疗程 3～4 个月。开始治疗的 1～2 周，将 INH 全日量的一半加入 10% 葡萄糖中静脉滴注，余量口服，待病情好转后改为全日量口服。

（2）巩固治疗阶段 继续应用 INH、RFP 或 EMB。RFP 或 EMB 9～12 个月。抗结核药物总疗程不少于 12 个月，或待脑脊液恢复正常后继续治疗 6 个月。

3. **降低颅内压** 可采取脱水、利尿、侧脑室穿刺引流、分流手术等。20% 甘露醇降颅压，应于 30 分钟内快速静脉注入。急性脑积水或慢性脑积水急性发作者，用药物降颅压无效或伴有脑疝者，应做引流术。

4. **糖皮质激素** 肾上腺皮质激素可迅速减轻结核中毒症状，抑制炎症渗出，改善毛细血管通透性，降低颅内压，且可减轻粘连和脑积水的发生。常用泼尼松，疗程 8～12 周。

5. **对症治疗** 抗惊厥、维持水、电解质平衡。

【护理评估】

1. **健康史** 预防接种史、结核病接触史、近期急性传染病史。曾经是否有结核病史、是否进行过治疗。有无早期性格改变及呕吐等。

2. **身体状况** 评估患儿生命体征、神志、囟门张力、有无脑膜刺激征及颅神经受损与瘫痪等。

3. **辅助检查** 采集痰、血标本及时送检并记录、分析化验结果，全面了解患儿病情，观察疾病进展情况。

4. **心理-社会状况** 评估患儿及家长情绪反应、对疾病的承受能力和配合程度，患儿有无焦虑，家庭应对能力如何，了解社区居民对本病的认知程度、防治态度。家长是否有来自社会公众方面的心理压力等。

【护理诊断】

1. 潜在并发症　颅内高压。

2. 有窒息的危险　与意识障碍、呕吐物吸入有关。

3. 有受伤的危险　与意识障碍、惊厥有关。

4. 营养失调：低于机体需要量　与摄入不足、消耗增多有关。

5. 有皮肤完整性受损的危险　与长期卧床、意识障碍有关。

6. 有感染的危险　与免疫力下降有关。

7. 焦虑　与病情危重、预后差有关。

【护理措施】

1. 一般护理

（1）安全护理　保证患儿安全，应在上下齿之间放置牙垫，以防舌咬伤；床边设置床栏，防止坠床，专人守护。

（2）饮食护理　给予患儿营养丰富、易消化的饮食，保证足够能量以增强机体的抵抗力。清醒患儿采取舒适体位并协助进食。对昏迷、不能吞咽者，可鼻饲和静脉补液，维持水、电解质平衡。

（3）生活护理　保持床铺清洁、平整。及时清理呕吐物和大小便，保持皮肤清洁、干燥。对昏迷及瘫痪患儿，每2小时翻身、拍背1次，以防止压疮和坠积性肺炎。对昏迷眼不能闭合者，可涂红霉素眼膏并用无菌纱布覆盖，保护角膜。每日清洁口腔2～3次，以免因呕吐致口腔不洁细菌繁殖或并发吸入性肺炎。

2. 病情观察及并发症的监测

（1）密切观察患儿体温、呼吸、脉搏、血压、神志、瞳孔大小和尿量，及早发现颅内高压或脑疝，以便及时采取急救措施。

（2）保持室内安静，避免一切不必要的刺激，治疗、护理操作尽量集中完成。

（3）治疗配合。按医嘱给予脱水剂、利尿剂、肾上腺皮质激素、抗结核药物等，注意液体的速度和药物的副反应。脱水剂、利尿剂应用后应注意有无脱水和电解质紊乱。①配合做好腰穿、侧脑室引流术。做好术后护理，颅内压高时腰椎穿刺应在使用脱水剂半小时后进行，腰椎穿刺后去枕平卧4～6小时，以防脑疝发生。②惊厥发作时，就地抢救，松解患儿衣领，去枕仰卧位，头偏向一侧，将舌向外牵拉，及时清除呼吸道分泌物及口腔内呕吐物，保持呼吸道通畅，有呼吸功能障碍时，给予吸氧，必要时进行人工辅助呼吸。按医嘱给予止惊药物。

（4）消毒隔离　大部分结脑患儿伴有肺部结核病灶，应采取呼吸道隔离措施。

3. 心理护理　结脑病情重、病程长，疾病和治疗给患儿带来不少痛苦。对患儿应和蔼可亲，关怀体贴，了解其心理需求，及时提供全身心的照顾。应加强与患儿家长的沟通，及时了解他们的心理状态，体会他们的感受，并给予耐心解释和心理上的支持，使其克服焦虑心理，配合治疗护理。

4. 健康指导

（1）自觉执行治疗计划，坚持全程、合理用药，并做好病情及药物毒副反应的观察，定期门诊复查。

（2）为患儿制订良好的生活制度，保证休息时间，适当进行户外活动。注意饮食，供给充足的营养。

（3）避免继续与开放性结核病人接触，以防重复感染。积极预防和治疗佝偻病、营养不良、贫血及各种急性传染病，防止疾病复发。

（4）对留有后遗症的患儿，指导家长进行功能锻炼，帮助肢体功能恢复，防止肌肉挛缩。对失语和智力低下者，进行语言训练和特殊教育。

复习思考

1. 关于麻疹的描述错误的是（　　　）

　　A. 经消化道传播　　　　　B. 病人是唯一传染源　　　　C. 好发于冬春季节

　　D. 人群普遍易感　　　　　E. 愈后获终生免疫

2. 中毒型细菌性痢疾的典型大便性状为（　　　）

　　A. 果酱样　　　　　　　　B. 米汤样　　　　　　　　　C. 血水样

　　D. 黏液脓血样　　　　　　E. 蛋花汤样

（3～5题共用题干）

女，7岁，发热1天，皮疹半日。查体：体温38.9℃，脉搏99次/分，呼吸25次/分，精神、面色尚可，头面部及躯干有散在的红色斑丘疹和疱疹，咽部轻度充血。

3. 患儿最可能的诊断是（　　　）

　　A. 流行性脑脊髓膜炎　　　B. 斑疹伤寒　　　　　　　　C. 幼儿急疹

　　D. 伤寒　　　　　　　　　E. 水痘

4. 向患儿家长解释该患儿隔离期为（　　　）

　　A. 至出疹后1周　　　　　B. 至出疹后2周　　　　　　C. 至出疹开始结痂

　　D. 至皮疹全部结痂　　　　E. 至皮疹全部消退

5. 对该患儿宜采取的主要隔离措施是（　　　）

　　A. 呼吸道隔离　　　　　　B. 消化道隔离　　　　　　　C. 床边隔离

　　D. 严密隔离　　　　　　　E. 家庭隔离

扫一扫，知答案

实践十八 小儿常见传染病的病情观察、隔离、消毒及护理

【目的】

通过实训、情景模拟和临床见习，熟练掌握小儿常见传染病的病情观察、隔离、消毒及护理，学会按照护理程序对传染病患儿实施整体护理。

【准备】

1. 医院见习 医院儿科病房或传染病院儿科病房、社区卫生服务中心。

（1）患儿 提前与所见习的医疗机构联系好常见传染病患儿（如麻疹、猩红热等），并向患儿及其家长做好解释工作，取得配合。

（2）学生 预习小儿常见传染病的相关知识，按护士标准着装整齐，准备好见习必备物品。

2. 示教室情景模拟

（1）物品准备 血压计、听诊器、温度计、体重计、记录本、笔等。

（2）示教室准备 多功能模拟病房、多媒体教学设备、典型案例等。

（3）患儿准备 学生模拟。

【方法与过程】

1. 医院见习 医院儿科病房或传染病院儿科病房、社区卫生服务中心。

（1）由带教老师组织到见习医疗机构收集小儿常见传染病的病例，每5～6名学生为一小组，每组1名患儿，进行床旁对患儿护理评估及心理护理。

（2）课后分小组讨论患儿的护理问题及护理措施。

（3）带教老师集中讲解见习疾病的护理评估、护理问题及护理措施，并进行相关临床操作。

2. 示教室情景模拟

（1）临床病例 患儿，男，8岁。因发热、咽痛、1天前全身出现皮疹而入院。患儿高热病容，体温39.6℃，全身皮肤充血，且见小点状红色斑疹，有的融合成片，压之褪色，有瘙痒感，舌乳头色红增大，似杨梅状。咽部充血，扁桃体Ⅰ度肿大，表面有散在的白点。经医生诊断，该患儿患了猩红热。

（2）情景模拟对该患儿的整体护理。包括对该患儿的护理评估、生命体征的测量、心

理护理、日常护理、病情观察及健康教育等。

（3）分组讨论　针对情景模拟评论模拟病人对疾病描述是否准确、全面，护士对患儿的护理评估是否完善、护理措施是否得当，并提出自己的建议。

（4）带教老师总结，纠正错误，补充不足，回答疑问。

【小结】

1.带教老师对本次实践课进行汇总和小结。

2.评估学生医院见习情况及情景模拟的表现，评价学生对知识的掌握程度及处理问题的能力。

3.布置作业：写出该临床病例护理计划。

4.带教老师填写《儿科护理》综合技能考核评分表。

扫一扫，看课件

模块十八

常见急症患儿的护理

项目一　小儿惊厥

【学习目标】

1. 掌握小儿惊厥的临床表现、护理诊断和护理措施。
2. 熟悉小儿惊厥的病因及治疗原则。
3. 了解小儿惊厥的发病机制及辅助检查。
4. 学会对小儿惊厥实施正确的应急护理。

案例导入

患儿，女，7个月。发热、流涕、咳嗽1天。两小时前突然抽搐、颈项强直、双眼上视、烦躁、呕吐。查体：体温40.8℃，呼吸42次/分，脉搏141次/分，发育正常，营养良好，经做CT、脑电图检查无异常。请问：患儿抽搐的主要原因是什么？针对患儿出现的症状，应采取哪些护理措施？对患儿家长进行健康教育的内容有哪些？

【概述】

惊厥（convulsion）是指全身或局部骨骼肌突然发生的不自主收缩，常伴有意识障碍，是儿科较常见的急症。小儿惊厥的发生率是成人的10～15倍，尤以婴幼儿多见。

【病因与发病机制】

引起小儿惊厥的病因可分为感染性和非感染性两大类。①感染性因素：主要由颅内感染和颅外感染所致，颅内感染见于各种病原体引起的脑膜炎、脑炎及脑脓肿等；颅外感染见于各种感染造成的高热惊厥和中毒性脑病。②非感染性因素：主要由颅内疾病和颅外疾病所致，颅内疾病见于原发性癫痫、颅脑占位性病变、损伤、脑血管畸形等；颅外疾病见于代谢性疾病（低血钙、低血糖、脱水等）、缺氧缺血性脑病（如窒息、溺水、心肺严重疾病等）、中毒、阿－斯综合征、脑栓塞、高血压脑病及尿毒症等。

【临床表现】

惊厥典型表现为突然意识丧失，头向后仰，面部、四肢肌肉呈强直性或阵挛性抽搐，眼球固定、上翻、凝视或斜视，口吐白沫，牙关紧闭，面色青紫，严重者出现颈项强直、角弓反张；新生儿及小婴儿惊厥不典型，以微小发作多见，如呼吸暂停、两眼凝视、反复眨眼或咀嚼动作、一侧肢体抽动等；部分患儿有大小便失禁。发作大多在数秒钟或几分钟内自行停止，严重者可持续数十分钟或反复发作，抽搐停止后多入睡。病因不同惊厥状态亦不同。

（1）惊厥持续状态　惊厥发作持续 30 分钟以上或两次发作间歇期间意识不能恢复者称惊厥持续状态，是惊厥危重型，多见于癫痫大发作。由于惊厥时间长，可引起缺氧性脑损害、脑水肿甚至死亡。

（2）热性惊厥　是指小儿在 6 个月～3 岁期间，单纯由发热诱发的惊厥。是小儿惊厥常见的原因，多见于急性上呼吸道感染初期，当体温骤升至 38.5～40℃时，突然发生惊厥。根据发作特点和预后分为两型。

1）单纯性热性惊厥（又称典型热性惊厥）：占热性惊厥的 80%，多为全身性大发作；首次发作年龄在 4 个月～3 岁，最后复发不超过 6～7 岁；先发热后惊厥，惊厥多发生于发热 24 小时内；发作时间短暂，大多数在 5~10 分钟内，发作后意识恢复快，没有神经系统异常体征；一次热程中仅有 1～2 次发作；热退后 1 周脑电图恢复正常；有遗传倾向。

2）复杂性热性惊厥（又称非典型性热性惊厥）：约占热性惊厥的 20%，呈局灶性或不对称性发作；初次发作年龄可小于 6 个月或 6 岁以上；体温不太高时即可出现惊厥；惊厥发作持续 15 分钟以上；24 小时内反复发作≥2 次；反复频繁发作，累积发作总数 5 次以上；有高热惊厥家族史。

高热惊厥多数患儿随着年龄增长而停止发作，2%~7% 转变为癫痫，危险因素为：原有神经系统发育异常；有癫痫家族史；首次发作有复杂性高热惊厥的表现。

（3）低钙血症　多见于 4 个月～3 岁的婴幼儿，好发于冬末春初，表现为突然发作、双眼球上翻、面肌颤动、四肢抽搐、意识丧失，或表现为手足搐搦、喉痉挛，一般不发热，抽搐发作后患儿常能正常进食。血清钙 < 1.75mmol/L，游离钙 < 1mmol/L。

（4）其他原因引起的惊厥　如颅内感染者常有颅内压增高，精神、神志改变及神经系统阳性体征，脑脊液检查常异常；颅内出血、缺氧缺血性脑病、脑外伤等引起的惊厥除神经系统的症状及体征外，可有窒息或外伤史，头颅 CT、B 超、脑电图检查异常等。

患儿发作时可造成机体受伤，如出牙的患儿可因咀嚼肌痉挛抽搐发生舌体咬伤；抽搐时双手握拳指甲可将手心皮肤损伤；肢体抽动摩擦可造成腋下等处皮肤损伤；抽搐时约束肢体不当造成的骨折或脱臼，也可发生各种意外伤害如摔伤、烧伤、溺水等。

【辅助检查】

1.常规检查　有选择地做血、尿、粪常规检查，血生化检查（血糖、血钙、血钠、血尿素氮等）。

2.脑脊液检查　主要鉴别有无颅内感染、出血。

3.眼底检查　视网膜下出血提示颅内出血，视乳头水肿提示颅内高压。

4.其他检查　如脑电图、颅脑 B 超、颅脑 CT、磁共振成像等检查，以明确原发病因。

【治疗原则】

惊厥发作时首要处理措施是迅速控制惊厥，若缺乏急救药品时可针刺人中、百会、十宣、合谷等穴止惊；有条件者可应用止惊药物，首选地西泮，其次是苯妥英钠、苯巴比妥、10% 水合氯醛等，以解除肌肉痉挛，防止因缺氧引发脑水肿。消除病因是控制惊厥的根本措施。

【护理评估】

1.健康史　询问起病情况，有无明显的病因及诱因，患儿是否有发热、缺钙、中毒、外伤等情况。询问有无惊厥史，既往发作的频率及时间。评估患儿出生史、喂养史、感染及传染病史、既往发作史、家族史等。对已诊断为癫痫的患儿，应了解其抗癫痫药物的使用情况。

2.身体评估　观察患儿目前神志、精神状态、颜面水肿情况、尿色和尿量等；测量患儿生命体征及体重；检查心、肺、肝脏等情况。

3.辅助检查　采集血、尿、粪标本及时送检并记录、分析化验结果，全面了解患儿病情，观察疾病进展情况。

4.心理 – 社会状况　惊厥患儿的心理改变主要表现在发作后，如年长的癫痫患儿在醒来时可产生失控感、自卑、恐惧等心理，担心再次发作而长时间处于紧张状态。患儿家长恐惧较为突出，因知识缺乏，面对抽搐的患儿非常紧张，多表现为惊慌失措，并采取错误的处置方式如大声喊叫、摇晃患儿等。缓解期担心惊厥再次发生及害怕疾病预后差，长期焦虑，盲目求医。有反复发作史的患儿家长易出现对患儿过度呵护，使患儿养成不良性格。同龄儿因恐惧不愿与其交往，患儿产生孤独、压抑心理。

【护理诊断】

1.潜在并发症　窒息、受伤、颅内压增高等。

2.体温过高　与感染或惊厥持续状态有关。

【护理目标】

患儿惊厥被控制，呼吸道通畅。抽搐发作时不发生损伤。患儿体温逐渐降低并保持正常，无脑损伤、脑水肿发生，或发生时能被及时发现并处理。患儿家长的情绪稳定。

【护理措施】

1.一般护理

（1）保持安静，禁止一切不必要的刺激，治疗、护理尽量集中进行。

（2）注意安全，加强监护。对有可能发生皮肤损伤的患儿，应将纱布放在患儿的手中或腋下，防止皮肤摩擦受损；对已出牙的患儿，在上、下齿之间放置牙垫，防止舌咬伤。床边应设置防护床栏，防止坠床，将床上的一切硬物移开，以免造成伤害。若患儿发作时倒在地上，应就地抢救，及时移开可能伤害患儿的一切物品，切勿用力牵拉或按压患儿肢体，以免骨折或脱臼。对可能再次发生惊厥的患儿要有专人守护，以防患儿发作时受伤。

2.病情观察及并发症的监测

（1）生命体征的观察　加强巡视，注意患儿体温、脉搏、呼吸、血压、瞳孔及神志改变。发现异常及时向医生报告，积极配合抢救。高热患儿要卧床休息，每4小时测体温一次，体温骤升或骤降时随时测量并记录；及时采取降温措施：物理降温，如打开包被、冷水毛巾湿敷额部、温水擦浴、酒精擦浴等，必要时按医嘱采用药物降温；观察降温过程中有无虚脱表现，如面色苍白、大量出汗等，出现虚脱时应立即处理；保持口腔及皮肤清洁。根据病情鼓励患儿多饮水，进食高热量、高蛋白、高维生素、易消化的流质或半流质；降温后出汗较多者，应及时更换衣服及被褥，防止受凉。

（2）控制惊厥，保持呼吸道通畅

①惊厥发作时不要搬运，应就地抢救，立即松开患儿衣扣，去枕平卧，头偏向一侧，及时清除呼吸道内分泌物及口腔呕吐物，保持呼吸道通畅。

②保持安静，禁止一切不必要的刺激，治疗、护理尽量集中进行。

③预防并监测并发症　及时给予氧气吸入，以减轻缺氧性脑损伤。密切观察病情变化，注意患儿的生命体征变化。如发现患儿异常应及时报告医生，以便采取紧急抢救措施。

3. **心理护理** 关心体贴患儿，操作熟练准确，以取得患儿及家长的信任，使家长和患儿消除恐惧心理，主动配合治疗。

4. **健康指导**

（1）缓解心理压力 根据患儿及家长的接受能力选择适当的方式向他们讲解惊厥的有关知识。让家长明白惊厥经急救停止发作后，还应继续彻底地进行病因治疗，以防止惊厥复发。

（2）指导家长掌握惊厥发作时的应对措施。如发作时要就地抢救，指压人中穴，保持安静，不能摇晃或抱着患儿往医院跑，以免加重惊厥，造成机体损伤。应在发作缓解时迅速将患儿送往医院查明原因，防止再发作。

（3）对高热惊厥的患儿应向家长说明高热惊厥发作易于缓解，但以后也容易复发，及时控制体温是预防惊厥的关键措施，告诉家长在患儿发热时进行物理降温和药物降温的方法。

（4）对原有癫痫的患儿，要说明擅自停药的危害性。应按时服药，不能随便停药，以免诱发或加重惊厥，并嘱咐患儿避免到危险的地方及易受伤的环境中，以防发作时出现危险。同时强调定期门诊随访的重要性，根据病情及时调整药物。

（5）对惊厥发作持续时间较长或反复发作的患儿，应嘱咐家长生活中观察患儿有无耳聋、肢体活动障碍、智力低下等神经系统后遗症。

（6）指导家长正确对待患儿，防止因过度呵护影响其心理正常发展。对年长患儿，在发作后尽量将其安置在单人房间，醒来时会感觉到隐私被保护，避免失控感及产生自卑心理。

复习思考

1. 引起高热惊厥最常见的病因是（ ）

  A. 上呼吸道感染   B. 支气管肺炎   C. 化脓性脑膜炎

  D. 细菌性肠炎   E. 泌尿系统感染

2. 小儿抗惊厥的首选药物为（ ）

  A. 地西泮   B. 苯妥英钠   C. 苯巴比妥钠

  D. 副醛   E. 水合氯醛

（3～5题共用题干）

亮亮，男，2岁。因"发热1天，抽搐1次"入院。入院时患儿呈急性热病容，神志清楚，咽红，扁桃体Ⅱ度肿大，心、肺（一）；体温38.7℃，脉搏100次/分，呼吸32

次/分。

    3. 该患儿最可能的医疗诊断是（　　　）

      A. 惊厥　　　　　　　　　B. 癫痫　　　　　　　　　C. 颅内出血

      D. 上呼吸道感染　　　　　E. 咽炎

    4. 该患儿最主要的护理诊断是（　　　）

      A. 体温过高　与感染有关

      B. 潜在并发症　窒息、受伤、颅内压增高

      C. 急性意识障碍　与惊厥发作有关

      D. 焦虑　与原发疾病有关

      E. 恐惧　与惊厥发作有关

    5. 护理该患儿首要的护理措施是（　　　）

      A. 迅速止惊，防止窒息　　B. 防止外伤　　　　　　　C. 体温过高的护理

      D. 密切观察病情变化　　　E. 心理护理

项目二　充血性心力衰竭

【学习目标】

  1. 掌握充血性心力衰竭的症状与体征；护理要点及措施。

  2. 熟悉充血性心力衰竭的治疗要点。

  3. 了解充血性心力衰竭的病因病理。

  4. 学会对急症患儿实施正确的应急护理。

案例导入

    患儿，男，11个月，患先天性心脏病。因"咳嗽7天、呼吸困难1天"入院。患儿7天前无明显诱因出现咳嗽、喉中痰鸣，在家服药后不见好转。1天来咳嗽加重，出现呼吸急促，面色发绀，鼻翼扇动，口唇发绀。查体：体温37.8℃，脉搏178次/分，呼吸78次/分，血压70/50mmHg。双肺呼吸音粗，心音低钝，可闻及吹风样杂音。双下肢无水肿。初步诊断为心衰。请问：患儿目前的主要护理问题是什么？针对患儿出现的症状，应采取哪些护理措施？应从哪些方面对患儿家长进行健康教育？

【概述】

充血性心力衰竭（congestive heart failure，CHF）简称心衰，是指由于某种原因引起心肌收缩力下降，致心排出量不能满足机体代谢的需要，组织、器官血液灌流不足，同时出现肺循环和（或）体循环瘀血的一种临床综合征。充血性心力衰竭是小儿常见的危重急症之一。

小儿心力衰竭以 1 岁以内小儿发病率最高，其中尤以先天性心脏病引起者最多见。也可继发于缺血性心脏病或原发性心肌病变所引起的心肌收缩障碍，常见有：病毒性或中毒性心肌炎、川崎病、心肌病、心内膜弹力纤维增生症等。儿童时期以风湿性心脏病和急性肾炎所致心衰最为多见。另外，贫血、营养不良、电解质紊乱、严重感染、心律失常和心脏负荷过重等都是儿童心衰发生的诱因。

【病因与发病机制】

小儿时期心衰多发生于心脏疾病，以先天性心脏病多见，其他如病毒性心肌炎、风湿性心脏病、重症肺炎等，并且在 1 岁内发病率最高。呼吸道感染、心律失常、营养不良、输液过多或过快等均可诱发心衰的发生。

【临床表现】

患儿突然出现严重的呼吸困难伴窒息感，端坐呼吸、烦躁不安、面色苍白、大汗淋漓及皮肤湿冷，并频繁咳嗽，咳大量粉红色泡沫痰。呼吸频率常达 60 次 / 分以上，呼吸形式异常，心率＞ 160 次 / 分，心尖部可闻及舒张期奔马律，双肺满布湿罗音及哮鸣音。严重者出现心源性休克甚至死亡。年长儿表现与成人相似，主要表现：

1. 心排血量不足　乏力、食欲减低、劳累后气急、心率增快，呼吸浅快等。

2. 体循环瘀血　颈静脉怒张、肝肿大、压痛、肝颈静脉回流征阳性、少尿和水肿等。

3. 肺循环瘀血　呼吸困难、气促、咳嗽、端坐呼吸、肺底部可闻及湿性罗音，心脏听诊除原有疾病产生的心脏杂音和异常心音外，常可听到心尖区第一心音减低和奔马律。婴幼儿心衰常出现喂养困难、烦躁多汗、哭闹低弱，肺部可闻及干罗音或哮鸣音，肝脏呈进行性增大。浮肿首先见于颜面、眼睑等部位，严重时鼻唇三角区呈现青紫。但颈静脉怒张、肺底部湿性罗音和水肿等体征不明显。

4. 心力衰竭临床诊断指标　安静时心率增快，婴儿＞ 180 次 / 分，幼儿＞ 160 次 / 分，不能用发热或缺氧解释；呼吸困难、青紫突然加重，安静时呼吸达 60 次 / 分以上；肝大，达肋下 3cm 以上或短时间内较前增大；心音明显低钝或出现奔马律；突然出现烦躁不安、面色苍白或发灰，不能用原发病解释；尿少、下肢水肿，排除营养不良、肾炎、维生素缺乏等原因所致。

【辅助检查】

1. 胸部 X 线检查　心影多呈普遍性扩大，搏动减弱，肺纹理增多，肺野瘀血。

2. 心电图检查　不能表明有无心力衰竭，但有助于病因诊断及指导用药（洋地黄）。

3. 超声心动图检查　可见心室和心房扩大，心室收缩时间延长，射血分数降低。

【治疗原则】

去除病因，改善心功能，消除水、钠潴留、降低氧的消耗和纠正代谢紊乱。

（1）镇静　烦躁、哭闹患儿可适当给予镇静剂，呼吸困难患儿给予吸氧；安置半卧床休息，以减轻心脏的负担。

（2）洋地黄类药物　适用于快速心房颤动或已知有心脏增大伴左心室收缩功能不全的患儿。地高辛为小儿时期最常用的洋地黄制剂（毛花苷 K、毛花苷 C）。

（3）利尿剂　遵医嘱静脉注射氢氯噻嗪、呋塞米和依他尼酸，观察尿量和血压变化。

（4）扩张血管剂　遵医嘱应用硝普钠（1 ～ 8μg/kg.min）、酚妥拉明（0.1 ～ 0.3mg/kg），降低心肌耗氧量，增加心输出量。

（5）血管紧张素转化酶抑制剂　如卡托普利、依那普利等。

【护理评估】

1. 健康史　评估患儿是否患有先天性心脏病以及病毒性或中毒性心肌炎、川崎病、心肌病、心内膜弹力纤维增生症等；有无急性感染、严重心律失常、贫血、营养不良、电解质紊乱或静脉输液过多过快等诱发因素。

2. 身体评估　观察患儿目前神志、精神状态等；测量患儿生命体征及体重；检查心、肺、肝脏等情况。

3. 辅助检查　监测心脏功能的各项指标，全面了解患儿病情，观察疾病进展情况。

4. 心理 – 社会状况　因病情突然加重及严重呼吸困难，患儿出现烦躁不安、恐惧，甚至有濒死感。抢救气氛紧张加之患儿及家长不熟悉监护室环境，会加重恐惧心理。

【护理诊断】

1. 心输出量减少　与心肌收缩力降低有关。

2. 气体交换受损　与肺循环瘀血有关。

3. 体液过多　与心功能下降，微循环瘀血，肾灌注不足，排尿减少有关。

4. 活动无耐力　与组织灌注不足及瘀血致缺氧有关。

【护理目标】

心功能恢复，心排出量能满足机体的代谢需要；水肿、呼吸困难等均得到改善；用洋地黄治疗期间不出现中毒反应；家长了解该病的病因、治疗、预后等，能积极配合医护人员。

【护理措施】

1. 一般护理

（1）休息　以减轻心脏负荷，床头抬高 15°～ 30°，有明显左心衰竭时，置患儿于半卧位或坐位，双腿下垂，以减少回心血量，减轻心脏负荷；治疗护理集中进行，尽量避免患儿烦躁、哭闹及各种不良刺激，必要时可适当用镇静剂。根据心衰程度合理安排休息和活动，心功能 I 期可起床在室内轻微活动；心功能不全 II 期限制活动，延长卧床时间；心功能不全 III 期绝对卧床，以后随着心功能恢复逐渐增加活动量。

（2）保持大便通畅　鼓励患儿多进食蔬菜水果，避免用力大便，必要时给予开塞露通便。

（3）限制水钠摄入　低盐饮食，每日不超过 0.5 ～ 1g。每日液体量控制在 60 ～ 80mL/kg 以下，输入速度宜慢，以每小时 < 5mL/kg 为宜。

2. 病情观察及并发症的监测

（1）生命体征的观察　定时测量呼吸、血压、脉搏，注意心律、心率的变化，必要时持续心电监护和监测电解质的变化，详细记录出入量，如出现血压下降、四肢厥冷、意识障碍等休克表现时，及时报告医生，配合抢救。呼吸困难、发绀、低氧血症者给予吸氧。如急性肺水肿患儿吸氧时，湿化瓶内加入 20% ～ 30% 乙醇，每次 10 ～ 20 分钟，间歇吸入，必要时重复 1 ～ 2 次，以降低肺泡表面张力，改善气体交换。

（2）观察用药效果和不良反应　洋地黄治疗量和中毒量接近，易发生洋地黄中毒。因此应用时要特别注意给药方法和药物的剂量，密切观察洋地黄的中毒症状。

①用药前需了解患儿心肾功能，是否使用利尿剂，有无电解质紊乱。注意按时服药，剂量应准确。当新生儿心率 < 120 次 / 分，婴儿 < 100 次 / 分，幼儿 < 80 次 / 分，学龄儿 < 60 次 / 分时应立即停药，并报告医生。②达到疗效的主要指标是心率减慢、肝脏缩小、气促改善、尿量增多、安静、情绪好转，食欲好转。使用洋地黄后，心力衰竭未见减轻反而加重，应仔细寻找原因，并同医生联系，及时采取相应措施。③记录用药时间、剂量、患儿反应及全身情况，观察药物毒性反应。小儿洋地黄中毒最常见的表现是：心律失常，如房室传导阻滞、期前收缩、阵发性心动过速，心动过缓；胃肠道反应，有食欲不振、恶心、呕吐；神经系统症状，如嗜睡、头晕、色视等。如出现此类毒性症状，应先停服洋地

黄，通知医生采取相应措施；钙剂与洋地黄制剂有协同作用，应避免同时使用，如需要使用至少间隔 4 ～ 6 小时。

3. 心理护理　向患儿及家长介绍监护室的环境、疾病的知识及使用监测设备的必要性；鼓励家长说出内心感受，分析产生恐惧的原因。医护人员在抢救时应保持镇静自若，忙而不乱，使患儿及家长产生信任感和安全感。

4. 健康指导

（1）宣教有关疾病的防治与急救知识。

（2）鼓励患儿积极治疗原发病，避免诱因，如感染、劳累、情绪激动等。

（3）指导患儿家长在静脉输液前告知护士孩子有心脏病病史，以便静脉输液时控制输液的量和速度。应用利尿剂期间应补充含钾丰富的食物，如香蕉、橘子、绿叶蔬菜等。

（4）出院指导：适当安排休息，避免情绪激动和过度活动；注意营养，少量多餐，耐心喂养；根据气候变化及时增减衣服；向家长详细介绍所用药物名称、剂量、给药时间和方法，并使其掌握疗效和不良反应，出现不良反应时应及时就医；定期复查，如有异常应及时就诊。

复习思考

1. 心力衰竭患儿的饮食，下列哪项不妥（　　　　）

　　A. 低盐　　　　　　　　B. 高热量　　　　　　　C. 富含维生素

　　D. 适量纤维素　　　　　E. 少量多餐

2. 洋地黄类药物中毒常出现（　　　　）

　　A. 体温升高　　　　　　B. 呼吸减慢　　　　　　C. 心律失常

　　D. 血压升高　　　　　　E. 心脏杂音

（3 ～ 5 题共用题干）

患儿，10 个月，支气管肺炎，晚上突然烦躁不安，呼吸困难。查体：呼吸 80 次 / 分，心率 192 次 / 分，心音低钝，奔马律，两肺细水泡音，肝大。

3. 考虑该患儿最可能出现的情况是（　　　　）

　　A. 急性心力衰竭　　　　B. 脓胸　　　　　　　　C. 肺气肿

　　D. 支气管肺炎　　　　　E. 毛细支气管炎

4. 根据病情变化，应采取的最主要的护理措施是（　　　　）

　　A. 半卧位　　　　　　　B. 平卧位　　　　　　　C. 控制感染加剧

　　D. 补充足够的液体　　　E. 供给充足的蛋白

5. 如果该患儿出现了心跳呼吸骤停，应立即采用什么措施（　　　）

A. 吸氧　　　　　　　B. 吸痰　　　　　　　C. 心肺复苏

D. 输液　　　　　　　E. 输血

项目三　急性呼吸衰竭

【学习目标】

1. 掌握急性呼吸衰竭患儿的症状、体征与护理措施。

2. 熟悉急性呼吸衰竭患儿的治疗要点。

3. 了解急性呼吸衰竭患儿的病因病理。

4. 学会对急症患儿实施正确的应急护理。

📚 **案例导入**

患儿，男，4个月。因咳嗽、咳痰2天、气急伴发绀2小时入院，查体：体温38.7℃，呼吸50次/分，伴有鼻翼扇动、三凹征、呼气性呻吟。心率160次/分，心音有力。请问患儿可能出现了什么疾病？

【概述】

急性呼吸衰竭（acute respiratory failure ARF）是由于呼吸功能异常使肺通气和换气功能障碍，导致动脉血氧下降和二氧化碳潴留，并由此引起生命器官功能障碍的临床综合征。急性呼吸衰竭的病因很多，小儿以呼吸道疾病多见，其次是神经肌肉疾病。呼吸衰竭的基本病理生理变化为低氧血症和高碳酸血症。

【病因与发病机制】

1. 中枢性呼吸衰竭　由呼吸中枢病变引起，如颅内感染、颅内出血、脑损伤、肿瘤、颅内压增高等。各种中毒引起，如吗啡、巴比妥等药物中毒；重度酸中毒；一氧化碳中毒等。

2. 周围性呼吸衰竭　由呼吸器官或呼吸肌的病变引起，如急性喉炎、气管异物、肺炎、哮喘、肺水肿、肺不张、呼吸窘迫综合征、脊髓灰质炎伴呼吸肌麻痹、重症肌无力等。

【临床表现】

1. 呼吸系统　早期呼吸增快，可达 40 ～ 60 次 / 分以上，伴有鼻翼扇动、三凹征、呼气性呻吟。后期呼吸变浅、变慢、不规则，出现点头样呼吸、双吸气、下颌呼吸。肺部呼吸音减低或有干、湿罗音。中枢性呼吸衰竭主要表现为呼吸节律和频率的改变，如快慢深浅不匀，可呈潮式呼吸、抽泣样呼吸、双吸气甚至出现呼吸暂停等。

2. 心血管系统　缺氧早期心率加快、心音有力、心排出量增加、血压上升。晚期心率减慢、血压下降、心律失常、脉搏细弱，并可发生心力衰竭、休克。

3. 神经系统　早期兴奋、烦躁、易激惹，以后转入精神委靡、反应差、神志淡漠、嗜睡、意识障碍，甚至昏迷、惊厥等。

4. 消化系统　可出现腹胀、肠麻痹，消化道出血，吐咖啡样液体。

5. 其他　缺氧严重者可出现发绀，以口唇、四周及甲床等处较为明显，但在严重贫血（Hb < 50g/L）时可不出现发绀。尿量减少，肾功能不全及代谢紊乱如酸中毒、低钠、高钾血症等。

【辅助检查】

I 型呼吸衰竭，即低氧血症呼吸衰竭，氧分压（PaO_2）≤ 50mmHg，二氧化碳分压（$PaCO_2$）正常，见于呼吸衰竭早期和轻症者；Ⅱ型呼吸衰竭，即低氧血症和高碳酸血症呼吸衰竭，氧分压（PaO_2）≤ 50mmHg，二氧化碳分压（$PaCO_2$）≥ 50mmHg。

【治疗原则】

合理用氧，改善呼吸功能，维持血气正常或接近正常，维持重要器官（心、脑、肺、肾）的功能及预防感染，争取时间使患儿度过危险期，更好地治疗原发病。

1. 病因治疗　在抢救的同时针对原发病和诱因进行治疗。

2. 改善呼吸功能　吸氧、翻身、拍背、雾化吸入等促进排痰，使用支气管扩张剂和地塞米松等以保持呼吸道通畅。必要时使用呼吸兴奋剂。

3. 维持脑、心、肾等重要脏器的功能　使用强心剂、血管活性药、脱水剂、利尿剂及肾上腺皮质激素等进行治疗。

4. 纠正水、电解质和酸碱平衡紊乱

5. 机械通气　使用机械通气的指征为：经综合治疗后病情加重；急性呼吸衰竭，二氧化碳分压（$PaCO_2$）> 60mmHg、PH < 7.3，经治疗无效；吸入纯氧时，氧分压（PaO_2）< 50mmHg；呼吸骤停或即将停止。

【护理评估】

1.健康史　评估患儿有无引起呼吸衰竭的原发疾病及诱发原因。

2.身体评估　观察患儿目前神志、精神状态等；测量患儿生命体征及体重；检查心、肺、肝脏等情况。

3.辅助检查　采集痰、血标本及时送检并记录、分析化验结果，全面了解患儿病情，观察疾病进展情况。

4.心理－社会状况　呼吸衰竭患儿由于出现多器官功能障碍，特别是呼吸困难，用力呼吸不能满足机体需要时，常表现为恐惧或烦躁不安，产生濒死感；随着呼吸困难加重，采用人工气道或机械通气时，影响到情感交流，患儿常出现情绪低落、精神错乱，甚至拒绝治疗及护理；部分患儿依赖呼吸机，一旦脱机，可能再现精神紧张，对自主呼吸缺少信心；由于患儿病情突然加重，患儿及家长可能出现焦虑、恐惧等心理。

【护理诊断】

1.气体交换受损　与肺换气功能障碍有关。

2.清理呼吸道无效　与呼吸道分泌物黏稠、无力咳嗽及呼吸功能受损有关。

3.潜在并发症　水、电解质紊乱及酸碱失衡、上消化道出血等。

4.焦虑、恐惧　与病情危重、死亡威胁及需求未能满足有关。

【护理目标】

1.呼吸困难、发绀等缺氧症状缓解或消失，血气分析结果恢复正常。

2.痰液能及时清除，保持呼吸道通畅；能维持自主呼吸或能借人工辅助呼吸机进行有效呼吸。

3.不发生并发症，或发生时能及时发现并得到有效处理；家长焦虑缓解、情绪稳定。

【护理措施】

1.一般护理

（1）改善呼吸功能，严密病情观察

1）保持呼吸道通畅：①安置患儿于重症监护室，取半卧位或坐位休息；指导并鼓励清醒患儿用力咳嗽；对咳嗽无力或不会咳嗽的年幼患儿，可根据病情定时帮助患儿翻身，并轻拍胸、背部，使分泌物易于排出。②按医嘱用解痉、化痰和消除炎症等药物给予超声雾化吸入，以利于排痰和通气。③无力咳嗽、昏迷、气管插管或切开者应用吸痰器吸痰，注意吸痰前要充分吸氧，吸痰时动作轻柔，吸痰时间不宜过长、负压不宜过大、次数不宜过频；吸痰后要进行肺部听诊，以观察吸痰效果。④按医嘱应用氨茶碱、地塞米松解除支气管痉挛。

2）合理用氧：目的是提高血氧分压和血氧饱和度，解除严重缺氧对机体的威胁。①给氧原则：能缓解缺氧但不抑制颈动脉窦和主动脉体对低氧分压的敏感性为准，故应低流量持续吸氧，能维持 65～85mmHg 为宜。②吸氧方式的选择：一般选择鼻导管、面罩或头罩法等，若需要长期吸氧，最好选用面罩法或头罩法，因这些方式对患儿刺激小，不易损伤黏膜。吸氧效果不佳时可考虑持续正压给氧。③氧流量及氧浓度：一般鼻导管法为每分钟 1～2L，氧浓度不超过 30%；中度缺氧吸氧浓度为 30%～40%；重度缺氧为 50%～60%。抢救急性呼吸衰竭时，如供给 60% 氧仍不能改善发绀，可用 100% 纯氧，但吸入时间不宜超过 4～6 小时，以免发生氧中毒。④）氧疗期间定期做血气分析进行监护，一般要求氧分压维持在 65～85mmHg 为宜。⑤注意观察氧疗效果及其并发症，注意用氧安全。

3）药物治疗的护理：按医嘱用洋地黄类药、血管活性药、脱水药、利尿药等，密切观察药物的疗效及不良反应。中枢性呼吸衰竭的患儿可用尼可刹米、洛贝林等呼吸兴奋剂，该药安全范围小，过量易致惊厥，故用药后需密切观察患儿有无烦躁不安、反射增强、局部肌肉抽搐等表现。

（2）应用辅助呼吸，维持有效通气。

1）人工呼吸：对呼吸即将停止或已经停止，而且不具备抢救条件时，应立即进行胸外按压并使用复苏囊或口对口人工呼吸。

2）协助气管插管或气管切开并做好插管护理：当吸氧的浓度达 60% 而动脉血氧分压仍达不到 60mmHg 时，应及时建立人工气道，进行机械通气。

2. 病情观察及并发症的监测　密切观察监测面色、肢端皮肤颜色、温度，呼吸频率、节律、类型，双肺呼吸音、心音、心律、血压及意识；准确记录出入液量；利用心肺监护仪、血气分析仪、经皮氧分压或血氧饱和度监测仪等监测呼吸、循环功能及电解质情况；观察有无并发症发生等，发现异常及时报告医生。

3. 心理护理　认真听取家长的陈述，耐心解答疑问。向患儿及家长解释疾病过程和治疗过程，关心患儿，给患儿以抚摸、握手、眼神交流等，护理操作前做好必要的解释，尽可能使患儿有安全感。

4. 健康指导

（1）向家长介绍疾病发生、发展与治疗、护理过程，与其共同制订长期防治计划，以减轻家长的恐惧心理。

（2）对病情较重的患儿家长给予同情和安慰，帮助其调整心理状态，积极配合治疗。

（3）避免吸入刺激性气体；改进膳食，增加营养，提高机体抵抗力；指导家长为患儿制订合理的活动和休息计划，以维持心、肺功能状态。

（4）遵医嘱正确用药，了解药物的用法、用量、注意事项及不良反应。

（5）呼吸衰竭缓解后，针对不同的原发病进行相应的健康指导。

复习思考

1. 呼吸衰竭最早出现的症状是（　　　）

    A. 发绀　　　　　　　　B. 呼吸困难　　　　　　C. 精神反常

    D. 心率减慢　　　　　　E. 消化道出血

2. 呼吸衰竭病人保持呼吸道畅通，维护呼吸功能的重要环节是（　　　）

    A. 消除积痰　　　　　　B. 加压吸氧　　　　　　C. 使用呼吸兴奋剂

    D. 控制呼吸道感染　　　E. 纠正酸碱平衡紊乱

（3～5题共用题干）

某患儿，男，两岁半，咳嗽，发热两天，体温37.8℃，呼吸困难，口唇发绀，听诊右肺下部有细湿罗音，PaO_2 7.6kPa，$PaCO_2$ 8kPa，诊断为支气管肺炎。

3. 首选的护理诊断是（　　　）

    A. 体温过高

    B. 潜在并发症　呼吸衰竭

    C. 气体交换受损

    D. 清理呼吸道无效

    E. 潜在并发症　心力衰竭

4. 住院第3日患儿血氧分压 $PaO_2 < 6.65kPa$，$PaCO_2$ 正常，请问发生了什么（　　　）

    A. I型呼衰　　　　　　B. 急性心衰　　　　　　C. 呼吸困难

    D. II型呼衰　　　　　　E. 以上都不正确

5. 最主要的护理措施是（　　　）

    A. 保持呼吸道通畅，改善通气功能

    B. 吸入氧气

    C. 密切观察病情

    D. 保证营养摄入

    E. 做好人工呼吸

项目四　颅内高压综合征

【学习目标】

1. 掌握颅内高压患儿的症状、体征与护理措施。
2. 熟悉颅内高压患儿的治疗要点。
3. 了解颅内高压患儿的病因病理。
4. 学会对急症患儿实施正确的应急护理。

案例导入

　　患儿，女，6岁。以剧烈头痛、恶心、呕吐1周为主诉入院。间歇性头痛，注射甘露醇有效，呕吐为喷射性，呕吐物为胃内容物，无意识障碍，无肢体偏瘫，无大小便失禁。入院后查头颅CT为脑积水，做腰穿脑脊液压力为41mmHg，眼底有视乳头水肿。入院5天后行侧脑室穿刺引流术，术后症状完全好转，10天后病情好转出院。该患儿可能的诊断是什么？该患儿的护理诊断有哪些？针对患儿的症状应采取哪些护理措施？

【概述】

　　颅内高压综合征（intracranial hypertension syndrome IHS）是由多种病因引起的，以头痛、呕吐、意识障碍、惊厥、瞳孔改变、血压升高为主要表现，严重时迫使部分脑组织嵌入孔隙，形成脑疝，导致中枢性呼吸、循环衰竭，危及患儿生命。

【病因与发病机制】

　　引起小儿急性颅内高压的主要病因有：①急性感染：颅内感染（如脑膜炎、脑炎、脑脓肿、耳源性颅内感染），颅外感染（如中毒性菌痢、重症肺炎、败血症等）。②脑缺氧：严重缺氧数小时即可发生脑水肿。如颅脑损伤、心搏骤停、窒息、休克、心力衰竭、呼吸衰竭、癫痫持续状态、溺水等均可引起。③颅内出血：颅内畸形血管或动脉瘤破裂，蛛网膜下腔出血、婴儿维生素K缺乏症、血小板减少性紫癜、再生障碍性贫血等均可致颅内出血。④中毒：一氧化碳中毒、食物（如白果）、农药（如有机磷）、酒精、药物（如苯巴比妥、维生素D）等中毒。⑤水、电解质紊乱：急性低钠血症。⑥颅内占位病变：迅速发展的脑肿瘤及较大的颅内血肿、颅内寄生虫病等。⑦其他：如瑞氏综合征、各种代谢性疾病等。

小儿时期只要能引起颅内脑实质、脑脊液、颅内血管等任何一种内容物体积增大均可导致颅内高压。如果颅内压持续增高超过其所代偿的限度时，不可避免地造成脑损伤，严重时迫使部分脑组织嵌入孔隙，形成脑疝，导致呼吸性中枢衰竭。

【临床表现】

急性颅内高压的身体状况与引起颅内压增高的原发病性质、部位、发生发展速度及并发症等诸多因素密切相关。

1. 神经系统表现

（1）头痛、喷射性呕吐 为颅内高压最常见的症状。初为间歇性头痛，一般晨起较重，哭闹、咳嗽、用力或头位改变时可加重。1岁以下患儿因前囟及颅缝未闭合，对颅内压增高有一定缓冲作用，故早期头痛不明显，仅有前囟紧张或隆起。婴幼儿常不能自述头痛，多表现为烦躁不安，尖声哭叫，甚至拍打头部。因呕吐中枢受刺激可引起频繁呕吐，晨起明显，多呈喷射性，呕吐与进食无关，不伴恶心，多与头痛同时存在。

（2）惊厥 表现抽搐，同时伴有意识障碍。

（3）意识改变 病初有性格变化、淡漠、迟钝、嗜睡或兴奋不安，严重者出现昏迷。

（4）脑疝 多在严重颅内压增高时引起小脑幕切迹疝或枕骨大孔疝。脑疝典型的先兆表现为意识障碍、瞳孔扩大及血压增高伴缓脉，亦称 Cushing 三联征。若未及时处理，可出现昏迷并呈强直性抽搐，最终可发生呼吸、循环衰竭而死亡。

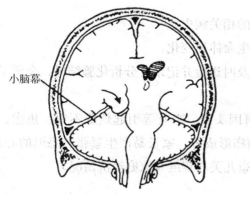

图 18-1 小脑幕切迹疝

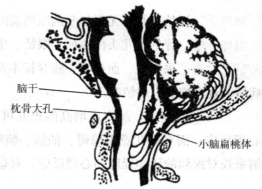

图 18-2 枕骨大孔疝的侧面

2. 其他表现

（1）生命体征 早期表现为血压升高，继而脉率减慢，呼吸开始时增快，严重时呼吸慢而不规则，甚至暂停。

（2）眼部表现 患儿可因第Ⅵ对脑神经麻痹，出现复视或斜视、眼球运动障碍，上丘受压可出现"落日"现象；视交叉受压出现双颞侧偏盲、一过性视觉模糊或失明；眼底检查可见视乳头水肿、小动脉痉挛、静脉扩张，严重者可见视网膜水肿。

（3）原发病相应的表现。

【辅助检查】

血、尿、粪常规、血液生化及脑脊液检查可帮助判断病因。B 型超声波检查可发现脑室扩大、血管畸形及占位性病变等。颅脑 CT、磁共振成像、脑血管造影等检查可查出脑内占位性病变。

【治疗原则】

主要目的是降低颅内压，防止脑疝发生。尽早消除病因，保护脑功能，加强监测。治疗过程必须强调"个性化"和综合性。

1. 首选 20% 甘露醇快速（在 30 分钟内）静脉注入，0.5～1.0g/kg，一般 6～8 小时给药 1 次，有脑疝先兆时可 2 小时给药 1 次。

2. 重症或脑疝者可合并使用利尿剂，首选呋塞米（速尿），静脉注射每次 0.5～1.0mg/kg（用 20mL 的液体稀释），可在两次应用高渗脱水剂之间或与高渗脱水剂同时使用。

3. 肾上腺糖皮质激素如地塞米松可减轻脑水肿，并能减少脑脊液的产生，起到降低颅内压的作用；有脑干受压表现者行侧脑室穿刺放液或手术治疗，以争取时间治疗原发病。

【护理评估】

1. 健康史　评估患儿有无引起颅内压增高的相关病史。

2. 身体评估　评估患儿头部体征、眼征、生命体征变化。

3. 辅助检查　采集痰、血标本、腰穿标本及时送检并记录、分析化验结果，全面了解患儿病情，观察疾病进展情况。

4. 心理－社会状况　颅内压增高的患儿可因头痛、呕吐等引起烦躁不安、焦虑、紧张等心理反应；面对患儿意识障碍、抽搐、脑疝形成等，家长易产生紧张、恐惧的心理，要了解家长对疾病的认知程度和心理反应，对患儿关心程度及家庭经济情况。

【护理诊断】

1. 并发症

（1）脑疝、呼吸骤停　与颅内压增高有关。

（2）窒息　与呼吸道分泌物或呕吐物有关。

（3）受伤　与惊厥有关。

2. 有体液不足的危险　与频繁呕吐，长期不能进食有关。

3. 头痛　与颅内压增高有关。

4. 清理呼吸道无效　与意识障碍有关。

5. 体温过高　与感染及体温调节中枢受压有关。

6. 恐惧　与病情危重有关。

【护理目标】

1. 头痛、呕吐、意识障碍等颅内压增高的症状缓解或消失，腰椎穿刺结果恢复正常。

2. 能维持自主呼吸，头痛、呕吐等有所缓解。

3. 不发生并发症，或发生时能及时发现并得到有效处理；家长焦虑缓解、情绪稳定。

【护理措施】

1. 一般护理

（1）保持患儿绝对安静，避免声音、光线、搬动等刺激。患儿卧床休息时头肩抬高 25°～ 30°，以利于颅内血液回流。患儿躁动或惊厥者，按医嘱应用止惊剂。

（2）保持安静，避免刺激、头部剧烈运动、哭闹、咳嗽、大便用力等，以免引起头痛加重。

（3）有高热的患儿可应用亚冬眠疗法（氯丙嗪和异丙嗪每次各 0.5 ～ 1.0mg/kg 肌注，每 4 ～ 6 小时 1 次），将体温控制在 38℃左右，同时头部用冰枕、冰帽降温。

2. 病情观察及并发症的护理

（1）有条件者应用颅内压监护仪，严密监测颅内压力变化。监测患儿生命体征、瞳孔变化及眼球运动等，每 15 ～ 30 分钟记录 1 次，如发现脑疝指征，立即报告医生并做好相应的急救准备工作。

（2）对年长患儿诉说头痛要立即给予应答并表示关心，采取安抚措施如轻轻抚摸或按摩、心理暗示等，帮助患儿分散注意力。

（3）按医嘱正确使用降低颅内压的药物，注意患儿用药后的反应。如应用甘露醇时应注意：①冬季室温较低，甘露醇易产生结晶，使用时需略加温使结晶溶解后静脉注射，静脉滴入时最好应用带过滤网的输血器，以防甘露醇结晶进入血管内。②输入速度要适中，应在 15 ～ 30 分钟内静脉推注或快速滴入才能达到高渗利尿的目的。注射过慢影响脱水效果；注射过快可产生一时性头痛加重、视力模糊、眩晕及注射部位疼痛。③注射时避免药物漏出血管外，以免引起局部组织坏死。一旦发生药物漏出血管，需尽快用 25% ～ 50% 硫酸镁局部湿敷并抬高患肢。

3. 心理护理　认真听取家长的陈述，耐心解答疑问。向患儿及家长解释疾病过程和治疗过程，关心患儿，给患儿以抚摸、握手、眼神交流等，护理操作前做好必要的解释，尽可能使患儿有安全感。

4. 健康指导

（1）向患儿家长说明避免刺激、采取头肩抬高侧卧位的目的，配合做好患儿的护理。

（2）需做腰穿的患儿，在穿刺前先向家长说明检查脑脊液的目的，强调检查的安全性，消除恐惧心理以取得合作；穿刺后嘱家长让患儿去枕平卧6小时，以防发生头痛。

（3）指导昏迷患儿的家长观察呼吸、脉搏、神志等情况，示范帮助患儿翻身、清洁皮肤的操作方法；指导在患儿臀部及肢体突出部位下面垫海绵垫，以防压疮；示范并指导清理口腔和鼻腔分泌物及鼻饲的操作方法，使家长能协助做好患儿的生活护理。

（4）出院时指导家长继续观察患儿是否发生并发症及后遗症，如通过游戏的方式观察患儿的反应和肢体活动情况，及早发现有无智力障碍、肢体瘫痪等。对瘫痪的患儿，指导家长协助患儿进行肢体运动功能锻炼，如每2～3小时翻身1次、做肢体按摩和被动运动等。

复习思考

1. 心力衰竭患儿的饮食，下列哪项不妥（   ）

　　A. 低盐　　　　　　　B. 高热量　　　　　　C. 富含维生素

　　D. 适量纤维素　　　　E. 少量多餐

2. 洋地黄类药物中毒常出现（   ）

　　A. 体温升高　　　　　B. 呼吸减慢　　　　　C. 心律失常

　　D. 血压升高　　　　　E. 心脏杂音

（3～5题共用题干）

小花，女，7岁。以剧烈头痛、恶心、呕吐1周为主诉入院。间歇性头痛，注射甘露醇有效，呕吐物为胃内容，无肢体偏瘫，无大小便失禁。入院后查头颅CT为脑积水，做腰穿脑积液压力为41mmHg，眼底有视盘水肿。入院5天后行侧脑室穿刺引流术，术后症状完全好转，11日后病情好转出院。

3. 考虑该患儿最可能出现的情况是（   ）

　　A. 急性心力衰竭　　　B. 脓胸　　　　　　　C. 肺气肿

　　D. 支气管肺炎　　　　E. 颅内高压综合征

4. 根据病情变化，应采取的最主要的护理措施是（   ）

　　A. 保持病室安静　　　B. 颅内压监护　　　　C. 降低颅内压

　　D. 亚冬眠疗法　　　　E. 控制输液速度

5. 该患儿出院时健康指导包括（　　　）

    A. 避免刺激、采取头肩抬高卧位

    B. 消除家长对腰穿的恐惧心理

    C. 做好患儿的生活护理

    D. 前三项都包括

    E. 前三项未包括

项目五　心跳呼吸骤停

【学习目标】

1. 掌握心跳呼吸骤停患儿的症状、体征与护理措施。

2. 熟悉心跳呼吸骤停的治疗要点。

3. 了解心跳呼吸骤停患儿的病因病理。

4. 学会对心跳呼吸骤停患儿实施正确的应急护理。

案例导入

患儿，女，7个月，因摔伤致颅内出血入院，现出现昏迷，两侧瞳孔不等大，呼吸不规则，心率65次/分，颈动脉搏动消失，测不到血压。该患儿临床初步诊断是什么？

【概述】

心跳呼吸骤停（CAP）是指患儿突然呼吸及循环功能停止，表现为呼吸、心跳突然停止，意识丧失或抽搐，脉搏消失，血压测不出，是临床上最危急的情况，若得不到及时而正确的抢救，患儿很快会因严重缺氧致死。使心跳、呼吸骤停患儿迅速恢复呼吸、循环功能采取的抢救措施称为心肺复苏（cardiopulmonary resuscitation，CPR）。

【病因与发病机制】

引起心跳呼吸骤停的原因有：①窒息：如各种原因所致新生儿窒息、被褥闷塞、异物或乳汁呛入气管、痰堵塞。②突发意外事件：如电击、溺水、严重创伤、大出血。③各种感染：如败血症、感染性休克、颅内感染。④心脏病：如病毒性心肌炎、心肌病、先天性心脏病、严重心律失常、完全性房室传导阻滞、急性心包堵塞等。⑤药物中毒和过敏：如洋地黄中毒、麻醉意外、血清反应、青霉素过敏等。⑥电解质与酸碱平衡紊乱：如血钾过高或过低、严重酸中毒、低钙喉痉挛。⑦医源性因素：如心导管检查、心血管造影术、先天性心脏病手术过程中，由机械性刺激、迷走神经过度兴奋引起心脏骤停。⑧婴儿猝死综合征。

【临床表现】

心脏骤停是临床死亡的标志，常突然起病，绝大多数无先兆症状。心脏骤停的主要表现有：

（1）突发意识丧失，出现短暂抽搐或昏迷。

（2）心音消失、心音微弱或心动过缓，年长儿心率< 30 次 / 分，婴幼儿< 80 次 / 分，新生儿< 100 次 / 分。大动脉（颈、股动脉）搏动消失，测不到血压。

（3）瞳孔散大、对光反射消失。

（4）呼吸停止或严重的呼吸困难，面色苍白迅速转为发绀。

【辅助检查】

以心电图结果最为重要。心脏停搏后 4 分钟内，90% 为心室颤动，4 分钟后，则多为心室静止。心电图显示心脏完全停跳，呈一水平直线或仅有 P 波；缓慢而无效的心室波；心室纤颤；室性心动过速。

【治疗原则】

针对呼吸心脏骤停的患儿，立即采取心肺复苏（CPR）。心肺复苏的成功与否取决于抢救是否及时，措施和手法是否有效、正确。心跳呼吸骤停一旦发生，时间就是生命。抢救越早，复苏的成功率越高。首先在 5 ～ 10 秒内确定患儿是否为呼吸心搏骤停，一般患儿突然意识丧失，有时大动脉搏动消失即可诊断。单人救护时决不能离开患儿，应呼唤他人帮助去叫医生或取抢救器材，分秒必争尽早开始复苏。

心肺复苏的过程可归结为 CABDEF 六点：C（circulation）：心脏按压，建立人工循环；A（airway）：通畅气道；B（breathing）：人工呼吸；D（drugs）：应用复苏药物；E（ECG）：心电监护；F（fibrillation treatment）：电除颤，消除心室纤颤。CAB 三步是基础生命支持阶段，是用基本技术现场急救；DEF 三步是高级生命支持阶段，是应用辅助设备和特殊技术，建立和维持有效的通气，促进心脏复跳。

【护理评估】

1.健康史　先进行抢救，心肺复苏后再收集资料，尽快明确引发心跳呼吸骤停的原因。

2. **身体状况** 评估患者意识、大动脉搏动、生命体征等变化。

3. **辅助检查** 采集血、尿标本及时送检并记录、分析化验结果，全面了解患儿病情，观察疾病进展情况。

4. **心理 - 社会评估** 评估家长的心理承受能力，对疾病发生、发展及预后的认识等。

【护理措施】

心肺复苏（CPR）

1. 基础生命支持

（1）重建循环（circulation，C）这是心肺复苏的关键。建立人工循环的方法有两种：胸外按压与开胸心脏按压。现场急救中，主要应用胸外按压。

1）部位：不同年龄患儿胸外按压部位不同（表18-1）。

表18-1 不同年龄小儿胸外心脏按压法

	＜1岁	1～7岁	＞7岁
按压部位	乳头连线中点下一横指下缘处的胸骨	胸骨中下 1/3	胸骨中下 1/3 交界处
按压手法	双手拇指按压法、双手按压法	单手掌按压法	双手掌按压法
按压深度	至少为胸廓前后径的 1/3（4cm）	至少为胸廓前后径的 1/3（5cm）	至少为胸廓前后径的 1/3（5cm）
按压频率	至少 100 次 / 分	至少 100 次 / 分	至少 100 次 / 分
按压 / 通气比	30：2	30：2	30：2

2）手法：婴儿可用双手拇指按压法（图18-3），即双手拇指重叠放在按压部位，其余手指及手掌环抱患儿胸廓；新生儿亦可采用此按压法或用双指按压法（图18-4）。幼儿可用单手掌按压法（图18-5），一只手固定患儿头部以便通气，另一手掌根部置于胸骨下半段，手掌根的长轴与胸骨的长轴一致。年长儿用双手掌按压法（同成人）。按压频率及深度见表18-1。

（2）通畅气道（airway，A）

1）清除气道及口内分泌物、异物及呕吐物：口内有流体或半流体物质可用食指、中指裹以纱布擦去；固体物则用食指呈钩状小心取出，勿使其落入气道深部。对小于

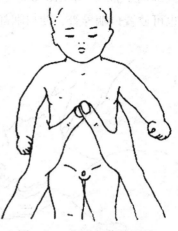

图 18-3 双手拇指按压法

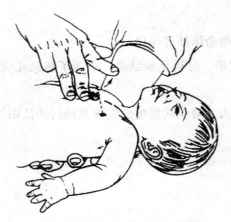

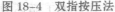

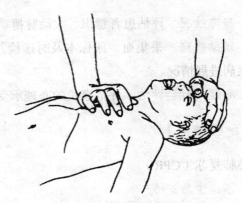

图 18-4　双指按压法　　　　　图 18-5　单手掌按压法

1 岁的气道异物阻塞的患儿，采用拍击背部手法：倒转身体，使其头朝下，拍击其背，助其咳出异物。儿童可采用腹部冲击法。其原理是在上腹部猛推，以抬高膈肌而使得空气由肺内压出，如此产生人工咳嗽，将阻塞气道的异物排出。为了清除气道内的异物，必要时多次重复这个推动的动作。用一手的掌根抵住患儿腹部正中线脐与剑突之间（远离剑突尖）处，另一手直接放在第一只手上，以快速向上猛推的动作压向患儿的腹内，每次猛推都是一次独立的、明确的动作，必要时重复 6 ~ 10 次，直至清除异物。若是淹溺者迅速将其转为俯卧位，救治者用手托起胃部，使头低腰高将水压迫排出。

　　2）迅速安置患儿体位：使患儿就地仰卧在坚实的平面上，需翻转身体时，必须一手托住颈部，另一手扶其肩部翻转，将患儿的头、肩、躯干作为一个整体同时转动，防止扭曲。

　　3）通畅气道：常采用仰面举颏法，即患儿平卧，救治者位于患儿一侧，将一只手放在患儿前额上，手掌用力向后压使头后仰，另一只手的手指放在靠近颏部的下颌骨下方将颏部向上推举（图 18-6）。当颈椎完全不能运动时，通过推下颌来开通气道（图 18-7）。也可放置口咽导管，使口咽部处于开放状态。

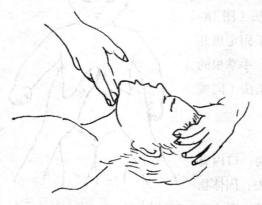

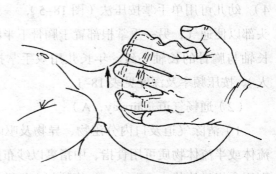

图 18-6　仰面举颏法通畅气道　　　　　图 18-7　推下颌法通畅气道

4）判断呼吸情况：在开放气道以后，即用耳贴近患儿口鼻，头部侧向观察患儿胸腹部有无起伏，用面部感觉患儿的呼吸道有无气体吹拂感，听患儿的呼吸道有无气流通过的声音，如果胸部无起伏，也感觉不到或听不到呼气时的气流声，可判定呼吸已停止，应立即进行人工呼吸。

（3）人工呼吸（breathing，B）

1）口对口或口对鼻及口对口鼻人工呼吸：如为年长儿则采用口对口人工呼吸，其操作方法同成人（图18-8）。口对鼻人工呼吸法适用于牙关紧闭而不能张口或口腔有严重损伤者，口对口鼻人工呼吸法主要适用于抢救婴幼儿，抢救者的嘴必须将婴幼儿的口及鼻一起包住吹气，吹气量以胸廓上抬为准。人工呼吸的频率，婴儿为20次/分，儿童为15次/分。打开气道并进行2次吹气后，立即检查脉搏（在10秒内完成）。婴儿一般检查肱动脉，儿童可触摸颈动脉，方法与成人相同。如果触摸不到动脉搏动，可以确定患儿心跳已停止，立即行胸外按压。

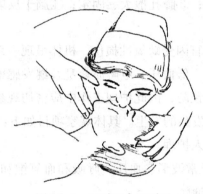

图18-8　口对口人工呼吸

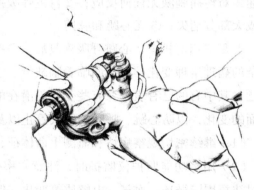

图18-9　气囊面罩人工呼吸

2）气囊面罩人工呼吸：通过挤压复苏气囊，帮助患者儿进行间歇正压呼吸（图18-9）。根据患儿年龄大小选择合适的面罩，并确定挤压气囊的频率和压力。压入气体时间应等于或大于呼吸周期的1/3，以保障肺泡充分扩张。气囊面罩因需人工不断操作，又缺乏湿化装置，故不能长期使用，只能应急。

3）气管内人工呼吸：当需要持久通气时，或面罩吸氧不能提供足够通气时，就需要用气管内插管代替面罩吸氧。小于8岁的患儿用不带囊气管内插管，大于8岁的患儿用带囊插管。插管后可继续进行皮囊加压通气，或连接人工呼吸机进行机械通气。

2.高级生命支持

（1）应用复苏药物（drugs，D）首选肾上腺素，其次是利多卡因，其他尚有阿托品、异丙基肾上腺素、溴苄胺、碳酸氢钠等。给药途径有：

1）静脉给药：应在3分钟内迅速开放两条静脉通道，首选肘前静脉。

2）气管内给药：一时无静脉通路而气管已插管时可将复苏药物加生理盐水稀释至10mL左右，经气管插管注入气管（仅限于肾上腺素、利多卡因、阿托品等）。

3）心腔内注射：原则上只在不得已时才用，在剑突下（剑突左侧向胸骨后上方刺入）进针。

（2）心电监护（ECG，E）　心电监护可迅速发现心率和心律的异常，以便及时处理。

（3）电除颤（fibrillation treatment，F）　电除颤对室颤和室性心动过速效果较好，应尽早进行：

1）发现室颤或心搏骤停2分钟内可立即除颤。

2）心搏骤停未及时发现者，必须在基础生命支持2分钟后进行除颤。

心肺复苏有效的标志：①扪到颈、股动脉搏动，测得血压60mmHg；②瞳孔收缩＼对光反射恢复；③口唇、甲床颜色转红；④自主呼吸恢复。

考虑停止心肺复苏的指征：进行了30分钟以上的心肺复苏仍有以下临床表现：①深昏迷，对疼痛刺激无任何反应；②自主呼吸持续停止；③瞳孔散大、固定；④脑干反射全部或大部分消失；⑤无心跳和脉搏。

3. 复苏后的护理　心跳呼吸恢复后，一些重要器官因受缺氧性损伤，机体呈现一系列复杂的病理生理变化，患儿面临着脑缺氧、心律失常、低血压、电解质紊乱及继发感染等问题，其中有的已有表现，有些变化是潜在的，需要预防，因此护理工作中应密切观察各方面的变化，以防心跳、呼吸的再次停止以及各种并发症的发生。具体观察项目如下：

（1）继续密切观察病情和监测生命体征，需有专人护理。

（2）用多功能监护仪监护时，注意心率变化和异常波形、血压、呼吸和血氧饱和度。同时注意周围循环、血气、电解质等变化。保持呼吸通畅。

（3）注意神志、精神、瞳孔等变化并记录。

（4）维持正常体温，体温过高时给予药物或物理降温，体温过低时适当保温。

（5）做好口腔、鼻孔、眼及皮肤护理，防止感染。

（6）详细记录出入量，保证热量供应。

（7）整理抢救设备，补充急救药品以应急需。

（8）做好患儿家长工作，消除恐惧心理，以便配合急救。

4. 健康指导

（1）告知患儿家长急救的基本知识，一旦发现患儿有心跳呼吸骤停的表现，立即呼叫，寻求周围人的帮助，尽早进行心肺复苏，抢救越早，复苏的成功率越高。

（2）向家长讲解并演示心肺复苏的基本步骤及操作方法。

（3）向家长说明积极治疗可引起心跳呼吸骤停的原发疾病，防止心跳呼吸骤停发生。

复习思考

1. 小儿心肺复苏过程与成人相似，但其胸廓按压幅度要小于成人，婴幼儿按压幅度为
（　　　）

    A. 0～1cm   B. 1～2cm   C. 2～3cm

    D. 3～4cm   E. 4～5cm

2. 心肺复苏成功后，为使患者保持呼吸道通畅，应采取的体位是（　　　）

    A. 侧卧位   B. 俯卧位   C. 头低足高位

    D. 仰卧位，头偏向一侧   E. 半坐卧位

（3～5题共用题干）

患者，女性，26岁，于2012年4月20日因"出血性休克、宫外孕"急诊手术。入手术室时，神志清，体温37.2℃，脉搏92次/分，血压100/60mmHg，硬膜外麻醉成功后，突然出现意识丧失，面色苍白，口唇四肢末梢严重发绀，脉搏、心音、血压均测不出，血氧饱和度迅速下降至20%。

3. 应该立即对患者进行（　　　）

    A. 补充血容量   B. 心肺复苏   C. 心电监护

    D. 吸氧   E. 送医院急救

4. 该患者可能发生了以下哪种情况（　　　）

    A. 心脏骤停   B. 出血性休克   C. 呼吸衰竭

    D. 心源性休克   E. 窒息

5. 对该患者的诊断依据是（　　　）

    A. 意识丧失，脉搏、心音、血压均测不出

    B. 面色苍白

    C. 口唇四肢末梢严重发绀

    D. 血氧饱和度迅速下降至20%

    E. 意识丧失

扫一扫，知答案

实践十九　小儿心肺复苏

【目的】

通过实训、情景模拟和临床见习，熟悉小儿心肺复苏操作以提高学生临床工作能力和职业素质，以适应现代儿科护理工作的需要。

【准备】

示教室情景模拟

（1）物品准备　血压计、听诊器、弯盘、纱布、木板、记录单、笔等。

（2）示教室准备　多功能模拟病房、红外线保暖床、多媒体教学设备等。

（3）患儿准备　学生模拟。

【方法与过程】

示教室情景模拟

（1）临床病例　患儿丁一，11个月，皮肤黏膜苍白，平时吸吮、哭闹时皮肤略有青紫，体格瘦小。3天前因患"上感"去当地医院就诊，用药不详；夜间发热加重，伴咳嗽、气促、口周发绀，来院就诊住院治疗。当晚值班护士11时10分监测发现患儿突然昏迷，瞳孔扩大，大动脉搏动消失，心音极微弱，心率缓慢，＜70次/分，胸腹式呼吸运动消失，听诊无呼吸音，面色灰暗，心电图见等电位线。请问该患儿应采取哪些护理措施？

（2）其中一小组情景模拟对该患儿的整体护理，包括对该患儿的护理评估、生命体征的测量、急救护理、日常护理、病情观察及健康教育等。

（3）分组讨论　针对情景模拟评论模拟病人对疾病描述是否准确、全面，护士对患儿的护理评估是否完善、护理措施是否得当，并提出自己的建议。

（4）带教老师总结，纠正错误，补充不足，回答疑问。

【小结】

1. 带教老师对本次实践课进行汇总和小结。

2. 评估学生医院见习情况及情景模拟的表现，评价学生对知识的掌握程度及处理问题的能力。

3. 布置作业：写出该临床病例护理计划。

4. 带教老师填写《儿科护理》综合技能考核评分表。